LES MÉDECINS D'AUTREFOIS

A NIMES

ÉTUDE HISTORIQUE D'APRÈS DES DOCUMENTS INÉDITS

PAR

le D' Albert PUECH

Médecin en chef de l'Hôtel-Dieu et du Lycée de Nimes, Lauréat de
l'Académie de médecine de Paris (prix Huguier), Membre de
l'Académie de Nimes, de l'Académie des Sciences et Lettres
de Montpellier, de la Société de médecine de
Bordeaux, de la Société des Sciences médicales
et naturelles de Bruxelles.

PARIS

F. SAVY, LIBRAIRE-ÉDITEUR

77. — BOULEVARD SAINT-GERMAIN — 77

1879

LES MÉDECINS D'AUTREFOIS

A NIMES

PUBLICATIONS DE L'AUTEUR

Notice sur le Docteur C. Fontaine.— Paris, 1869, grand in-8º de
30 pages. *(Epuisé).*

Notice sur le Docteur Aug. Pleindoux. — Nimes, 1876, in-8º de
31 pages. *(Epuisé).*

L'homme, ses origines, d'après le système de Darwin.—
Nimes, 1873, grand in-8º de 59 pages. *(Epuisé).*

De l'atrésie des voies génitales de la femme.— Paris, 1864,
in-4º de 165 pages................................ 5 fr.

L'Académie des sciences de Paris a accordé à ce travail une mention honorable.

Les mamelles et leurs anomalies, étudiées au point de vue
de l'anatomie, de la physiologie et de l'embryogénie.— Paris,
1876, grand in-8º de 123 pages...................... 3 fr.

Des ovaires, de leurs anomalies.— Paris. 1873, in-4º de 159 pages.. 5 fr.

De l'apoplexie des ovaires.— Montpellier, 1858, in-8º de 37 pages.
(Epuisé).

De la grossesse de l'ovaire.— Paris. 1878, in-8º de 24 pages.

Des naissances multiples, de leurs causes, de leur fréquence
relative.— Paris, 1872, gr. in-8º de 92 pages........... 2 fr. 50.

Des accouchements multiples en France. — Paris, 1874, in-8º
de 14 pages.

L'Académie des sciences de Paris a, en 1878, accordé une mention honorable
à un fragment de cet ouvrage, adressé au concours de statistique.

Etude sur un monstre double, compliqué de deux autres
monstruosités, avec une planche lithographiée.— Montpellier, 1856,
in-8º de 40 pages.................................... 1 fr.

Des anomalies de l'homme, de leur fréquence relative.—
Paris, 1871, grand in-8º............................. 2 fr. 50.

De l'utérus pubescent.— Paris, 1874, in-8º.............. 1 fr.

De l'hématocèle peri-utérine et de ses sources. — Montpellier, 1858, 1 vol. in-8º. *(Epuisé).*

De l'hématocèle peri-utérine.— Paris, gr. in-8º de 56 pages.

Mémoire couronné par la Société des sciences médicales et naturelles de
Bruxelles.

LES
MÉDECINS D'AUTREFOIS
A NIMES

ÉTUDE HISTORIQUE D'APRÈS DES DOCUMENTS INÉDITS

PAR

le Dr Albert PUECH

Médecin en chef de l'Hôtel-Dieu et du Lycée de Nimes, Lauréat de
l'Académie de médecine de Paris (prix Huguier), Membre de
l'Académie de Nimes, de l'Académie des Sciences et Lettres
de Montpellier, de la Société de médecine de
Bordeaux, de la Société des Sciences médicales
et naturelles de Bruxelles.

PARIS

F. SAVY, LIBRAIRE-ÉDITEUR

77 — BOULEVARD SAINT-GERMAIN — 77

1879

LA MÉDECINE

ET

LES MÉDECINS

A NIMES

Il est peu de villes qui aient eu un passé plus
fécond en événements que notre cité, comme
aussi il en est peu qui soient plus qu'elle une ville
de travail. Les admirables monuments qu'elle a
su conserver, comme les ruines dont son sol est
jonché, invitent l'esprit à l'étude et aux réflexions
sérieuses. Ainsi que le disait Mgr Besson, dans
une circonstance mémorable : « Elle est faite pour
exciter la curiosité de l'érudition, animer l'ingé-
nieuse patience de l'archéologie, féconder les mé-
ditations de l'histoire et prêter des ailes à la
poésie ».

Ce n'est point ici le moment de rappeler les
travaux des enfants dont elle s'enorgueillit, mais

c'est le cas de dire que, grâce à la persévérance de leur émulation et à l'intelligence de leur patriotisme, elle a été étudiée sous toutes les faces, dans son passé comme dans son présent, dans son industrie comme dans son organisation politique. L'œuvre n'est point cependant achevée ; et, en dépit des efforts des uns , des recherches des autres, il reste encore beaucoup à faire.

L'histoire, à notre époque, doit ressembler à ces maîtresses de maison qui, tout en conservant la haute direction de leur ménage, ne dédaignent pas de descendre aux plus minces détails. Elle ne se doit pas seulement aux héros et aux princes, aux grandes intrigues et aux catastrophes émouvantes ; elle doit encore s'intéresser au sort des petits et des déshérités. Assurément, les événements politiques ont droit au premier rang , nul ne le conteste ; mais leur importance ne saurait faire négliger ni les faits locaux, ni les événements qui, par leur nature, semblent ressortir du domaine de la famille. En d'autres termes, la natalité et la mortalité d'une ville, les causes de sa grandeur et de sa décadence, la biographie des hommes qui ont joué un rôle dans les diverses professions, doivent entrer en compte, et trouver une place dans une histoire largement conçue et sérieusement traitée.

Me mettant à ce point de vue que Ménard, Vincens et Baumes avaient négligé ou simplement effleuré, j'avais, il y a dix-huit ans, dans l'orgueil de ma jeunesse, rêvé d'écrire l'histoire du peuple nimois. Epris de ce sujet, j'avais rassemblé de nombreux matériaux et colligé les éléments les plus divers ; mais l'étendue de la tâche, les difficultés de l'entreprise, et, le dirai-je encore, la rareté des loisirs, m'ont empêché de remplir ce vaste programme.

Le but de la présente étude est beaucoup plus modeste. Fragment du travail projeté, elle vise une seule profession et s'arrête au commencement de ce siècle. Elle est composée de deux parties : tandis que la première est un tableau de Nimes au XVIIe siècle, la seconde est consacrée aux médecins, chirurgiens et pharmaciens.

Pour ressusciter un passé si lointain à tous les points de vue et faire revivre un temps si différent du nôtre, il a fallu, s'armant de courage, puiser aux sources les plus variées. Les archives de l'état civil, les archives de la mairie et du département, la bibliothèque municipale, ont été tour à tour mises à contribution, et les données qu'elles ont fournies ont été complétées par des papiers provenant de plusieurs familles.

C'est d'après ces documents, la plupart inédits, qu'a été rédigée cette étude : c'est là son fondement et ce sera son principal, pour ne pas dire son unique mérite.

Je ne me suis pas contenté d'éditer les idées d'autrui, j'ai dû encore les juger. Indulgent envers les personnes, je n'ai pas cru devoir l'être envers les choses. Je ne suis ni un contempteur ni un louangeur du passé, je suis un réaliste dans le sens exact du mot. J'ai fait connaître le bien comme le mal, et dis à ma décharge ce que Montaigne disait de Paris : « Nimes a mon cœur dez mon enfance ; et m'en est advenu comme des choses excellentes..... Je l'aime par elle-même et plus en son estre seul, que rechargée de pompe estrangiere : je l'aime tendrement, jusques à ses *verrues* et à ses *taches* ».

PREMIÈRE PARTIE.

Nimes au XVIIe siècle.

Dans les premières années du XVIIe siècle, Nimes ne ressemblait en rien à la ville d'aujourd'hui. La splendeur de la colonie romaine avait depuis longtemps disparu : les barbares avaient passé par là, et les luttes du moyen âge, les guerres de religion, avaient complété les ruines qu'ils avaient faites.

Au sein de cette cité encore si troublée, quelques monuments restaient debout. Témoins d'une autre civilisation, ils avaient résisté aux attaques du temps et des hommes, mais ils en avaient subi les outrages et en conservaient les flétrissures. Le temps avait été cependant moins cruel que les hommes ; car ceux-ci, en les appropriant à leurs besoins, en les détournant de leurs usages, en avaient altéré la grâce ou diminué la souveraine majesté.

L'amphithéâtre, en devenant les Arènes, s'était totalement métamorphosé : ce n'était plus un lieu de réunion et de plaisirs ; ce n'était pas davantage le château-fort dont parlent les chartes du moyen âge ; les chevaliers l'avaient abandonné depuis longues années et avaient eu pour successeurs la plèbe la plus misérable. C'était une véritable cour des miracles, et, pour comble de profanation, un de ses arceaux servait de demeure à l'exécuteur des hautes œuvres.

La Maison-Carrée, cet édifice d'un goût si pur, ne se détachait point au milieu d'une place digne de son élégance ; elle était devenue une propriété privée, et ses colonnes à cannelures déliées étaient masquées par de misérables constructions.

Le Temple de Diane n'avait pas éprouvé un moindre outrage : à moitié enfoui dans un amas de déblais, il était transformé en un bâtiment d'exploitation rurale. Quant à la Porte d'Auguste, elle n'était plus une des entrées de la ville : noyée dans les fondements du Château Royal, elle avait disparu de la surface du sol comme du souvenir des habitants.

Ces monuments étaient, avec la Tourmagne, à peu près les seuls restes de la ville ancienne ; quant à la ville moderne, si elle en avait hérité et si elle devait faire des sacrifices considérables pour en empêcher la destruction ou en ressusciter les débris, elle ne s'était point alors préoccupée d'y ajouter. Sa cathédrale, qui eût pu, à d'autres titres, appeler l'attention du voyageur, attestait, avec le trouble des esprits, leur intolérance : déjà ruinée et à la veille de l'être une seconde fois, elle exhibait des plaies mal cicatrisées, et le temps était loin encore où l'on pouvait espérer une restauration appropriée à son rôle religieux et à l'éclat de son passé.

En présence de ces monuments encore si grandioses, la ville, malgré sa qualité de ville royale, faisait assez triste figure. Restée, quant à la distribution, aux habitudes du moyen âge, elle formait un pâté de maisons, découpé en îlots plus ou moins

considérables par des rues aux contours fantaisis-
tes. Par suite d'un respect exagéré du droit de
propriété, les habitations s'y succédaient sans ordre, et les exigences de l'alignement y étaient absolument inconnues. A proprement parler, les
rues étaient peu nombreuses, mais par contre les
impasses et les culs-de-sac s'y trouvaient multi-
pliés à l'infini.

Sauf quelques hôtels, demeures de l'aristocratie
de l'époque et témoignages de l'opulence de leurs
possesseurs, les maisons étaient de modeste apparence et ne sauraient être regrettées. A s'en référer aux épaves qui nous en restent, les portes en
étaient basses et les fenêtres élevées au-dessus du
sol : de plus, celles-ci, semblant prendre jour à regret, étaient subdivisées en quatre par un linteau
de pierre. Quant aux plafonds, ils étaient bas, et
encore aujourd'hui il s'en rencontre qui n'ont
guère que deux mètres de hauteur. Dans certaines
rues, le rez-de-chaussée était occupé par des magasins ; dans la plupart, au contraire, il l'était par des
écuries ou même par des cuves vinaires, qui em-
piétaient fréquemment sur la voie publique. Enfin les caves faisaient communément défaut, et
celles des Arènes étaient en possession, depuis
un temps immémorial, du privilége de loger
le vin des habitants et de le conserver jusqu'à
l'arrière-saison, en dépit des chaleurs les plus excessives.

La Fontaine, qui fournissait à la population
l'eau nécessaire à ses besoins industriels et domestiques, avait pour tous ornements des saules ra-
bougris ; et la colline du pied de laquelle sort la

source étalait des rochers dénudés qui servaient à l'étendage du linge. L'art a embelli ce lieu désert, et le murmure de la brise à travers les bois de pins qui dominent la source a agréablement remplacé le tic-tac des moulins et le chant monotone des blanchisseuses. Laissées à elles-mêmes, les eaux n'étaient point contenues dans un canal en pierre de taille et circulaient en toute liberté dans des fossés plus ou moins profonds (1) ; arrivées à la porte de la Bouquerie, elles se divisaient en deux branches : l'une, pénétrant dans la ville, parcourait le canal de l'Agau ; l'autre, longeant les remparts, en fortifiait les approches. Sur chacun de ces parcours, il existait des moulins à farine, dont le dénombrement m'entraînerait trop loin ; qu'il suffise de dire que, dans l'intérieur de la ville il y en avait deux, et que, du creux de la source à la porte de la Magdelaine, on en comptait quatre.

Ces entraves successives apportées à l'écoulement des eaux avaient, en toutes les saisons, des inconvénients : aux époques de crue, elles favorisaient les inondations, dont certains quartiers étaient presque annuellement affligés ; aux époques de sécheresse, elles amenaient la stagnation des eaux, leur décomposition, et non moins fatalement la production de miasmes délétères. De là, les fièvres catarrhales et les affections rhumatis-

---

(1) Faute de parapet, il y avait de fréquents accidents. Un habitant de Florac, Abraham de Malofosso, sieur de Malaval, s'y noya, le 6 février 1614.

males pendant l'hiver; de là, les affections d'entrailles, le choléra nostras, les fièvres d'accès pendant l'été et l'automne; de là, à certaines époques, l'apparition d'épidémies à caractère plus ou moins pernicieux.

Ces maladies n'étaient pas assurément les seules, mais elles prédominaient tellement qu'elles étaient par excellence les maladies populaires. Leur fréquence ne les rendait pas plus bénignes; au contraire, tout concourait à leur donner une gravité insolite.

Sans être une ville forte de par la configuration du sol, Nimes avait tenté de le devenir, en s'entourant de murailles élevées et solidement établies. Cette enceinte fortifiée, complétée par un large fossé où croupissaient les eaux pluviales, occupait l'emplacement des boulevards actuels: elle n'était pas cependant très-redoutable; mais, si elle était peu efficace contre les attaques d'une armée, elle retenait les miasmes et empêchait leur expulsion par le vent, ce merveilleux balai du ciel. Les squares de la Bouquerie et de la Couronne, ainsi que la place Saint-Charles, servaient de cimetières; les places étaient réduites à deux, et encore celle de la Salamandre était diminuée par la colonne de François Ier, alors que celle de la Cathédrale l'était par une foule d'étaux. Quant aux rues, au dédain de la ligne droite elles joignaient un amour excessif de l'étroitesse; elles étaient pour la plupart inaccessibles aux carrosses. Ce n'étaient pas malheureusement leurs seuls inconvénients: leur propreté laissait sérieusement à désirer, et par suite de l'absence de pavage et de tout service de

voirie, les tas de fumier et de détritus de toute
sorte alternaient avec des mares exhalant une
odeur méphitique. En vain les consuls cherchaient à remédier à cet état de choses : leurs ar-
rêtés restaient trop souvent à l'état de lettre morte
et ne pouvaient prévaloir contre des habitudes
enracinées. Les pluies torrentielles nettoyaient
seules les rues, et c'est seulement en 1633 que la
ville afferme l'enlèvement des fumiers. Ajoutez à
cela la destruction des égouts et la transformation
de leurs restes en fosses d'aisance, d'où les matières
étaient irrégulièrement expulsées par les pluies, la
proximité et la multiplicité des cimetières — il
y avait encore ceux de l'Hôpital et de la porte
de la Magdeleine, — les sépultures faites dans
les églises, etc., etc., et vous comprendrez que,
par le concours de toutes ces circonstances, notre
cité ne devait pas être un séjour parfaitement
sain (1).

(1) Voici, d'après notre savant archiviste M. de Lamothe, ce que
pensait de notre ville noble Guillaume d'Aci, lieutenant principal du
juge-mage de la sénéchaussée et commissaire général à l'université
des Causes. Logé, en 1459, en l'hôtellerie où pend l'enseigne de la
Couronne, il écrivait ceci : « On trouverait facilement cinq ou six villes de la même sénéchaussée plus grandes, plus opulentes, plus
riches et plus saines que celle de Nimes. Bien plus, cette cité est hu-
mide, mal, voire même très-mal fondée et construite. Son sol maré-
cageux est mortel pour les hommes de trois tempéraments : les san-
guins, les mélancoliques et les flegmatiques ; il est vrai que ce
même sol convient aux colériques qui, par nature, sont plus ardents
que le feu ; mais ceux-ci ne forment qu'une rare exception.

« La ville a été et est très-mal bâtie ; ses maisons sont, pour la
plupart, fabriquées grossièrement avec des planches, et par là très
exposées aux incendies.

» Elle est, en outre, sujette à des vents horriblement impétueux,

Loin de là, par suite de la négligence des lois les plus élémentaires de l'hygiène, elle était insalubre au plus haut degré, et les épidémies dont elle a été frappée à plusieurs reprises, comme les endémies qui sévissaient presque continuellement, ne justifient que trop cette grave accusation. Après l'intéressant travail de notre confrère, M. Laval, il serait superflu de revenir sur l'histoire des épidémies ; mais il y a lieu de s'arrêter sur les endémies, qui rentrent plus spécialement dans mon cadre. Cette tâche s'impose à ma plume, et, par malheur, elle est difficile à remplir : les documents sont rares et clair-semés, et les données fournies par les registres de l'état civil sont à peu près les seuls témoins qui puissent être invoqués.

I.

Notre état civil remonte à l'année 1568 en ce qui concerne les baptistaires, à l'année 1594 en ce qui concerne les mortuaires et les épousailles ; mais, à partir de ces dates, il ne forme pas un tout ininterrompu comme les événements auxquels il

et affligée de tant de maladies que, sur cent habitants, on n'en trouverait pas un (nous l'avons vérifié) qui dépassât l'âge de soixante ans.

» Enfin, pour ne parler que de ces derniers temps, il y a quarante ans, et cette année même, la maladie contagieuse a éclaté tout d'abord à Nimes, bien avant de sévir à Montpellier et à Avignon, deux villes pourtant très-populeuses, et il n'est pas douteux que cela ne provienne de la position qu'occupe la cité de Nimes ».

(Archives municipales, série **E**, registre 2 .)

a trait. Soit que des cahiers aient été égarés, soit que, dans les troubles du temps, ils aient été détruits, c'est seulement à partir de 1631 que l'on possède des renseignements complets. La rédaction de ces actes de famille laisse, il est vrai, beaucoup à désirer : l'âge des époux, la filiation des mariés et parfois même des enfants, l'âge et parfois même le nom du décédé y font trop souvent défaut ; mais, en dépit de ces lacunes et d'une orthographe fantaisiste des noms patronymiques, celui qui les consulte avec soin est quelquefois récompensé de ses peines. En effet, s'ils pèchent par bien des endroits, s'ils sont volontairement incomplets, ils donnent à l'occasion, de précieuses indications, ils fournissent des détails pleins d'intérêt et permettent de reconstituer, dans une certaine mesure, l'époque à laquelle ils se rapportent.

Et d'abord, quoi qu'on en ait écrit et quoiqu'il en coûte de le confesser, Nimes n'était pas alors une cité bien florissante : elle constituait un milieu presque exclusivement agricole, et comptait certainement plus d'ouvriers meuniers que de fileurs de soie. L'industrie, qui devait la faire ce qu'elle est devenue, cherchait sa voie en tâtonnant, ou se trouvait à l'état embryonnaire. Sans doute, dans le premier quart du siècle, il y a quelques maîtres cadissiers, cardeurs, chaussetiers, corroyeurs, passementiers, taffetassiers, teinturiers et tondeurs de drap ; mais ces modestes commencements sont loin de faire prévoir l'avenir auquel certains de ces corps d'état seront appelés. Les ouvriers en soie se montrent un peu plus tard, et il faut noter que le premier dont le décès a été relevé est d'origine lyonnaise. Avec le siècle suivant, cet état de choses se modifie assez rapidement : l'industrie, longtemps stationnaire, prend son véritable essor, et, grâce à l'exemption des droits de *foraine*, acquiert une extension vraiment remarquable (1).

La population, qui a suivi les progrès de l'industrie nimoise, comptait, en 1575, dix à onze mille habitants, et, en 1600, douze mille habitants tout au plus. Ces assertions ne sont point émises à la légère ; car, si l'on ne possède pas de recensement antérieur à l'année 1722, on a les moyens à peu près certains de remédier à cette lacune. La démographie enseigne que le chiffre total d'une population urbaine est, à quelques unités près, égal à celui des naissances annuelles, multiplié par la durée moyenne de la vie. Or, puisque des calculs authentiques ont fixé à vingt-quatre années la vie moyenne à la fin du xviiie siècle, nous croyons ne pas nous écarter de la vérité en fixant à vingt-deux ans la vie moyenne au xviie siècle. Conformément à ce principe, le nombre vingt-deux sera le multiplicateur, tandis que le multiplicande sera le total des baptêmes administrés pendant les douze mois de l'année. Pour éviter les chances d'erreur, je ne me suis pas contenté d'éta-

(1) En 1527, toute l'industrie était représentée par quelques cardeurs, corroyeurs, teinturiers et tisserands ; en 1702, au contraire, outre les tanneurs et les pelletiers, on relève des fileurs de soie, taffetassiers, passementiers, cardeurs, peigneurs, cadissiers, bonnetiers, tondeurs de drap et teinturiers de drap et de soie. La fabrication des bas était alors à son début.

blir mes calculs sur une année prise au hasard ; mais j'ai fait des relevés multiples, dont les détails sont consignés aux *Pièces justificatives*. Grâce à ces précautions diverses et à d'autres que j'énumère chemin faisant, je crois pouvoir donner ces nombres comme une approximation aussi exacte que possible.

Ces recherches, en dépit de leur apparente simplicité, ont exigé une attention soutenue. On n'a pas dû se contenter de relever, mois par mois, le nombre des baptêmes ; on a dû encore lire l'acte dans sa totalité, avant de le faire entrer en ligne de compte. A la fin du XVIe et au commencement du XVIIe siècle, on venait des villages avoisinants, et même de points relativement assez éloignés, se faire baptiser dans notre cité. En voici quelques exemples, choisis au milieu d'une foule d'autres : « Magdaleyne, nay à Beaucaire, fille à sire Jaques Raoux et à Pierrette Vignon, présentée le 3 apvril 1580, par Jehan Penne, docteur en medecine ». — « Laurens, nay à Montpelier, fils à Mr Me Robert, docteur en medecine audict Montpelier. 21 juin 1580 ». — « Guilhelme, fils à Mr Me Jacques Alard, docteur en medecine à Uzès, et à Marguerite de Malbois, 1er juillet 1606 ». Les registres protestants, desquels sont tirées ces citations, fourmillent de baptêmes relatifs à des enfants étrangers (1), et doivent, pour cette raison, être lus soigneusement, si on veut arriver à déterminer la population d'une façon exacte. On a moins de cas

____

(1) Marie, fille a Mr Jaques Marcot, maître apothicaire de Saint-Gilles et à Marguerite Vedelle, mariés, est née le 15 aout 1640.

de ce genre, à partir de la seconde moitié du siècle ; mais pourtant cette coutume, tout en s'a-
moindrissant, s'est continuée jusqu'au 23 septembre 1685.

Quoi qu'il en soit, si l'on veut bien admettre,
d'un côté, le bien établi de ces divers relevés, et
de l'autre, l'exactitude de cette base, la seule qui
puisse, du reste, être prise pour point de départ,
la population aurait oscillé de douze à dix-sept
mille âmes.

En d'autres termes, dans l'espace de cent ans,
le nombre des habitants aurait progressé avec une
extrême lenteur et se serait accru de cinq mille en
nombre rond. Ce mouvement ascensionnel, que
j'ai lieu de croire réel, est insignifiant ; il contraste, en tous cas, avec la fécondité des ménages.

Les femmes nimoises, si elles aimaient les fêtes,
les bals et les plaisirs de la table, comme le leur
reprochent, non sans quelque raison, le clergé catholique et le consistoire, étaient, en retour, d'une
remarquable fécondité. Semblables à Cornélie, la
mère des Gracques, elles se paraient de leurs enfants et tiraient gloire de leur nombre. Elles ne
dédaignaient pas d'entrer en rivalité sous ce rapport, et ce n'était pas toujours la femme du pauvre
manant qui l'emportait. Les baptistaires témoignent de ce fait, et les mêmes noms y reparais-
sent avec une régularité parfois si méthodique
que, n'était le millésime, on croirait répéter sa
lecture. A l'encontre d'aujourd'hui, chaque ménage
produisait cinq enfants en moyenne, et même sept,
si l'on établit son calcul en défalquant l'apport
des familles nomades. En ces temps, les méde-

cins donnaient l'exemple, et certains ont procréé dix à douze enfants.

Malgré cette exubérante fécondité, qui a été réputée, avec juste raison, favoriser les accouchements multiples, ceux-ci n'y sont guère plus communs qu'à l'époque présente. Les couches doubles s'y rencontrent, en particulier, une fois sur cent ; quant aux couches triples, elles sont encore plus rares, et, dans l'espace d'un siècle, trois exemples seulement en ont été relevés (1).

Les filles-mères constituaient l'exception, et les enfants nés hors le mariage formaient tout au plus le $\frac{1}{40}$ et même le $\frac{1}{30}$ des enfants légitimes. S'il est des années où, suivant le terme de l'époque, les « bastards » sont au nombre d'une douzaine, il en est d'autres où les baptistaires en dénoncent cinq à six tout au plus. Je n'oserais cependant

(1) Jacob et Jaques et Marie, enfants gemeaux d'André Goubert, marchand, et de Françoise de Bravat, mariés, nés le 9 juillet 1620. Ledit Jacob a été présenté par J. de Favier, conseiller et garde-sceau du Roy, et demoiselle Jeanne de Rochemore ; Jaques, par le sire Jaques Audoyer et Antoinette de Bonijol, et ladite Marie par sire Loys Payan et Marie Massillianne, baptisés par M. Petit, ministre. La fille mourut le même jour ; quant aux deux autres, leur nom fait défaut dans le mortuaire. — Le second donna trois filles à Jean Dain, tailleur d'habits, et à Marguerite Trive, le 2 mars 1675. Priscille eut pour parrain Pierre Le Blanc, sieur de la Rouvière, juge royal et des conventions de cette ville, et pour marraine madame Priscille de Beaulac ; elle mourut au bout de sept jours. Marguerite mourut au bout de trois jours, et Jeanne huit heures après la naissance. — Le troisième, effectué le 2 mars 1677, donna deux garçons et une fille à Pierre Sagnier, maître tailleur, et à Catherine Doulaude. On ne sait quel fut le sort de ces jumeaux. Quant aux couches doubles, elles devaient être un peu plus communes que de nos jours, vu la multiplicité des cas observés chez les classes relevées de la société.

affirmer qu'il n'en ait existé un plus grand nombre ; car, le baptême n'étant pas absolument nécessaire devant la loi civile, quelques mères ont pu se dérober à l'aveu de leur faute, alors que d'autres fois la rédaction de l'acte, où le nom du père était spécifié, a pu donner le change et induire en erreur. Ce dernier motif a sans contredit plus de valeur que le premier ; car, dès cette époque, les filles étaient tenues de dénoncer leur grossesse au magistrat. J'en ai pour ma part relevé plusieurs exemples (1). Quoi qu'il en soit, même en

(1) Le clergé a créé l'état civil ; il ne s'est pas contenté d'enregistrer les baptêmes, les mariages, les enterrements ; il a encore provoqué les déclarations de grossesse. Mon savant et très-obligeant confrère, M. E. Germer-Durand m'en communique un exemple curieux, que je reproduis fidèlement d'après ses notes. Il est écrit en languedocien et est à la date du 4 septembre 1503.

Ermessens Roca, filha de Bertram Roca, de atge de xxv ans. — Es primo interroguada si es filha ho maridada, dis que non es pa maridada, mes es filha. — Interroguada si elha a james agut participation am degun, a dit que oy, ambe Peyre Grolie, pastre. — Interroguada si es grossa de enfan, a dit que non si pot celar. — Interroguada quant ha de temps que elha lo coneys, a dit que non ha plus x ans que ela lo coneys, so es despueys lo temps que lodit pastre demorava an Johan Tremolet, alias Boyssié. — Interroguada quant lodit pastre l'a conoguda premieyrament carnalament, a dit que lodit pastre a demorat et es vengut demorar en aquest an per pastre ambe son oncle Loys ; et en demorant en lodit hostal, davant Nadal passat, foue malaute en lodit hostal et malaneget environ vi ho vii sebmanas ; talamen que elha alcunas vegadas lo serviet, et apres que foue guerit, lodit pastre la persecutet, afiin de la aver ; talamen que ung jorn, del qual non li recorda, perso que elha li fasie guarda els pasturals el territori de Brestalo, pres del pont, lodit pastre la persecutava tan et talamen que, estan al pe d'ung cade, se sezen l'ung costa l'autre et trenpameu (?), jodit pastre la conec carnalament una vegada, et era environ hora nona, et despueys l'a conoguda plusiors vegadas els pasturals , quan eron solest, et una vegada dedin lo mas, et la darnieyra vegada que

mettant les choses au pire, le rapport des enfants naturels aux enfants légitimes reste excessivement faible, et contraste avec celui du siècle suivant. Avec l'accroissement de la cité et les progrès de l'industrie, les mœurs sont devenues beaucoup plus relâchées, et le nombre des enfants naturels constitue alors le $\frac{1}{15}$ des enfants légitimes.

Les baptistaires ne renseignent pas seulement

ho fes, eron pres de l'ayra. — Interroguada de quant de temps a que ela es grossa, dis que despueys Sant-Vincens en sa ; car per Sant-Vincens elha avie son temps, et despueys non l'a agut. — Interroguada si estet gayre apres que son temps l'at layssada, a participat au lodit pastre, a dit que non stet que m ho m jorns apres, et despueys tojorn ha continuet, et ansins per veray non pot dire de cant es grossa, vesen que continuava tostz los jorns, et per lo comensament fouc environ miech genoyer. — Interroguada si james lodit pastre li ha ren promes ne donat, a dit que non ren que seie, ho lo serie 1 cabricap et 2 gros en argen, per so que guardavo lo bestial quant malanejava. — Interroguada si nengun autre a agut participation ambela otra que lodit pastre, a dit que non, et aquo jura a la dampnation de son arma. — Interroguada si james nengun los atrobet en l'acte, a dit que non que sabia... cascun dels vesins los podien ben veser en gardan lodit bestial ensemble. — Interroguada si elha sentit boleguar l'enfan, a dit que oy, environ Sant-Johan-Baptista passat, et a lach en sos tetins ; et despueys tojorn l'a sentit boleguar. — Interroguada si elha a james dit aldit pastre que ela fossa grossa, a dit que non ; car essi elha non lo conoyssie ponch, quand el montet en montanha. — Interroguada dont es lodit pastre, a dit que es de terra de Peyra, mes de qual luoc es, non lo sap. — Interroguada si lodit pastre james li ha promes de la prene per molhe, a dit que non ; car essi non lo podie pas fayre, perso que es maridat ; et elha que parla a vist sa molhe en lo presen luoc de Brozet et en l'ostal de Boyssie.

Et hiis peractis, fuit sequestrata et tradita Ludovico Roque, ejus avunculo. sub penis in forma. — Actum in domo dicti Roque. Testibus presentibus : Joh. Molini, clerico, habitatore Claustri de Brodeto ; Anthonio Hugonis, filio Jacobi, Salvii ; et me, de Claris (notaire à Sauve).

sur la population, l'état de l'industrie et la moralité de l'époque ; ils donnent encore, avec les noms du parrain et de la marraine, quelques indices sur l'état de la société. La qualité du parrain et de la marraine varie à l'infini : tantôt ce sont les grands parents, tantôt des oncles ou tantes, des cousins ou cousines, tantôt des amis ou de simples connaissances, tantôt enfin des personnages haut placés, comme le prince de Rohan ; mais, quel que soit le cas, c'est-à-dire qu'ils soient présents ou simplement représentés à la cérémonie, l'enfant reçoit le prénom du parrain, quand il est du sexe masculin, et celui de la marraine, quand il appartient au sexe féminin. Enfin les bâtards, qui sont souvent exposés devant la porte de l'hôpital, deviennent les enfants de la ville, et sont d'ordinaire tenus sur les fonts baptismaux par l'un des consuls en exercice, assisté de la femme de l'un de ses collègues (1).

A côté de ces renseignements, qui permettent de se faire une idée de la société du temps, s'en trouvent d'autres qui ont un intérêt moins restreint, mais aussi plus difficile à dégager, je veux parler de la diminution des baptêmes, coïncidant avec certains événements. En ce siècle de ferveur religieuse, l'acte du baptême n'avait pas besoin d'être recommandé par une loi ; aussi, quand il est différé, c'est qu'il est advenu des empêchements majeurs. Ainsi, tandis que, au mois de janvier 1579,

---

(1) Ces enfants, élevés avec soin, avaient un maître d'école, ainsi que cela ressort d'une déclaration de décès en date du 23 mai 1617. Ils étaient ensuite mis en apprentissage aux frais de la ville.

on a 39 baptêmes, en février 26, en mars 20, en avril 25, il n'y en a plus que 5 pour le mois de mai, 3 en juin et pas un seul pour juillet et août; car la peste ravage alors la ville et a mis en fuite les habitants. Dans le siècle suivant, la peste reviendra par trois fois; mais, à s'en référer aux baptistaires, elle a sévi avec une moindre intensité ; car, si les baptêmes sont diminués aux époques correspondantes, à aucune d'elles ils ne font absolument défaut. Pareil fait a été observé aux époques de guerre : une partie des habitants a déserté ses foyers, et ce fait a eu pour conséquence une diminution dans le chiffre des baptêmes.

Quelquefois des événements importants sont signalés par les baptistaires. Ainsi, la naissance de Louis XIV est indiquée en tête de l'année 1639, par cette touchante mention, dont je reproduis la teneur expressive : « Au nom de Dieu, comman-
» son-nous l'année an escrivan les filz et filles
» nées que Dieu du Ciel en ce monde produictz
» pour servir tous a son filz Jesus-Christ. Ser-
» vons a Dieu : a luy soict toute gloire, souvienne
» nous, d'éternelle mémoire, que Dieu nous a
» suçité un Dauphin. Plaise lui donc de donner
» vie sans fin pour servir Dieu qui nous fasse la
» grasse que, dans le Ciel, puissions tous voir sa
» fasse. Faict le 1er janvier 1639 ». Dans ce même registre, provenant des réformés, se trouve annoncé, à la date du 21 septembre 1640, le second accouchement de la *Royne* de France, avec une fleur de lys en marge; mais, par malheur, les lignes où les souhaits étaient formulés ont été rognées par le relieur. Enfin, dans un registre curial, se trouve

une note intéressant l'histoire ecclésiastique :
« Memoire que Monsegneur le Reverendissime
Evesque de Nismes, Denis-Intime (*sic*), a donné et
faict presant d'une tres belle lampe dargent a
lEglize, pour accomplissement de son vœu, ce
7me septembre 1644, a son retour de l'Assemblee
generalle ; et, le mesme jour, il partit pour les
Estats, qui se trouvoient à Pezenas, et lui mesme
benit ladicte lampe et dict la messe. Ce tout contient verité. Augier, curé ».

Le livre des *épousailles* n'offre pas un moindre
intérêt : il fournit même matière à de nombreux
emprunts, mais ceux-ci sont trop particuliers pour
trouver place ici. Afin de ne pas sortir des généralités, nous en réservons l'exposé pour les pièces
justificatives, nous bornant à faire ressortir la
fréquence relative des mariages et à signaler la
précocité des unions. En général, on se marie jeune (1) ; on est grand-parent de bonne heure ; on
voit même de jeunes grand'mères allaiter leur
enfant et leur petit-enfant.

La précocité des unions, propre à toutes les
classes de la société au commencement du siècle,
reste l'apanage des classes ouvrières ; dans la seconde moitié, la bourgeoisie et les médecins en
particulier se soustraient à cet usage et se marient
de vingt-cinq à trente ans. Quant aux alliances
destinées à couvrir les faiblesses des filles, elles
sont extrêmement rares. On n'y voit pas non plus,

(1) Entre autres preuves, citons la mort d'un enfant de David
Ancet, *escollier*, 20 janvier 1617.

comme au siècle suivant, des mariages faits *in extremis*, dans la chambre de la demoiselle, être suivis, quelques semaines après, de la naissance d'un enfant à terme.

Quant au veuvage, il est tenu en médiocre estime, et ne reçoit un assentiment tacite que lorsque le veuf ou la veuve sont avancés en âge. Hors cette condition, il est de convenance de se remarier ; c'est une sorte de devoir qu'on est tenu de remplir, et, à en juger par les *annonces*, on n'a garde d'y manquer. Les charivaris donnés jadis aux veuves qui convolaient à de secondes noces ne sont plus de saison : si l'on osait, on les ressusciterait à l'égard de celles qui, à l'exemple de Valentine de Milan, ensevelissent dans le deuil ce qui leur reste de vie.

La guerre, comme les épidémies, diminue le nombre des mariages d'une façon marquée : dans ces luttes, la vie est tellement menacée que nul n'ose contracter un lien qui l'y rattacherait davantage. Il n'en est plus de même après la fin de l'orage ; au contraire, on s'empresse comme si l'on voulait rattraper le temps perdu. Si, en 1629, on relève seulement 80 unions, pour l'année suivante on en compte 366. Même remarque pour les années 1640 et 1641, et 1649 et 1650, avec cette différence que, la peste ayant été moins forte, la diminution, comme l'augmentation, est moins marquée. Parmi ces mariages obscurs, il en est un qui a le privilége d'appeler l'attention : c'est celui d'un modeste chirurgien, Jacques Guilhaud, de la ville de Chatellerault. Marié, le 9 juillet 1649, à Jeanne Barrière, il mourut quelques jours après, victime de son dévouement, emporté par la peste, qu'il s'efforçait bravement de combattre.

Les *mortuaires*, pour former un tout à peu près ininterrompu, ne donnent qu'une image infidèle de la réalité ; ils ont les apparences de l'exactitude, mais ils ne sauraient prétendre à la posséder. Les vivants font incontestablement tort aux morts, et la rapidité avec laquelle les vides sont comblés peut, à la rigueur, servir à expliquer la négligence avec laquelle on tient note de ces derniers. Ce soupçon, suggéré par un rapide examen, se convertit en certitude, quand on prend la peine de relever le nombre des décès enregistrés. Par exemple, en 1625, on a 210 décès pour 468 baptêmes ; en 1650, 235 décès pour 565 baptêmes ; en 1675, 368 décès pour 712 baptêmes. Ces résultats étaient tellement en désaccord avec les données de la démographie et la manière d'être de la population, que nous avons dû chercher à les rectifier en faisant porter nos observations sur un plus grand nombre d'années. Pour ne pas fatiguer le lecteur, nous nous abstenons de produire ces nouveaux chiffres. Qu'il nous suffise de dire que, du 25 août 1594 au 28 décembre 1638, c'est-à-dire en quarante-quatre ans, il y a seulement 11,995 décès enregistrés dans les mortuaires protestants, soit en moyenne 272 décès par an.

A qui fera-t-on accroire qu'une ville placée dans les conditions hygiéniques rappelées ci-dessus, ait jamais eu une mortalité aussi faible, alors que la ville moderne, assainie par de nombreux travaux, voit trop souvent les décès égaler les naissances, si même ils ne les dépassent pas. Evidemment les registres, tant catholiques que protestants, ne contiennent qu'une partie de la vérité. Par les réticences qu'on y rencontre, on en a la présomption , alors que, par les aveux qu'ils renferment, on en acquiert l'entière certitude.

Les réticences concernent surtout les décès infantiles. Leur petit nombre, contrastant avec ce qui se passe de nos jours, autorise à supposer qu'il n'était pas toujours tenu compte de ces victimes des chaleurs estivales. Celles dont il est fait mention, et qui appartiennent pour la plupart à la bourgeoisie et à l'aristocratie, confirment pleinement cette assertion ; car , s'il en était ainsi pour les enfants qui recevaient tous les soins, à plus forte raison il devait en être de même pour ceux qui en étaient dépourvus. Les parents, par leur négligence, étaient souvent cause de ce non-enregistrement, témoin cette note signée du curé Pastoret : « Pendant les derniers jours d'août et commencement de septembre 1626, dix ou douze petits enfants sont morts, desquels les noms n'ont pas été baillés, bien qu'ils aient été demandés par moi ».

Pour les autres âges, les décès étaient moins oubliés ; mais cependant, soit négligence des héritiers, soit toute autre cause, ils n'étaient pas toujours fidèlement enregistrés. On peut citer en preuve les interpolations assez fréquentes, les rectifications tardives, ou bien encore l'existence de formules avec les noms en blanc, qui, faute de pouvoir être remplies, ont été ultérieurement bâtonnées. Qu'on ne le croie pas, ces lacunes ne concernent pas toujours des étrangers obscurs ou des morts oubliés au lendemain de leur vie ; elles ont quelquefois pour objet des personnages considérables, des médecins, des avocats, etc. — Quant aux victimes de la peste, quel que fût leur âge et leur position, elles sont généralement passées sous silence. Après avoir inscrit 70 décès en juin 1629, le registre protestant s'arrête, et reprend au verso du feuillet par un décès advenu le *27 may 1630;* le registre catholique persévère quelques mois encore dans cette tâche ; mais il s'interrompt à son tour le 23 novembre (1). En 1640, l'année entière ne donne que 186 enterrements, alors qu'en 1641 il y en a 285, et 315 en 1642. Du 1er septembre au 31 décembre 1649, il y a 30 décès catholiques et 5 protestants seulement : « car les mortuaires de tous ne se sont point enregistrés durant quatre mois, à cause du mal contagieux ». Le démographe doit regretter ces lacunes trop multipliées ; mais il ne saurait s'autoriser de leur existence pour blâmer les personnes qui tenaient ces registres. C'était, de leur part, un acte tout à fait spontané ; elles avaient devancé en cela le pouvoir

(1) En juillet 1629, il y a 28 décès ; en août 13, parmi lesquels un centenaire. « Le 8 septembre, Deplains, enfant de cœur (*sic*), a esté ensevelly au cimetiere de l'hospital, ayant esté sourti de ladicte ville à causse qu'il avoit la contagion. — Le vendredi 18, a esté ensevelly M. Tréves, mestre de la musique, lequel est mort de la peste, enterré dans la petite église, le mesmo jour à neuf heures du soir. — Le 20 septembre, a esté enterré *M. Barry, opperateur d'Avignon.* — Le 23 novembre, sur les quatre heures de matin, est décédée Anne Duchier, femme de *Louis Dorlandie, opperateur;* a esté ensevellye en l'église de Saint-Pierre.

central, car l'ordonnance de Louis XIV date seulement de 1667.

Pour se résumer, les mortuaires, moins bien tenus que les baptistaires, ne sauraient nous donner de la mortalité du siècle une idée même approximative ; mais, malgré leurs fréquentes défaillances, ils ne sont pas absolument dépourvus d'intérêt. Loin de là, ils fournissent quelques renseignements curieux, et à certains intervalles même ils constituent une véritable gazette. Au milieu de ces morts obscures, on rencontre parfois des détails intéressants. L'historien y relève, à la date du 19 février 1628, le fait de Jacques Cat, de la ville d'Arles, lequel « avoit esté prinz prisonnier et blessé par les gens de Mr de Rohan » (1); et, à la date du 1er janvier 1658, les noms des quatre victimes de la sédition, provoquée par les partis de la Grande et de la Petite Croix. Le criminaliste y relève le meurtre d'un boucher par sa femme, et l'assassinat de Barthélemy d'Issard, sieur de Salagosse et conseigneur de Lunel-Viel, par le mari de sa sœur germaine. La cause de cet assassinat, survenu le 14 octobre 1651, n'est point énoncée ; il est seulement dit que la victime reçut six balles dans le corps, et survécut dix-sept jours à ses affreuses blessures.

Le médecin, de son côté, y trouve à glaner. C'est tantôt une femme morte en travail d'enfantement, tantôt un matelassier emporté par un charbon,

(1) « L'an 1630 et le 4 novembre, a esté enterré François Maillar, marchand, lequel est dessédé pour avoir esté blaissé dans la présente ville ».

etc., etc., tantôt l'exhibition d'un enfant embaumé. Quel était le nom de ce précurseur de Gannal? Quels moyens avait-il mis en usage ? C'est ce qui restera éternellement ignoré. Nous savons seulement que le sujet, âgé d'environ trois ans, se nommait Louis Borgnand et était du lieu de Besses, commune de Bonnevaux-et-Hiverne, dans le diocèse d'Uzès. « Il estoit decedé le neufviéme du présent moys, et après avoir esté embaumé devant tesmoins, fut ensuite porté à Montpelier, pour scavoir sil avoit esté bien conditionné, fut trouvé par les médecins, apothicaires et chirurgiens en bon estat et ainsi rapporté a cette ville pour estre inhumé ; ce qui a esté faict dans l'Eglise, ce 17 août 1618 ». Enfin le démographe, quoiqu'il soit le moins favorisé, éprouve, lui aussi, quelque satisfaction ; car il rencontre, sans la chercher, une confirmation indirecte de ses idées.

Sauf les personnages de marque qui voyageaient pour les affaires du Roy, Nimes comptait un nombre restreint de visiteurs. Les trois foires établies le jour de Saint-Michel, de Saint-Bauzile et Saint-Roch étaient sans importance ; elles avaient un seul jour de tenue et n'attiraient pas un plus grand concours de villageois que les jours de marché, fixés aux mardi et vendredi de chaque semaine. Les *logis* avaient une prospérité médiocre ; ils changent quelquefois d'enseigne, plus souvent d'*hoste*, sans arriver à fixer la fortune. Leur clientèle est en effet extrêmement réduite ; elle se compose des plaideurs attendant l'issue de leur procès au présidial (1), ou des rares marchands qui y séjournaient pour les affaires de leur commerce.

Cet état de choses, qui contraste d'une façon si marquée avec le présent, ne saurait étonner. Encore à cette époque, le moindre déplacement était une affaire, et un homme bien avisé rédigeait son testament dès qu'il devait parcourir plus d'une trentaine de lieues. A s'en référer aux exemples que nous avons sous les yeux, cette précaution n'était pas toujours inutile; car, si l'on se dérobait aux périls de la route (2), on n'échappait pas toujours aux étreintes de la maladie. Les logis de la *Pomme* (3), du *Lion d'or*, du *Gal Rouge*, de la *Coquille*, de la *Ceinture d'or*, de la *Rochelle*, des *Trois Cizeaux*, près de la Salamandre, etc., me sont surtout connus à ce titre, non qu'ils fussent plus malsains que les autres, mais parce qu'ils ont eu la mauvaise chance d'héberger des individus qui y sont passés de vie à trépas. Un Turc de nation y laissa sa femme (3 nov. 1626): une demoiselle Delacroix, se rendant de Paris à Montpellier,

(1) Outre le sénéchal, il y avait une cour présidiale, des officiers royaux ordinaires et des conventions et un juge de viguerie, lesquels officiers royaux des conventions ressortissaient audit sénéchal et présidial, et ledit sénéchal au parlement de Toulouse.

(2) Jean Guizard, habitant de Saint-Jean de Gardonnenque, qui fut *murtry* (*sic*) près cette ville (14 août 1612).

(3) Ce logis, très-réputé, était de haute antiquité; en 1380, il logea le commissaire du sénéchal de Beaucaire ; et, le 17 décembre 1552, André Ricard, général de la cour des Aydes de Montpellier, chargé d'installer la cour présidiale. Madame de Lers, seigneuresse de Montfrin, y fut, en 1564, tuée par la foudre.

y laissa son mari ; un consul de Villemur, député aux Etats, y perdit la vie (2 mars 1653), ainsi qu'un M. de Parenteau, député de l'Isle de France en l'Assemblée générale des Eglises réformées (24 avril 1616), etc., etc.

Les maisons particulières n'étaient pas, du reste, plus privilégiées ; et tel qui était venu visiter un parent ou un ami trouvait trop souvent à Nimes sa dernière demeure. Un jeune homme de Ganges décéda, le 16 septembre 1620, en la maison de sire David Ycard ; un écolier en médecine de Génolhac, du nom de Jacques Costan, mourut le 17 septembre 1630, dans la maison de M. Passeboys. Un gentilhomme de la ville de Montoire, lieutenant de la maîtrise de camp, aide-major au régiment de Mercœur, auquel le ministre Darvieu avait offert l'hospitalité, succomba si rapidement qu'on n'a pu savoir son nom (22 janvier 1652). Un Anglais, pensionnaire chez M. Gautier, régent du collége, fut pareillement très-vite emporté (26 novembre 1643). Plusieurs compagnons ou apprentis chirurgiens de dix-sept à vingt ans, deux Bretons, l'un « teinturier de vocation », l'autre chirurgien de profession, laissèrent également leurs os dans la cité ; et, par malheur, ce ne sont pas les seuls jeunes gens que la mort ait brusquement fauchés.

En dépit de la répulsion qui s'attache à leur séjour, les hôpitaux de Saint-Jacques et des Chevaliers sont insuffisants à loger tous les malades. En vain la mort crée des vides, ils sont aussitôt comblés ; les lits continuent à recevoir double et même triple charge. Les particuliers sont fréquemment obligés d'intervenir : si les uns offrent leur grange, d'autres, plus généreux, partagent leur demeure avec des mendiants et leur prodiguent les soins les plus dévoués. La misère a beau être extrême, la charité la surpasse et sait lui opposer des ressources infinies (1).

Les troupes, quoique en nombre peu considérable, laissent toujours quelques marques de leur passage. Si quelques militaires sont victimes d'un accident, comme ce soldat écrasé par une charrette, ou ce cavalier tué par l'explosion de son pistolet, le plus grand nombre est emporté par la maladie, soit à l'hôpital, soit dans des logis. Aucun d'eux n'a de livret, tous sont anonymes; et il en est de même pour celui qui, faisant partie de l'escorte du roi (9 janvier 1660), décéda aux Arènes, à la maison de la *Jusnesse*.

Nous n'avons pas la prétention d'avoir épuisé la matière ; mais ces quelques traits empruntés çà et là, comme d'autres qu'il serait oiseux d'énumérer, témoignent contre la salubrité de Nîmes et démontrent tout au moins les nombreuses réticences des mortuaires.

(1) C'est surtout dans les mortuaires catholiques qu'on trouve de curieux détails, et c'est à cette source que nous avons surtout puisé. « Le 11 janvier 1658, nous avons enseveli un bon homme mendiant, du lieu de Saint-Zacharie, appelé Balthazar Cipion, lequel est mort chez Antoine Chassen, m⁰ *chauffinier*, qui l'avait retiré chez luy et luy a rendu de bons offices de charité ». — « Vidal Folchier, mestre tisseur de drap, mort le 9 septembre 1658, âgé de quarante ans, après avoir reçu les Saints Sacrements des mains de Monseigneur de Nîmes, accompagné de M. le prince de Conty, ayant donné des marques de piété à la congrégation ».

Au reste, quelque considérable que fût la mortalité, elle n'était pas le seul facteur qui enrayât les progrès de la population, et, à côté de lui, il convient de faire une part assez large aux émigrations. Même en plein dix-septième siècle, celles-ci étaient fréquentes et étaient motivées tantôt par des faits de religion (1), tantôt par les épidémies, tantôt par des raisons de famille, de commerce ou de convenance personnelle. Pour ces divers motifs, la cité se dépeuplait au profit, soit de la campagne, soit de villes plus favorisées par la fortune, et voyait disparaître des familles entières, au grand détriment de sa prospérité. Si quelques-unes de ces disparitions étaient momentanées, comme celles amenées par la peste ou les affaires de commerce, d'autres, en plus grand nombre, étaient sans espoir de retour. Elles étaient tellement dans les habitudes, que le conseil politique s'était préoccupé de bonne heure d'y apporter des entraves, en frappant du droit de trézain la vente de la dernière maison. Peu de chefs de famille possédant plus d'une habitation, on comprend combien ce droit fiscal était vexatoire; il mettait obstacle aux transactions les plus naturelles, mais il n'est pas superflu d'ajouter qu'il était impuissant à re-

(1) « Le 10 décembre 1621, l'Evesque de Nismes et deux pretes (*sic*) avec le curé furent chassés de la ville de Nismes, et sont réfugiés à Beaucaire, ville de Languedoc, avec la plus grande partye des catholiqz ; et le dernier janvier mil six centz deux (*sic 1622*), le reste des catholiqz furent chasses de laditte ville de Nismes, qui demeura vuide de catholiqz. En foy, me suys soubzsigné. Beauregard, curé de laditte ville ».

tenir les ambitieux et à fixer les amateurs de sécurité.

Nîmes ne donnait satisfaction ni aux uns ni
aux autres, et les derniers, en particulier, y cherchaient vainement le calme et la tranquillité dont
ils étaient avides. Tout y était matière aux attrou-
pements, et les propos les plus exagérés trouvaient facilement créance auprès de cette foule
exaltée ; la moindre discussion dégénérait en querelle, et toute querelle, grâce à la vivacité du
sang méridional, était promptement suivie de
voies de fait. Les quatre valets de ville, auxquels
était confiée la police urbaine, arrivaient souvent
trop tard, ou restaient témoins de luttes qu'ils ne
pouvaient empêcher. Trop heureux s'ils n'étaient
pas rossés par les combattants coalisés contre
eux !

Les rues étaient encore troublées par les déto-
nations des armes à feu. Certains habitants, pour
se faire la main et accroître leur habileté, tiraient
l'arquebuse du matin au soir. Ces exercices se faisaient, il est vrai, dans des *cazals* ou jardins situés
dans l'enceinte ; mais les balles s'égaraient parfois
et venaient frapper les passants. Les choses vinrent à un tel point que les consuls furent obligés
d'y « mettre inhibition » (1615) ; mais déjà les
plaies produites, soit volontairement, soit invo-
lontairement par cette arme, avaient fourni à un
médecin nîmois la matière d'un traité.

Pour assurer la tranquillité, on avait, il est vrai,
avec une garde bourgeoise, composée de deux cents
hommes et commandée par quatre capitaines, des
consuls nommés par l'élection et pris dans les di-

verses classes de la société ; mais ces magistrats, en dépit de leur origine, n'étaient pas toujours obéis. Les patrouilles qui parcouraient de temps en temps la ville rencontraient souvent résistance. Les contrevenants battent et blessent parfois les gardes, et les deniers municipaux sont trop souvent employés à leur faire donner des soins et à leur allouer des indemnités plus ou moins fortes. Malgré leur honorabilité, les consuls sont maintes fois injuriés dans l'exercice de leurs fonctions, et voient même, à certaines époques, leur vie menacée. Lors de l'émeute du 11 septembre 1613, survenue à la suite de la conversion de Jérémie Ferrier, des arquebusades sont tirées contre le premier consul, noble Pierre de Calvière, seigneur de Saint-Césaire, et blessent à mort un avocat qui se trouvait à son côté. La surexcitation des passions peut, à la rigueur, expliquer cet attentat ; mais que d'autres qui ne sauraient être couverts par ce prétexte !

Les simples particuliers étaient moins protégés, et, pendant la nuit, leur vie courait de nombreux risques. Les rues, mal éclairées par une chandelle de suif ou par une veilleuse garnie d'huile et de coton (1), favorisaient les actes de violence et

---

(1) D'après un règlement de police fait en 1559 par le comte de Villars : « Seront mises lanternes ez carrefours avec une chandelle de cif, estant pour le moing du poys d'un carteron, ou bien une velhoyrolle garnie d'huile et couton, a telle souffizance que puisse velher toute la nuict ». Nicolas de Lamoignon fit, en 1697, l'établissement des lanternes. Elles devaient être allumées du 20 octobre au 1er avril, soit 164 jours, et brûler chacune 41 livres de chandelles par an. La dépense totale était alors de 2,495 livres.

assuraient l'impunité des coupables. Grâce aux nombreux culs-de-sac, il était facile de se mettre en embuscade, et, grâce au port d'armes trop longtemps autorisé (1), il était non moins aisé d'assouvir sa vengeance. Les faits de ce genre deviennent moins communs pendant le second quart du siècle; mais pourtant, ils ne sont encore que trop fréquents. Ainsi, le 4 novembre 1630, on enterre un marchand, victime des blessures qu'il avait reçues; le 17 octobre 1641, un certain Daniel Audibert est tué d'un coup d'arquebuse; le 2 avril 1643, un chirurgien, nommé François Andiol, est occis par un coup d'épée; le 24 juillet 1650, un serviteur du conseiller Paschalis succombe aux suites d'un coup d'épée porté dans le ventre; le 5 mai 1651, un garçon étranger est assassiné par des laquais de la ville. Ce sont là les seuls dont ma mémoire ait conservé le souvenir; mais que d'autres qui m'échappent ou qui ne sont pas parvenus jusqu'à nous! En veut-on une preuve? Le 24 janvier 1659, les consuls organisent une patrouille de nuit « pour remédier aux assassins, volleries et désordres qui arrivent la nuict dans la ville et fauxbourgs de Nîmes » : et pourtant, dans les quelques années qui précèdent cette décision, aucun fait de ce genre n'a pu être relevé. A la suite de cette création, la sécurité fait de sérieux progrès, mais ce n'est pas sans peine ni difficulté. Les habitants eux-mêmes opposent parfois résistance; et, en

(1) Le port d'armes fut interdit en 1667 par le duc de Verneuil.

1664, deux ouvriers faisant partie de la patrouille sont grièvement blessés.

Ces scènes de désordre, colportées de maison en maison et souvent grossies de bouche en bouche, émouvaient les esprits et les entretenaient dans des transes presque continuelles. Non-seulement, à la venue de la nuit, on barricadait sa porte et on ne l'ouvrait qu'à bon escient, mais encore, dès qu'on le pouvait, on s'empressait de quitter la ville et de demander aux environs une vie moins troublée. A raison des lacunes existant dans les mortuaires, il est difficile de déterminer le nombre des émigrants ; mais on ne croit pas exagérer en fixant à trois cents le chiffre des familles qui, dans la première moitié de ce siècle, ont, soit pour ce motif, soit pour tout autre, quitté définitivement la cité. Ce qu'il y a de positif, c'est qu'il existe, dans les baptistaires, quantité de noms qui n'ont point leur contre-partie dans les mortuaires, et, partant, il y a lieu d'admettre que les individus qui les portaient ont fini leurs jours ailleurs.

Quant aux émigrants, ils appartenaient aux conditions les plus diverses, et étaient plus souvent catholiques que protestants. On le conçoit, à raison de leur nombre, il m'est impossible de signaler même les plus marquants ; mais il me suffira d'en citer quelques exemples. Ainsi, je n'ai plus retrouvé trace de deux familles qui, dans un siècle éminemment aristocratique, se sont distinguées par des actes étonnants d'humilité chrétienne : « Le 22 May 1607, a esté baptizée noble Jeanne de Niquet, fille de noble Anthoine et Magdaleine de

Langles, mariés, habitans de la ville de Nismes, estant icelle agée de quatre mois ou environ. *Le parrin a esté Jean Aubergier, et la marrine Jeanne Reboulh, pauvres mandians quérant leur pain;* car tel a esté le vœu et bon plaisir des dicts mariés ». Le second exemple concerne un descendant de Jean de Senneterre, qui était, en 1553, sénéchal de Nimes et de Beaucaire : bien que la rédaction ne diffère guère de la précédente, il a paru bon d'en reproduire la teneur : « Lan 1672 et le 14 août, a ete baptisée Anne-Henriette de Senneterre, fille naturelle et légitime de messire Henry de Senneterre et de dame Anne de Longueval de Crécy. Elle naquit ce mesme susdit jour. Le parrain a esté un pauvre garçon nommé Pierre Gautier, et la marreine une pauvre femme nommée Catherine Milhaude, choisis tous deux à la porte de l'église, où ils furent rencontrés les premiers ».

D'autres fois, les familles ne désertaient qu'en partie Nimes ; elles y laissaient un ou plusieurs membres, alors que les autres rameaux, s'éparpillant au gré de leurs convenances, allaient prospérer en divers lieux. Entre autres exemples de ce genre, on nous permettra d'évoquer le suivant, relatif à une famille ayant joué un rôle dans la cité.

A la fin du XVIe siècle, quatre personnages y portaient le nom de Pistoris ; le père s'appelait Tannequin, et les fils Chrestien, Jehan et Antoine. Ce dernier était avocat. Quant à l'aîné, régent de rhétorique au collége, il eut de deux mariages successifs huit enfants, parmi lesquels deux devinrent docteurs de l'Université en médecine de Montpellier. Les mortuaires donnent la date du décès de

Tannequin, de Chrestien et de Jehan ; mais ils se taisent sur les autres, laissant ainsi entendre qu'ils ont fini leurs jours ailleurs. Quant aux sept enfants que Chrestien avait eus de son union avec Jeanne Moynier, fille du recteur de l'Université, trois paraissent être morts en bas âge, deux s'expatrièrent à Sauve et deux restèrent fidèles au sol natal. Alors que la branche nimoise s'est éteinte au commencement du XVIIIe siècle, la branche cévénole a continué à prospérer, puisque d'une part nous voyons un avocat de ce nom, ancien maire de Saint-Hippolyte, prononcer, en 1772, un discours sur l'administration de la Justice, à l'ouverture des audiences de la baronnie de Sauve, et que, de l'autre, nous savons que ce nom est porté aujourd'hui par une famille des plus considérées.

D'autres émigraient plus loin encore. Un descendant du médecin Jacques Veyras avait fixé sa résidence dans la petite ville de Pézenas ; un membre de la famille de Samuel Petit était capitaine et maréchal des logis en chef de la cavalerie légère de France ; un Auvellier avait une maison de banque à Paris ; un Jean de Martinon était directeur général de la Douane ; un Jean Rouvière, après avoir été employé du surintendant des finances le célébre Colbert, était devenu secrétaire du Roy (1) et seigneur de Cernay. J'en passe ; une énumération plus complète m'entraînerait trop loin.

(1) Ces secrétaires dressaient les actes qui s'expédiaient en chancellerie. Leurs charges, qui coûtaient fort cher, donnaient la noblesse et le titre d'écuyer ; aussi étaient-elles fort recherchées des riches bourgeois.

II.

Les effets réunis de la dîme mortuaire et des émigrations partielles eussent logiquement amené un amoindrissement de la population, si un facteur agissant en sens inverse n'en eût atténué les résultats, si désastreux pour l'avenir de la cité. L'accroissement, quelque minime qu'il soit, relevé au bout du siècle, n'est donc pas le fait pur et simple des natifs, mais tient encore à l'apport d'un autre élément dont il reste à parler. Alors, comme aujourd'hui, c'est à l'immigration que doit être attribué le mouvement ascensionnel de la population; mais, en ces temps, elle venait combler les vides produits par les causes ci-dessus mentionnées, alors qu'à l'époque présente elle vient surtout compenser le déficit résultant d'une natalité relativement peu élevée.

Les immigrants n'étaient pas toujours des individus isolés, venant des villages voisins pour chercher un sort moins malheureux ; c'étaient parfois des familles entières qui venaient tenter fortune en implantant une industrie nouvelle. Nimes faisait bon accueil aux uns et aux autres ; mais, par une prescience de l'avenir, elle prodiguait ses faveurs aux derniers. Ainsi, en 1555, les consuls fournissent une petite maison à un maître épinglier venu du Puy, et l'exemptent de plus du droit de capage ; ils sont encore plus généreux à l'égard d'Antoine Bonfa, puisqu'ils lui cèdent une maison en toute propriété, pour établir une fabrique de velours. D'autres fois, pour favoriser l'importation d'une industrie nouvelle, ils ne se contentent pas de la dégrever de tout impôt, ils vont encore jusqu'à prêter des fonds prélevés sur les revenus de la communauté. Quant aux simples particuliers qui désirent prendre racine sur ce sol hospitalier, ils conquièrent, au bout de quelques années, leur *habitanage*, et jouissent des mêmes priviléges que les citoyens natifs de la ville.

La sagesse et le libéralisme de cette conduite n'ont pas besoin d'être loués ; mais il convient d'ajouter, à l'honneur de Nimes, qu'elle s'est, à cet égard, inspirée d'elle-même. Les villes, pour la plupart, ne brillaient pas précisément par la largeur des vues : cantonnées dans la vie communale, elles étaient jalouses de leurs priviléges, et craignaient de les amoindrir en les faisant partager à un plus grand nombre de citoyens. Mieux inspirés, nos ancêtres avaient ouvert largement leurs portes aux étrangers ; ils avaient foi en eux et comptaient qu'en dépit de la diversité de leur origine, ils deviendraient des enfants dignes de leur patrie d'adoption. Cette espérance n'a point été déçue, et l'assimilation est devenue si complète que les nouveau-venus ont rivalisé d'ardeur pour la prospérité de la cité.

On le comprend, je ne puis m'arrêter davantage sur ce point, comme aussi je ne puis faire ressortir les éléments multiples qui ont été fournis par ces immigrations successives ; mais, si la tâche n'est pas dépourvue d'intérêt, elle comporte des développements qui ne sauraient être exposés ici. Qu'il suffise de dire que, si l'immigration a existé à toutes les époques, elle a eu, suivant les périodes, une intensité très-variable.

Au début du XVIIe siècle, les immigrants purement industriels sont timides et discrets ; ils s'aventurent avec une certaine hésitation sur un terrain mal assis ; mais dès que le calme se manifeste, dès que l'industrie sort de sa trop longue torpeur, ils affluent et voient leur nombre s'augmenter progressivement. En 1625, sur 24 conjoints étrangers à la ville, tous proviennent des environs, alors que, dans les périodes ultérieures, non-seulement les immigrants sont plus nombreux, mais encore ont une provenance plus variée. Le diocèse de Mende, le Vivarais, le Gévaudan, l'Auvergne, la Provence et le Comtat-Venaissin les fournissent principalement ; enfin, quand le siècle touche à sa fin, on en voit accourir de tous les points du royaume.

La ville n'offre pas cependant grande attraction : elle est rangée, honnête, et par dessus tout laborieuse. En dépit de sa qualité de ville royale et de sa population relativement considérable, l'oisiveté y est inconnue, la dissipation n'y a point d'asile, les jeux de hasard y sont sévèrement proscrits, et les mœurs y ont conservé le caractère patriarcal. Les femmes de mauvaise vie n'ont point accès dans son enceinte, ou doivent se dissimuler avec des précautions infinies. Elles ne réussissent pas toujours à se dérober à la vindicte publique ; car si elles ont quelques complices, elles ont encore plus de délateurs. Grâce à ces dénonciations, inspirées par la morale indignée, elles sont traquées et expulsées. On ne leur interdit pas,

comme au xɪᴠᵉ siècle, de porter des couronnes
(*gaslonda*), des nœuds d'argent, des ornements de
tête en drap (*cendatum*), des plumes ou des four-
rures, on va plus loin : on leur défend le séjour de
la ville d'une façon absolue. Leur qualité d'étrangères ne les protége point, non plus que leur profession de domestique ; car il faut obvier aux
inconvénients et scandales qu'elles provoquent.
La vigilance des consuls ne s'arrête pas là : en
véritables pères de famille, ils prêtent l'oreille à
tous propos, et savent, à l'occasion, s'immiscer
dans les maisons des particuliers. Sur les plaintes
des voisins, ils revêtent leurs insignes, se rendent, vers les dix heures du soir, chez un maître
en chirurgie, Guilhaume Theremin, et dressent
procès-verbal de leur visite domiciliaire.

Les distractions sont peu nombreuses et médiocrement variées. Qu'on ne l'oublie pas, la première salle de spectacle fut construite en 1739.
Jusqu'alors il n'y avait eu d'autres représentations
que celles données soit sur les places publiques,
soit dans des granges plus ou moins décorées
pour la circonstance. Les baladins étaient, en ce
temps, assez communs ; ils ne se contentaient
pas toujours d'émerveiller le public par des tours
de force ou de jonglerie ; parfois ils terminaient la
parade par la vente de quelque panacée (1).

(1) François Fossa, opérateur de Milan, voyageait, en 1622, en
compagnie de huit *sallateurs du Roy*. Après avoir joué des comédies sur les places ou dans les maisons particulières, il vendait diverses sortes d'huiles et de médicaments pour guérir plusieurs maladies et entretenir la santé.

Les troupes de comédiens attiraient une société plus choisie ; mais, si les artistes qui les composaient n'avaient pas toujours grand talent, ils avaient du moins quelque religion. Les registres du Consistoire, pour l'année 1607, parlent de deux comédiens qui, malgré leur assiduité aux prêches, se virent refuser les *marreaux* à raison de leur profession. En 1644, les consuls autorisent la troupe du sieur Toussaint à jouer la comédie pendant deux semaines, à charge de verser vingt livres à la caisse de l'hôpital (1). Malgré l'établissement de ce droit des pauvres, malgré la proscription du Consistoire, qui, même en 1681, censure un médecin, Barthélemy Theremin, pour avoir assisté à un spectacle de ce genre, les passages de comédiens ambulants semblent avoir été assez fréquents, et leur séjour de plus en plus prolongé. Entre autres preuves, je citerai, à la date du 22 octobre 1657, le décès d'un enfant né de Pierre dit *La Fleur*, comédien, et de demoiselle Perrine Guébin, de Bretagne.

Pour suppléer à cette absence de distractions et occuper les soirées d'une façon agréable, l'aristocratie et la bourgeoisie donnaient des bals, dont deux à trois violons constituaient tout l'orchestre ; mais, qu'ils fussent ou non masqués, ceux des protestants qui y participaient s'exposaient à une verte réprimande. Si les hommes devaient avoir un costume sévère, les femmes, pour se

____

(1) En 1646, on paye trente livres au sieur Barthélemy, menuisier, pour avoir abattu un théâtre que « certains comédiens avaient fait dresser dans le grand Jeu de Paume sans permission ».

mettre à l'unisson, devaient se faire remarquer par l'extrême simplicité de leurs toilettes. Tout ce qui sentait la coquetterie était sévèrement proscrit par la Réforme, et plusieurs dames sont nominativement censurées pour la recherche de leur coiffure, « les entortillements de leurs cheveux et aultres accoutrements indécents ». Ces remontrances, que l'on relève assez fréquemment, finissent par disparaître, non que la nature féminine se soit amendée, mais parce que les juges sont à leur tour devenus plus tolérants.

Quant aux plaisirs du peuple, ils étaient peu nombreux, si toutefois il en avait. Les tavernes et logis sont mis à l'index par l'une et l'autre religion, moins parce qu'on y prend des habitudes d'ivrognerie, que parce qu'on y apprend à jouer et à blasphémer. Les jeux de cartes et de dés, sans être interdits, sont mal vus et sont à peine tolérés dans les réunions de famille ; bref, les jeux de boule, de paume et de mail, sont à peu près les seuls divertissements auxquels on puisse se livrer. En 1615, un habitant ayant introduit « un jeu à billards », c'est-à-dire une sorte de roulette, les consuls, vivement scandalisés, en ordonnent la démolition et en font transporter les débris à l'Hôtel de ville.

Le jeu le plus couru et en même temps le plus populaire était le tir du papegay. Sous une apparence frivole, il avait un but sérieux. Ainsi que l'a rappelé, avec beaucoup d'à-propos, notre excellent maire M. Blanchard, c'était le *stand* de nos jours ; il formait la jeunesse au maniement de l'arquebuse et la préparait à la défense de ses foyers.

Toutes les classes de la société y prenaient part ;
mais, pour être admis au tir, il fallait être de la
ville ou pour le moins « habitant d'icelle ». Celui
qui abattait le papegay et le mettait en pièces était
créé roi des arquebusiers. Le vainqueur était,
chaque année, salué par des applaudissements et
un grand tumulte; et, lorsqu'il rentrait à son logis, il était précédé par des tambours et des violons loués pour la circonstance.

Tels étaient en somme les plaisirs des Nimois :
irréprochables au point de vue de la morale, ils
laissent grandement à désirer au point de vue de
la variété. Puisque nos ancêtres s'en contentaient,
ne soyons pas plus difficiles qu'eux; bornons-nous
seulement à constater qu'ils n'étaient pas de
nature à exercer une attraction quelconque.

Les immigrants n'étaient point des désœuvrés
ni des privilégiés de la fortune ; ils recherchaient
le travail plus que les plaisirs, et venaient demander à notre ville les moyens de vivre. Sans
être une cité florissante, Nîmes pouvait donner
satisfaction à leurs modestes appétits : sa situation économique était loin d'être mauvaise ; grâce
à son commerce et aux efforts de son industrie,
elle recevait plus d'argent qu'elle n'en exportait,
et pouvait, par suite, accorder des salaires relativement élevés.

A en juger par leurs chiffres, les salaires n'ont
rien d'engageant; mais, si on les compare à ce
qu'ils étaient ailleurs et qu'on mette en regard ce
qu'il en coûtait alors pour vivre, on sera en
mesure d'apprécier toute leur importance. Un
fossoyeur de vigne gagnait 14 sols par jour, un

tailleur de vignes 12, un passementier 10 à 12, une chambrière 2 à 3 livres par mois; un chirurgien faisait une saignée pour 5 sols, un médecin une visite pour 15 ; et pourtant les uns et les autres, en dépit des fêtes chômées, que Colbert n'avait point encore réduites, et de l'observation rigoureuse du repos dominical, qui allait jusqu'à empêcher la taille des cheveux, trouvaient dans ces modestes gains non-seulement de quoi vivre honnêtement, mais encore les moyens de se créer un petit pécule. L'épargne n'est pas sans doute l'indice du superflu, mais elle implique du moins une rémunération suffisante.

On ne saurait l'oublier, le numéraire, à raison de sa rareté, avait une valeur considérable, et le sol, divisé en douze deniers, équivalait une pièce de vingt-cinq centimes, tant les matières premières étaient à bas prix. A raison des disettes fréquentes, le prix du pain ne saurait nous servir d'étalon ; car, si la salmée de blé coûte de huit à neuf livres, ce prix est doublé, triplé et même quadruplé dans les années de mauvaise récolte. Si l'écart est par trop fort pour établir sur cette base une bonne moyenne, il nous a semblé que le prix de la viande, à diverses époques, nous renseignerait d'une façon plus exacte sur la valeur réelle du numéraire (1). Ainsi, en 1634, la livre de mouton coûte 2 sous 2 deniers, la livre de bœuf 1 sou 2 deniers, tandis que la livre de brebis, de chèvre

---

(1) Cfr *Revue des sociétés savantes*, 1874, p. 495, la curieuse publication de M. de Lamothe, concernant le marché passé, en 1584, entre le prince de Condé et un poissonnier.

et de porc frais coûte 1 sou 6 deniers. En 1686,
l'argent a diminué de valeur, puisque la viande
s'achète à un prix plus élevé : 3 sous la livre de
mouton, 2 sous la livre de bœuf et 2 sous 6 deniers la livre de brebis, de chèvre ou de porc frais.
Les autres denrées alimentaires sont à l'avenant ;
le poisson de mer se vend au même prix que la
viande, et il n'y a d'exception que pour les espèces
communes. Par contre, le gibier est d'un prix relativement exorbitant : en 1600, la paire de per-
drix coûte 20 sous, la paire de bécasses 12 sous.
Quant au lièvre, il est tarifé 12 sous. Sauf ces
derniers prix, on peut dire, sans craindre un dé-
menti, que la vie était à bon marché. En veut-on
une nouvelle preuve ? Un dîner de gala, donné en
l'honneur d'un officier qui avait guéri un Révé-
rend Père Dominicain, coûte la modique somme
de neuf sols.

Toutes ces particularités, et d'autres que je suis
forcé de passer sous silence, expliquent l'affluence
des immigrants ; dans ce milieu hospitalier, ils
trouvaient à la fois et un terrain approprié à leurs
diverses aptitudes, et une rémunération sensiblement plus élevée que leurs dépenses. Emigrés,
pour la plupart, de pays où la terre paie mal les
sueurs de celui qui la cultive, ils étaient sobres,
parce qu'ils étaient habitués à vivre de peu ; ils
étaient économes, parce qu'ils connaissaient le prix
de l'argent ; ils étaient faciles à contenter, parce
qu'ils ignoraient les raffinements du luxe (1).

(1) Ils n'avaient pas besoin, comme certains délicats du temps, d'une

L'ambition commune à tous sera de conquérir un modeste avoir, mais différentes seront leurs destinées : les uns, simples oiseaux de passage, s'empresseront de retourner au pays natal ; les autres, séduits par la douceur du climat et les beautés du ciel, se créeront une nouvelle patrie en prenant femme et en engendrant une nombreuse postérité. Bien des familles auront cette origine, et ce ne sont pas celles qui resteront les plus indifférentes à la grandeur et à la prospérité de la cité.

Pour qui parcourt, à ce point de vue, les archives de notre ville, rien n'est plus instructif et tout à la fois rien n'est plus affligeant : s'il apprend ainsi à connaître la provenance de certaines familles, et s'il est à même d'admirer la vitalité de quelques-unes, il n'en voit que trop s'éteindre prématurément par la mort du tronc ou des rejetons. Le séjour de Nîmes, comme le séjour des colonies, exigeait, au XVIIe siècle, un certain acclimatement ; et les nouveaux venus, moins expérimentés et surtout plus imprudents que les natifs, étaient fréquemment éprouvés par la dyssenterie, les fièvres intermittentes et malignes, que les chaleurs estivales ramenaient chaque année. Ceux qui venaient en particulier du centre du royaume payaient quelquefois de la vie leur inexpérience à cet endroit, alors que d'autres, plus vivaces ou plus maîtres d'eux-mêmes, résistaient aux effets du milieu, et acquéraient sans trop de risques leur

petite cuillère pour se nettoyer la langue, ni d'une boîte percée de trous pour contenir les parfums à la mode.

indigénat. De là des inégalités très-grandes et des variations considérables entre les familles envisagées à ce point de vue. Leur durée, qui est en moyenne de deux siècles, ne dépassait pas alors cent ans; et celles qui vivaient au-delà le devaient à de nombreuses précautions ou au soin qu'elles prenaient de s'éloigner dès les premières chaleurs. De temps à autre, on relève, il est vrai, quelques centenaires; mais leur constatation ne saurait infirmer la règle et démontrer en tout cas la parfaite salubrité de la ville.

III.

L'amélioration de la cité, au point de vue de l'hygiène, sera l'œuvre du XVIIIe, et surtout du XIXe siècle; pour le présent, il n'y faut point compter. En vain l'urgence s'en impose; en vain la peste veille aux portes, et, par trois fois, pénétrera dans les murs; en vain les médecins, organes de la science, réclameront l'exécution de mesures d'assainissement; l'imminence du danger comme sa lugubre réalité, les avertissements du fléau comme ceux des docteurs, sont impuissants à modifier l'indifférence des consuls et du conseil politique. Sans doute, en présence des coups redoublés de la mort, ils sembleront plus dociles; mais, une fois le calme revenu, ils n'en seront pas plus empressés à adopter des mesures préventives, et ajourneront indéfiniment les améliorations projetées.

Ce suprême dédain pour les choses qui tiennent

à la conservation de la santé, s'explique par l'état
des esprits et les pensées du moment. Si l'on est
prêt à tous les sacrifices pour assurer la défense
de sa foi et la pratique de son culte, on fait facilement litière de tout ce qui ne s'y rattache point.
La gloire de Dieu, la liberté des consciences, passent avant le maintien et la sûreté de la vie.

L'Edit de Nantes n'avait satisfait personne, et les
plus mécontents se trouvaient précisément ceux
en vue desquels il avait été dressé. Après n'avoir été
rien, les réformés aspiraient à devenir tout. Pous-
sés par l'ambition, ils reprirent, après la mort
d'Henri IV, une aveugle confiance en leurs propres
forces, et conçurent l'espoir de former un Etat
séparé au sein du grand Etat national. Leurs assemblées générales et leurs synodes provinciaux
furent, de 1611 à 1621, des instruments efficaces
pour servir cette tendance, qui devint bientôt un
dessein formel et organisé.

Nimes, dont la plupart des habitants avaient
embrassé les idées de la Réforme, ne se tint point
à l'écart ; elle fut, au contraire, des premières à
adhérer au mouvement, et des dernières à s'en
détacher. Docilement soumise à ses chefs, elle
se prépara à la lutte avec un calme extraordinaire, et sut mettre à profit toutes les circonstances pour accroître secrètement ses forces. Les
archives de la mairie en fournissent de nombreux
témoignages, et les revenus municipaux sont
épuisés à cette seule fin. Les murailles sont répa-
rées et les brèches rapidement comblées ; la garde
bourgeoise est reconstituée, épurée soigneusement
et non moins minutieusement réglementée ; les

canons sont munis d'affûts et remontés sur les remparts ; enfin, les armes et munitions conservées dans les magasins de l'hôtel de ville sont vérifiées et inventoriées. Pour accroître le nombre des unes et des autres, des achats sont faits et des conventions passées : ainsi, en 1615, on fait marché avec un sieur Rys, pour la fabrication de la poudre nécessaire, soit pour la défense de la ville, soit pour les besoins des particuliers ; on achète à divers des mousquets et des piques, et, sur la demande de Chatillon, général des Eglises, on lui expédie deux quintaux de poudre, autant de balles et de mèches. Tous ces préparatifs ayant épuisé les ressources courantes, on emprunte dix mille livres en 1620, neuf mille livres en 1621, trente-cinq mille livres quelques mois après ; car il faut ajouter des bastions aux murailles, faire fabriquer des mousquets et tout à la fois en acheter, s'approvisionner de farine et de bestiaux, et tout à la fois en expédier aux troupes qui soutiennent la cause.

C'est bien pis, quand l'armée royale approche : les précautions s'ajoutent aux précautions, et les charges s'accroissent à raison de l'imminence du péril. Sans parler des *guettes* ou sentinelles établies en permanence sur le grand clocher de la cathédrale, des *espies* mis en campagne pour surveiller les mouvements de l'ennemi, la milice bourgeoise est doublée, et un *canonnier anglais* est engagé pour le service de l'artillerie. Toutes ces dépenses (1), et d'autres qu'il serait superflu d'énumé-

---

(1) Le total des dépenses, pour frais de guerre, s'élève, pour la seule

rer, sont faites en pure perte ; et, quand la paix de
1629 vient mettre un terme à cette trop longue
guerre, Nimes, épuisée d'hommes et d'argent,
condamnée à détruire ce qu'elle a construit et à
relever ce qu'elle a détruit, se trouve pour longtemps empêchée de travailler à l'élargissement de
ses rues et à l'amélioration de sa voirie.

L'instruction des citoyens est moins négligée
que leur santé ; et si pour celle-ci on se contente
de ce qui existe, on ne recule devant aucun sacrifice pour améliorer celle-là. Sans doute, elle
était loin d'être aussi étendue qu'elle le deviendra ;
mais cependant elle était loin d'être aussi rudi-
mentaire qu'on s'est plu à l'affirmer. Nos pères
avaient senti de bonne heure le besoin de l'instruction ; ils s'étaient complu à faciliter les moyens de
l'acquérir, et, à toutes les époques, ils ont persévéré
dans cette voie.

Sans parler des écoles ecclésiastiques placées
sous le patronage de l'Evêque, la cité possédait
encore une école laïque, où les élèves recevaient
une instruction gratuite. Lorsque, avec notre savant archiviste M. de Lamothe, on dépouille les
comptes du clavaire, on relève, avec les preuves
de cette assertion, les noms de ces obscurs accou-
cheurs de l'esprit. Le régent ou recteur de ces
écoles était, en 1428, Etienne Binat ; en 1434, Jean
Rossel ; en 1468, maître Pierre Dupuy ; en 1476,

annéé 1628, à la somme de 60,686 livres 2 sous 6 deniers, alors que
les revenus municipaux atteignaient tout au plus 12,000 livres.

Jean de L'Orte ; en 1477, Lucien Alamon, etc., etc. Leurs gages étaient de vingt livres par an, et, malgré la modicité de cette rémunération, les concurrents ne manquaient pas, et la lutte durait parfois trois jours ; quant à leurs élèves, ils devaient être assez nombreux, puisque l'hôpital de Sainte-Croix fut, le 14 juin 1483, affecté à leur usage, vu l'insuffisance du local primitif.

Tous les élèves ne se contentaient pas de cette éducation, et quelques-uns, notamment ceux qui se destinaient à l'étude du droit ou de la médecine, allaient demander aux universités voisines une instruction plus complète. Au commencement du xvie siècle, le nombre de ces derniers s'accrut tellement que, « pour affranchir les familles et des grands sacrifices dont les charge l'éducation lointaine de leurs fils, et des anxiétés où les jettent les périls qu'ils vont courir au milieu de tant de vices et de voluptés (1) », les personnages les plus considérables, l'Évêque et les consuls en tête, s'entremirent pour obtenir la création d'un enseignement plus élevé. Après bien des contre-temps, les démarches aboutirent ; et, par lettres patentes en date du 25 mai 1539, François Ier établit dans la cité : « colleges, escolles et université en toute facultez de grammaire et des arts seullement ».

C'était une demi-satisfaction, puisque l'enseignement était limité à la philosophie, la physique,

_____

(1) C'est la traduction d'une phrase du discours d'inauguration de Baduel.

les mathématiques, le latin et le grec; et des embarras et des difficultés de toute sorte furent suscités par cette création. On écrirait un volume à vouloir exposer par le menu ces divers incidents; on se borne simplement à relever quelques traits concernant les maîtres et les élèves.

Le corps professoral, qui a provoqué, avec une série de sacrifices, des soucis sans cesse renaissants, a été recruté un peu partout : si quelquesuns de ses membres sont Nimois d'origine ou le sont devenus par option, la plupart sont étrangers et viennent, soit de divers points du royaume, soit de l'Allemagne et surtout de l'Ecosse. En ces temps, où les bibliothèques étaient rares, les lettrés voyageaient plus que toutes les autres classes de citoyens ; ils avaient pour but de s'instruire dans leurs pérégrinations, et ils demandaient à l'enseignement les ressources qui leur manquaient pour continuer leur route. Comme les autres villes dotées d'une université, Nimes a été une étape de leur vie nomade ; ils y ont séjourné plus ou moins longtemps, mais rares sont ceux qui y ont planté leur tente. Avec de telles mœurs, on ne saurait s'en étonner : la multiplicité des changements est inhérente à la disposition des esprits et ne tient nullement au caractère exclusif des habitants.

Les luttes intestines motivent parfois ces brusques déplacements; car la jalousie proverbiale des médecins n'est rien, comparée à celle des lettrés ; celle-ci a des éclats que n'a jamais connus celle-là. La mésintelligence du principal Cheiron avec ses collaborateurs atteignit un tel degré, qu'elle provoqua des désordres et nécessita l'intervention du bureau du collége. Au jugement de ce dernier, le principal avait tort ; malgré sa qualité de Nimois, il dut partager ses pouvoirs avec le professeur de philosophie, de telle sorte que, « lorsque lung ferait les lescons publiques, lautre aurait la surintendance de toutes les classes », 4 mars 1606. La lutte de Baduel (1) et de Bigot eut un dénoûment moins pacifique ; les accusations les plus atroces furent échangées, et deux parlements furent appelés tour à tour à en connaître.

Les médisances n'étaient pas toujours circonscrites au petit cercle des professeurs : elles en sortaient parfois, au détriment de leurs auteurs. Ainsi Antoine Du Prix, deuxième consul, poursuit, pour injures proférées en public, Thomas Dempster, professeur de la première classe depuis le 21 novembre 1604. Cette poursuite est suivie peu après d'une seconde, encore plus grave : car ce n'est plus la verdeur du langage, mais la pureté des mœurs qui est incriminée. Le registre des délibérations parle discrètement de « faicts escandaleux » ; un pamphlet du temps, intitulé : *Veneris monimenta*

(1) V. dans *Bulletin de la Soc. du protestantisme français*, 15 juin et 15 novembre 1877, une étude intéressante de M. J. Gaufrès sur *les Amis de Baduel*, et en particulier sur le professeur Rondelet et le futur professeur de Turin, François Valtériole, qui avait dédié son premier ouvrage au cardinal de Tournon. Le successeur de Baduel, Guillaume Tuffan, eut, lui aussi, ses tracas. Dans son testament (5 octobre 1567, Jean Menard, notaire), il lègue à Jehan Tuffan, son frère, *ses livres de droit, et sa robe forrée* ; aux pauvres et à sa chambrière, dix livres ; à Léonarde Baudan, *son espouze bien aymée*, la moitié de ses biens, et l'autre moitié, par égales parts, à ses filles Claude, Jehanne et Marye.

nefandœ, va plus loin et l'accuse de pédérastie.

Quoique le bureau du collége, assemblé pour « pourvoir aux désordres et aux confusions, que l'on voit de jour en jour accroître », ait donné, en congédiant l'inculpé (5 juillet 1605), une certaine créance à l'accusation, la culpabilité de Dempster est loin d'être établie. J'en veux pour preuve le pamphlet lui-même et la note manuscrite qui se trouve sur le verso de la couverture.

Ce pamphlet, non paginé, de quatre feuilles et demie format in-4°, sans lieu, ni date, ni nom d'imprimeur, est composé de vingt-cinq sonnets français et de seize pièces de vers latins comprenant élégies et épigrammes. Ecrit avec la grossièreté de langage propre au xvie siècle, il respire la passion et la violence et est rempli de jeux de mots cyniques et d'équivoques obscènes. Pour le caractériser d'un trait, c'est un véritable amas d'ordures.

De cette répugnante et tout à la fois curieuse lecture, il ressort que, si le professeur a donné prise à l'accusation en commentant avec une certaine complaisance les épigrammes du poète Martial, il ne s'est point souillé des actes impudiques qui lui sont reprochés. On en a pour garants le silence des élèves et de leurs parents les plus proches, les résultats négatifs de l'enquête faite par trois ministres protestants, et surtout la participation de l'inculpé à la sainte Cène, à une époque où l'on était extrêmement rigide à cet endroit. Quant au motif de ce libelle diffamatoire, il nous est fourni par Gaillard Guiran. « On croit Cheyron et Chalas autheurs de ce livre par envie » ; et ces mots, tracés de sa grosse écriture, achèvent de nous convaincre du peu de fondement de l'accusation.

Les autres professeurs ont fait moins parler d'eux; mais, à s'en rapporter à certains indices, ils ont été rarement à la hauteur de leur mission. Les peines infinies que l'on se donne pour s'en procurer de plus fameux, les négociations que l'on tente de côté et d'autre, avec Casaubon en particulier, mais sans succès, la désillusion qui remplace si brusquement l'enthousiasme de l'arrivée, les reproches de négligence ou de nonchalance que l'on adresse à Chrestien Pistorius, à Adam Abrenethée et à une foule d'autres, ne justifient que trop mon dire, et montrent les nombreux obstacles que rencontrait, à cette époque, l'organisation d'une université. Même en ses meilleurs temps, l'enseignement offre toujours quelques lacunes : la municipalité a beau multiplier ses sacrifices, elle n'aboutit pas : et, malgré l'activité de sa surveillance, ses bonnes intentions restent trop souvent sans effet.

Le collége lui-même, bien qu'il ait eu une vitalité et une prospérité plus grandes que l'université, n'a jamais eu un enseignement complet : ainsi, à aucune époque, il n'a compté de professeurs pour la physique et les mathématiques. A la fin du xvie et au commencement du xviie siècle, on relève, il est vrai, parmi le corps enseignant, un docteur en médecine ; mais Saporta (1595), comme Adam Abrenethée dans son premier (1602-05) et dans son second séjour (1619-27), paraissent avoir borné leurs leçons à l'explication de la logique.

Quant au nombre des professeurs, il n'a jamais
dépassé celui de huit, en y comprenant le recteur
ou principal. Quelle que fût la dénomination, les
attributions étaient identiques ; outre une leçon
sur la métaphysique d'Aristote ou autre bon auteur, il avait, avec la surveillance, la direction des
autres classes, et était communément un philosophe ou un docteur connu dans le monde lettré.
C'était, qu'on me pardonne l'expression, le dessus
du panier, ou si l'on veut encore, une sorte d'étiquette dorée, destinée à donner du prestige à
l'établissement dont il avait la direction. Le titre
de recteur disparut avec le xvie siècle. Julius
Pacius est le dernier à l'avoir porté et tout à la
fois celui qui en a joui le moins longtemps (1).

Outre ce directeur des études, il y avait, sinon
au-dessus, du moins à côté de lui, un bureau du
collége formé par les principaux personnages de
la cité et analogue au conseil actuel d'administration, avec cette différence qu'il était tout-puissant.
Les consuls en étaient membres de droit pendant
la durée de leurs fonctions, et à raison de leurs
charges ils prenaient une part active à toutes les
délibérations. Une pièce curieuse, en date du
23 décembre 1603, nous apprend que la ville
fournissait, avec le traitement des professeurs
et régents du collége, les gratifications « ac-
coustumées aux promotions des disciples et es-
coliers mesmes pour la maistrise et aultres exer-

---

(1) Les baptistaires protestants mentionnent deux fois Julius Pacius,
une fois comme parrain d'une fille de Chrestien Pistorius, le 7 mars
1599, et une autre fois comme père.

cisses dudit collège ». Ces traditions se sont perpétuées, et de nos jours le conseil municipal vote, chaque année, une somme destinée à l'achat des prix accordés aux élèves les plus méritants.

Les études scolaires débutaient par la sixième classe et se clôturaient par la classe de philosophie : leur cycle était donc parcouru en sept ans tout au plus. A la fin de la dernière année, les élèves qui se destinaient aux études supérieures, c'est-à-dire au droit, à la médecine et à la théologie, soutenaient des thèses *pro prima* et *secunda laurea*, et recevaient, en récompense de leurs « disputes », le diplôme de maître ès-arts (1). Ce titre était une espèce de baccalauréat ès-lettres, avec la sévérité en moins et la solennité en plus.

Cet acte final était l'occasion d'une véritable fête littéraire. Tous les personnages de marque de la cité tenaient à honneur de se réunir dans la grande salle du collège, décorée pour la circonstance; les dames elles-mêmes, attirées par la curiosité, ne dédaignaient pas d'y figurer et d'en constituer le principal ornement. Quant aux professeurs, transformés en juges, ils étaient enclins à l'indulgence ; ils encourageaient les timides et donnaient maintes fois le signal des applaudissements.

---

(1) L'existence de ce diplôme est vraisemblable, mais je dois ajouter qu'elle n'est point démontrée, en ce qu'il n'a pas été retrouvé un parchemin, témoignage de cette assertion. Il devait du moins en être ainsi jusqu'en 1664 ; mais, à cette époque, l'Université paraît avoir perdu ce privilège. Réduite alors à l'état de simple collège, elle mettait les écoliers en état d'obtenir le grade de maître ès-arts, mais elle ne l'octroyait pas.

A quelques exceptions près, ces thèses, dont l'*Organon* d'Aristote faisait les principaux frais, étaient l'œuvre personnelle du président : c'étaient de véritables canevas, ou bien des prétextes à amplification et à controverse. Elles étaient soutenues collectivement par tous les élèves de la première classe. Conformément aux usages de l'époque, elles étaient écrites en latin, et c'est dans cette langue que la dispute avait lieu.

J'en ai eu dans les mains deux rarissimes spécimens. La thèse la plus ancienne fut soutenue par quatre disciples, le 10 janvier 1605, à midi, ainsi que cela ressort d'une note manuscrite; la plus récente fut, au contraire, soutenue par vingt disciples; elle porte le millésime de 1656, sans autre indication. Elles sont, l'une et l'autre, extrêmement curieuses au point de vue de l'histoire de l'Université nimoise; aussi, pour en conserver le souvenir, ai-je cru devoir en donner les traits principaux. J'y ai joint le relevé des disciples qui en ont fait la soutenance; car, au milieu de noms obscurs, il s'en trouve qui ont joui d'un certain éclat (1).

---

(1) I. — Theses in universum Aristotelis Organum disputationi objectæ publicæ pro prima Laurea Philosophica acquirenda a 4 adolescentibus cordatis :

J. Chambrunio, — *M. Bauxo*, — *J. Simondo*, — *S. Levutio*, — quæ, ut sartæ tectæque sint (ΣΤΝ ΘΕΩ), propugnandæ exhibebuntur D. D. Adamo Abrenetheo, ex Scoto-Britannia Edimburgeno, philosophiæ totius laureato et M. D., Συζητησιν moderaturo, die 10 mensis Jan. hor. pom.

Nemausi, Typ. Sebastiani Jaquy. 1604, 47 pages in-12.

Au verso du titre, cinq distiques latins de Th. Dempster, dédiés

La satisfaction que nous avons à dénoncer l'existence de ces thèses est mitigée par de nombreux regrets ; car elles sont peu de chose, mises en regard de toutes celles qui ont dû être soutenues.

aux magistrats du présidial, et à l'avant-dernière page, un *Tubicinium* d'Abrenethée, composé de neuf distiques latins. B. N. nᵒ.

II. — Theses Philosophiæ pro prima aut secunda laurea consequenda, quas, sub præsidio domini Derodoni, apud Nemausenses Phylosophiæ Professoris, propugnabunt egregii juvenes e multo majori numero selecti, sequente pagina sorte locati.

Nemausi ex Typographia et Bibliopol. Joannis Plasses, Regiæ Academiæ et Urbis Typographi. 1656, 114 p. in-12.

Au verso du titre, se trouve la liste des disciples, disposée de la façon qui suit :

Simon Beranger	Nemausensis
Augustus Chenevi	Metensis
Stephanus Chauvin	Nemausensis
Stephanus Thereminus	—
Annibal Guiranus	—
Petr. Desmazelius	Miliavensis ex Ruthenis
Jacobus Monier	Lunellensis
Jacobus Guionus	Lunozensis
Ludovicus Janssaudus	Mazametensis
Petrus Laroutius	Annonensis
Antonius Roverius	Nemausensis
Franciscus Gautier	Monspeliensis
Jacobus Blanc	Meyruensis ex Gabalis
Ludovicus Ducros	Calvisonensis
Jacobus Pistorius	Salviensis ex Cebennis
Ludovicus des Vignoles	Nemausensis
Franciscus de la Farelle	—
Stephanus Salisius	Salviensis ex Cebennis
Joannes-Ludov. de Montcalm Sainvictor	Monspeliensis
Joannes-Bernard. Guibalius	Salviensis ex Cebennis

Cette dernière thèse appartient à M. Charles Sagnier, qui a bien voulu me la communiquer. — Je ne saurais trop le remercier pour l'obligeance qu'il a mise à consulter, à mon intention, les *Archives du Consistoire*.

Si elles offrent quelque intérêt au point de vue local, en ce qu'elles témoignent du mouvement intellectuel des esprits, on comprend l'importance qu'eût présentée une collection moins incomplète. Grâce à elle, on eût suivi, d'année en année, le nombre des candidats, et on eût pu établir d'une façon certaine les progrès de l'instruction, non-seulement dans la cité, mais encore dans le diocèse tout entier.

Ces thèses s'imprimaient, pour la plupart, sous les yeux de leurs auteurs ; car, depuis le 24 février 1579, la cité possédait un imprimeur privilégié. Ce modeste disciple de Guttenberg venait du diocèse d'Embrun ; il s'appelait Sébastien Jaquy, et dut sans doute à la publication d'un ouvrage de T. Guilhaumet : *Le questionnaire des tumeurs contre nature* (Nismes, 1578) la faveur dont il fut l'objet. Son concurrent lyonnais, Gui Malignan, ne se laissa point rebuter par cet échec : loin d'abandonner la partie, il a imprimé, à Nimes, quatre ouvrages concernant la médecine, parmi lesquels celui de Rodolphe Le Maistre (1)

(1) D'après des notes inédites de notre excellent confrère M. E. Germer-Durand : *Imprimeurs-libraires de Nimes*, Guy Malignan aurait imprimé : 1° *De temporibus humani partus Rodolphi Magistri Tonnerrani, Regii Consiliarii et Medici Liber. Ad præstantissimum virum Antonium de Moret, Dom. de Reau, Regis Galliarum et Navarræ potentissimi Henrici IV apud Germanos legatum.— Ejusdem Apologia Medicinæ.* [Vignette portant un écu simple avec les armes de France couronnées]. *Nemausi, apud Guidonem Malinianum, MDXCI*, pet. in-4°, de 50 pages, B. N. 6194. L'épître dédicatoire est suivie de deux pièces de vers : l'une de Janus-Jacobus Boissardus, Vesuntinus, Cal. oct. 1590 ; l'autre de Dionysius-Lebeus Batillius, Trecassinus (sans doute Daniel Vatillieu, régent au collége des

est assurément le plus curieux. On ignore s'il fut plus heureux que son rival ; toujours est-il que celui-ci, malgré le dégrèvement de charges qui lui avait été accordé, malgré quatre cent quarante livres qui lui avaient été avancées, malgré l'impression d'une vingtaine d'ouvrages, n'arriva point à la plus modeste des aisances. A sa mort, survenue en 1612, la ville, pour rentrer dans ses déboursés, fit saisir le matériel de l'imprimerie ; mais il y eut un accommodement, puisque les hoirs de S. Jaquy impriment un ouvrage en 1614. Cet insuccès ne découragea point un libraire de profession, Jean Vaguenar ; moyennant cent livres

Arts en 1585). Le premier traité finit à la page 34 ; le titre du second se trouve à la page 35. L'avis au lecteur, qui commence au revers de ce second titre, est daté d'Uzés, 3 novembre 1588 : il est suivi d'une nouvelle pièce de vers latins de J.-J. Boissard, et de cinq distiques d'Anne Rulman, régent de la 1re classe au collége des Arts.

2° *Epitome des Playes*, par Mr T. Guillaumet, a Nismes, par Guido Malignan, 1591.

3° *Epitome des Ulcères*, selon la doctrine ancienne, par Mr T. Guillaumet, a Nismes, par Guido Malignan, 1591.

4° *Remede tres salutaire contre le mal français*. A Messieurs des Estatz de Languedoc, a Nismes, par Guido Malignan, 1591, in-12.

M. Germer-Durand ne s'est pas contenté de cette communication ; il m'a donné d'utiles conseils, pour lesquels il a droit à mes sincères remerciments.

Nimes a, du reste, toujours été une ville distinguée sous le rapport littéraire, et elle possédait au milieu du xvie siècle deux libraires au moins. D'après un testament reçu le 21 septembre 1556 [J. Ménard, notaire], François Bernard, libraire, époux d'Anthonye de Leuzières, désire être enterré dans le *cimetière des Augustins*, après le *tombeau de Léonard Dunyot, libraire*; *être porté, le jour de son enterrement, par quatre pauvres, et à chacun d'eux il donne trois deniers ; et aux quatre pauvres enfants suivant son corps et portant un chandelier , il donne un quarteron de denier.*

et l'exemption de toute redevance personnelle, il s'engagea à établir une nouvelle imprimerie. Quoiqu'il eût à lutter avec Etienne Gille, il est présumable qu'il fut moins besoigneux que son prédécesseur; ce qu'il y a de positif, c'est que ses successeurs immédiats : Pierre Gille (1629), Francois Martel (1636), Samuel Bayet (1638), Jean Plasses (1643), ont eu une prospérité relative. Cette particularité ne saurait nous surprendre : l'instruction, en se généralisant, porte ses fruits, et l'activité littéraire, quoique encore bien restreinte, donne un aliment aux presses locales. Se faire imprimer n'en reste pas moins le plaisir des délicats, et nous montrerons que quelques médecins ont tenu à honneur d'appartenir à cette catégorie.

Quelque étendue que soit cette première partie, elle n'a point la prétention d'avoir épuisé la matière ; elle laisse plus de points à résoudre qu'elle n'en résout, et passe notamment sous silence l'administration ecclésiastique et judiciaire. Cette négligence n'est pas involontaire : nous n'avions pas pour but d'être complet, mais simplement de faire connaître la cité dans ses traits les plus essentiels. Après avoir esquissé le tableau physique de la ville, après avoir mis en saillie l'état moral du peuple, il nous reste à parler de ceux qui, par leur intervention éclairée, ont amélioré l'hygiène de l'une et apporté un allégement aux souffrances de l'autre.

DEUXIÈME PARTIE.

La médecine et les médecins à Nimes.

Avant de devenir une science, la médecine a été un art, et, à ce titre, dut, pendant une série de siècles, être livrée à l'inspiration d'un chacun. Ses premiers interprètes furent des hommes compatissant aux souffrances d'autrui ; mais qu'ils fussent chefs de famille ou chefs de tribu, la portée de leur intervention était loin d'égaler la charité de leurs sentiments. Ce fut seulement lorsque des expériences eurent démontré l'utilité de tel moyen dans telle circonstance donnée, lorsque des découvertes, dues au hasard, eurent formé un faisceau de notions transmises par la tradition, que des hommes se donnèrent la mission d'en faire profiter leurs semblables. Dès ce moment, le *médecin* était né ; mais, si la liberté avait présidé à son berceau, la science n'éclairait point encore son empirisme. En attendant qu'elle féconde ses aspirations vers le bien, qu'elle le guide dans ses tâtonnements, le médecin restera un artiste plus ou moins bien inspiré. Par vocation, il cherchera à corriger la nature dans ses écarts ; mais, faute de savoir, il n'y parviendra pas toujours. Par instinct, il cherchera de nouvelles armes ; mais, faute de temps, il ne lui sera pas toujours donné de les trouver. Il sera infini dans ses désirs, mais il sera borné dans son pouvoir ; il passera toute sa vie à lutter, et, malgré ses nombreuses déconvenues, il conservera jusqu'au bout ses généreuses illusions.

Pour comprendre la matière dans son ensemble et éviter, tout à la fois, la confusion, nous diviserons cette deuxième partie en cinq chapitres. Les trois premiers seront consacrés aux docteurs et au collége de médecine; le quatrième s'occupera de la communauté des maîtres chirurgiens; et enfin, le cinquième, de la communauté des maîtres apothicaires.

CHAPITRE PREMIER.

Les médecins nimois avant le XVIIe siècle.

Les médecins d'autrefois ne ressemblaient en rien aux médecins d'aujourd'hui; car, s'ils avaient une tâche identique, ils étaient loin de posséder les mêmes moyens d'action. Leur bagage professionnel se réduisait à quelques notions empiriques; leur thérapeutique, à la connaissance de quelques simples; leur théorie, à quelques grands mots sous lesquels ils dissimulaient leur commune ignorance. Vu la rareté des manuscrits et l'absence d'écoles, leur initiation se faisait d'une façon imparfaite; leur apprentissage était court et de médiocre importance, puisqu'il se bornait à suivre, auprès des malades, les médecins en vogue, et à écouter leurs réflexions plus ou moins lumineuses. Cette clinique ambulante était le seul mode d'instruction alors en usage, et on peut, sans médire, ajouter que l'expérience du médecin s'acquérait aux dépens de sa clientèle.

Avec la création des universités, cet état de choses changea; mais il y avait tant à faire, qu'on fut longtemps avant de s'apercevoir des progrès accomplis. Tout était à former, les maîtres aussi bien que les élèves. Novices dans l'art d'enseigner, les maîtres consacraient leurs leçons à commenter les œuvres des médecins arabes, et torturaient les textes au gré de leur faconde et de leur fantaisie. Novices dans l'art d'apprendre, les élèves étaient médiocrement préparés à profiter des leçons : doués d'un esprit plus batailleur que littéraire, ils étaient, suivant les mœurs du temps, plus portés à manier la dague, à se quereller les uns et les autres, qu'à-feuilleter les manuscrits et à retenir les préceptes en vigueur. En dépit des besoins, bien peu, du reste, se pressaient autour de la chaire des professeurs, et encore tous n'arrivaient pas au terme des études : soit qu'ils fussent découragés par leur longueur, — elles duraient sept à huit ans, — soit qu'ils fussent talonnés par la misère, beaucoup négligeaient de prendre le diplôme de *maître en médecine*.

A s'en référer aux édits régissant l'exercice de l'art médical, ce titre était un véritable luxe ; car non-seulement le grade de bachelier conférait les mêmes droits, mais encore, vu la pénurie des sujets et la multiplicité des besoins, on pouvait, en beaucoup de localités, exercer en l'absence de tout titre. A Nimes même, d'après une ordonnance de Charles VI, datée du 13 octobre 1397, un examen passé devant des gens experts en médecine concédait une autorisation valable à l'individu qui subissait cette épreuve d'une façon satisfaisante. Médiocre était assurément cette garantie ; mais son existence témoigne du petit nombre des gradués. En général, le titre de bachelier finissait par être échangé contre celui de maître : pourtant, Matthieu Maire, qui parvint, par deux fois, aux honneurs du consulat, paraît avoir, toute sa vie, gardé la qualification de bachelier (1).

Ces traits sont caractéristiques de l'époque, et ils doivent d'autant plus nous frapper, que les étudiants nimois n'avaient pas loin à aller pour acquérir le complément de leur instruction. Vu la proximité de Montpellier, la première école de médecine de France se trouvait, en quelque sorte, à leurs portes ; et, bien que les routes ne fussent pas encore tout à fait sûres, les relations journalières existant entre les deux villes en rendaient l'accès facile. De son côté, la cité n'y perdait pas de vue ses enfants : en bonne mère, elle s'enquérait de leurs progrès et suivait, d'un œil sympathique, leurs divers travaux. A l'occasion, elle savait applaudir à leurs succès. L'histoire en a conservé un témoignage trop curieux pour ne pas

(1) D'après le rapport de Jean de Bac et Laire Garridel, maîtres en médecine, assistés d'Etienne Valette, *bachelier*, et de plusieurs barbiers (*barberii et barbitonsores*), les consuls expulsent, en 1327, cinq hommes et une femme atteints de lèpre.

En 1452, Louis Eyrailh, bachelier, de concert avec deux maîtres en médecine, visite des lépreux et porte la même qualification en 1465, alors qu'il est premier consul. Matthieu Maire, premier consul en 1460, et témoin de l'acte constitutif de l'avocasserie des pauvres, était également bachelier en médecine en 1466. Enfin, Pierre d'Aspéruges, qui, en 1503, soigna les pestiférés de l'hôpital, était simple bachelier.

être rappelé. Le 20 octobre 1371, les consuls, informés de la promotion d'un de leurs concitoyens, Louis Vallette, au titre de maître en médecine, se transportèrent à Montpellier pour le complimenter et lui offrir, en présent, six tasses d'argent fin, chacune du poids d'un marc. C'était, suivant toute vraisemblance, un don de bienvenue, un moyen de se concilier les faveurs du nouveau maître.

On ne sait si d'autres médecins furent honorés semblablement à Nimes; mais, en tous cas, les services qu'ils étaient appelés à rendre journellement leur donnaient les droits les plus sérieux à de telles largesses. Peu de villes se trouvaient dans de plus mauvaises conditions hygiéniques; les malades y abondaient, et, à raison de l'indigence de la plupart de ses habitants, les médecins avaient largement à payer de leur personne, sans espérer le salaire le plus modique. La Communauté n'était pas davantage en mesure de reconnaître les soins donnés à ses administrés : elle avait à pourvoir à de nombreux besoins , elle avait surtout à soutenir de fréquents procès, et les honoraires des hommes de loi nuisaient à ceux des médecins. Les comptes des *clavaires* sont, à cet égard, très-instructifs à consulter : en même temps qu'ils nous révèlent les noms de ces obscurs bienfaiteurs de l'humanité, ils nous montrent l'exiguïté de leur rétribution. On donnait, pour une année de service, une rémunération qui, même décuplée, n'en resterait pas moins dérisoire (1).

(1) Jean Pataran ou Paterani, Martial de Janailhac, maîtres en mé-

Dès cette époque, du reste, les jurisconsultes, les bacheliers et licenciés ès-lois, prenaient une part prépondérante dans les affaires de la cité, et arrivaient, peu à peu, à en éloigner les médecins, qui, absorbés par leur labeur quotidien, ne cherchaient nullement à maintenir leur influence politique. On se souvenait pourtant d'eux aux jours de danger, et l'on n'hésitait pas alors à leur confier la direction de la cité — lors de la peste de 1353, Étienne Julian était premier consul, et, en cette qualité, fit un règlement de police municipale ex-

decine, et Louis Eyrailh, bachelier en médecine, visitent, en 1452, plusieurs lépreux. En 1468, Louis Eyrailh, *physicus*, reçoit deux livres pour les peines qu'il s'est données en examinant certaines personnes suspectes de la lèpre. En 1481, le même Louis Eyrailh reçoit quatre livres pour avoir visité des lépreux ; en 1483, trente sous pour le même objet, tandis que le chirurgien Grégoire Arnaud, qui l'assiste dans cette tâche, ne touche que quinze sous. Maître Agaysson, médecin, reçoit, en 1478, une livre six sous pour ses peines (*Visitando et palpando quandam mulierem suspectam a lepra*).

En 1476, Guilhaume de Vulpilhiac, médecin des pauvres, reçoit, à titre d'honoraires annuels, six livres dix sous ; en 1478, L. Eyrailh, médecin des pauvres de l'hôpital, reçoit sept livres dix sous, et, en 1479, même somme, alors qu'il est alloué à Étienne Guizard, dit la Vache, chirurgien, la somme de deux livres pour la visite des pauvres des hôpitaux. En 1486, Jean Furet, médecin de l'hôpital, reçoit vingt livres de gages ; en 1492, Jacques Sérargues, chirurgien de l'hôpital, six livres ; en 1499, Léonard Celerii, docteur en médecine, vingt livres pour le service de l'hôpital, et Pierre des Aspérnges, bachelier en médecine, douze livres pour l'année 1503. Dans le compte du *clavaire*, on relève encore, pour l'année 1518, dix-huit livres allouées à Jacques Dupont, chirurgien de l'hôpital, et cinq livres à Jacques Barbier, semblablement qualifié. La dépense des médicaments, pour le même objet, est, en moyenne, de quinze à vingt livres ; pourtant, en 1522, Arnaud de l'Hom, chirurgien et apothicaire, reçoit cinquante livres. Peut-être, dans ce chiffre, sont compris ses honoraires comme chirurgien.

trêmement sage ; — mais, dès que le calme reve-
nait et que les jours étaient meilleurs, on les ou-
bliait, ou ne leur faisait qu'une part insignifiante
dans l'administration du pouvoir. Si Guillaume
Candiac est troisième consul en 1366-67, Jean Ai-
raud figure seulement au cinquième rang en
1389-90. Le rôle des médecins, politiquement parlant, est encore plus effacé au XVe siècle, mais brille
d'un certain éclat, comparé aux siècles suivants :
Jean Pataran, maître en médecine, est premier consul en 1434-35 ; Matthieu Maire, bachelier en médecine, est premier consul en 1460-61 ; Louis Eyrailh, également bachelier, est premier consul en
1465-66 ; mais, l'année suivante, Matthieu Maire
est relégué au troisième rang. Personnellement,
il accepta cette chute ; mais il n'en fut pas de même
de ses confrères présents et à venir. On en verra
plusieurs figurer avec honneur dans le conseil politique ; mais, à partir de ce moment, aucun ne
brigue plus les honneurs du consulat. Mécontents du rôle qui leur était fait par le règlement
de 1476, froissés dans leur dignité en se voyant
placés dans la seconde échelle, ils se tinrent à
l'écart, et ne reparurent sur la scène politique
que lorsqu'ils purent y briller à un rang convenable.

On ne saurait trop approuver leur conduite, et
l'on doit ajouter, à leur louange, que la déchéance
dont ils étaient frappés ne les rendit pas indiffé-
rents à la grandeur et à la prospérité de la cité.
S'ils ne pouvaient plus prétendre à en diriger
l'administration, ils s'appliquèrent à mériter la
reconnaissance de leurs concitoyens, en veillant

sur leur santé et en ne laissant échapper aucune
occasion de leur être obscurément utiles. S'ils
s'avouent trop facilement vaincus en présence de
la peste, le fléau de l'époque, ils signalent du
moins les moyens hygiéniques qui devaient en
faire prévenir le retour, et luttent incessamment
contre les préjugés populaires. Leur œuvre, dans
cette dernière direction, pour être anonyme, n'en
est pas moins considérable. Devanciers de Laurent Joubert, ils seront les ouvriers de la première et de la dernière heure; ils se feront les
propagateurs du progrès et saperont sans trêve
ni relâche les erreurs et les préjugés.

Leur action ne se bornera pas à l'individu,
elle s'étendra encore à la chose publique; mais
en cette matière, que d'obstacles n'auront-ils pas à
vaincre, que de difficultés n'auront-ils pas à sur-
monter! Dépourvus de toute autorité officielle,
n'ayant d'autres appuis que leurs lumières, d'autres armes que l'ardeur de leurs convictions,
combien de luttes n'auront-ils pas à soutenir pour
faire adopter les mesures les plus urgentes et
réaliser les améliorations les plus simples? Maintes fois ils seront repoussés; mais, sans se lasser
jamais, ils reviendront à la charge, s'ingéniant à
trouver de nouveaux arguments pour être mieux
écoutés. Parfois, tant ce milieu est meurtrier,
l'instigateur de la mesure succombera avant d'en
avoir vu l'application; mais qu'importe, il trouvera
des héritiers qui, reprenant la cause, finiront à la
longue par la faire triompher. En somme, le
résultat de tous ces efforts sera assez mince, mais
il n'en sera pas moins méritoire; tant, en ces

siècles d'ignorance , il faudra , pour l'obtenir , de persévérance et de ténacité.

On ne doit pas le dissimuler non plus : à l'imitation des guerriers, ils auront à garder leur conquête et à empêcher qu'elle ne leur échappe. Ainsi une ordonnance de police, rédigée d'après leurs vues, défend aux habitants de jeter dans les rues, devant l'Eglise, près du puits du Marché, etc., etc., du fumier, des balayures *(scobilos)* ou des restes de légumes *(ressols)* (1350). A peine édictée, elle tombe dans l'oubli et a besoin d'être renouvelée plusieurs fois. A force d'instances, ils obtiennent un vote qui crée un hôpital; mais ce vote reste à l'état de lettre-morte, et de nouvelles instances sont nécessaires pour en voir ressortir les effets. Même histoire pour les léproseries ou maladreries dont ils ont provoqué la fondation ; pour l'hôpital des Chevaliers, dont Jean Garcin, docteur en médecine et médecin pensionné de la ville, détermina l'achat (1482); pour la création d'un capitaine de santé, dont l'un d'eux, Antoine Fabre, n'hésitera pas à être le premier titulaire (1521).

Le XVIᵉ siècle ne fut pas seulement le siècle de la renaissance des lettres, mais il peut à bon droit être considéré comme l'aurore du mouvement scientifique, qui, avec des alternatives diverses, s'est continué jusqu'à nos jours. La médecine, loin de rester étrangère à ce réveil intellectuel, y prit une part des plus actives et enrichit son domaine de nombreuses découvertes. Les centres d'instruction, qui avaient été jusqu'alors clair-semés, se multiplient : pour s'en tenir à la France, les trois universités créées au xiiie siècle ont des sœurs rivales, et leur nombre, sans compter celle d'Avignon, arrive au chiffre de vingt-quatre.

Ces universités, qui trouvaient leur raison d'être dans la difficulté des communications et dans l'autonomie des provinces, si elles conféraient des droits égaux, étaient cependant loin d'avoir une valeur égale. Sans doute, les mêmes méthodes d'enseignement y étaient appliquées, mais qu'importe l'uniformité de l'instrument, si la main qui s'en sert n'a pas les mêmes aptitudes. Dans les plus renommées, le recrutement des professeurs se faisait, il est vrai, par la *dispute*; mais le mode, excellent au fond, était souvent vicié dans ses résultats, soit par la faiblesse relative des concurrents, soit par leur petit nombre, soit par les effets de la cabale. Les docteurs *ordinaires*, qui étaient les agrégés de l'époque, étaient alors, comme aujourd'hui, la pépinière des professeurs; mais plus que de nos jours, ils se décourageaient avant le temps et désertaient la science pour courir après la clientèle. Avaient-ils le feu sacré? persévéraient-ils dans leur noble ambition? Que d'obstacles ne rencontraient-ils pas sur leur route! Venaient-ils à triompher de la prévention des juges? obtenaient-ils à prix d'argent l'expédition de leurs lettres patentes? possédaient-ils le titre si désiré de professeur et de *conseiller du Roy?* Ils n'étaient pas au bout de leurs peines; car les appointements de leur charge étaient insuffisants à les faire vivre. Pour subvenir à cette insuffisance, il fallait battre monnaie; mais la clientèle, qui leur fournissait ce complément, portait préjudice à la science.

Quoi qu'on en ait dit, la science est une maîtresse impérieuse, qui exige de ceux qui la servent une soumission absolue. Elle a besoin d'esclaves, c'est-à-dire d'hommes qui se donnent à elle sans réserve ; et la médecine n'est restée si longtemps un art et n'a fait des progrès si lents, que parce qu'elle a dû demander à la bourse d'un chacun ce que l'Etat eût dû lui donner. Ce qui était vrai, il y a plus de trois cents ans, l'est encore plus de nos jours. La France a maintes fois changé de gouvernement sans changer de système à cet égard ; tout récemment elle a cru servir la science en créant deux nouvelles Facultés : elle l'eût mieux servie en augmentant les appointements d'une façon sensible, et en obligeant les professeurs existants à se consacrer tout entiers à leurs spécialités. Assurément tout le monde y eût gagné ; les paresseux seuls y eussent perdu.

Mais trêve d'actualités ; revenons à l'histoire du passé.

A raison de l'insécurité des routes, de la difficulté des voyages, ces centres d'instruction, quoique rapprochés les uns des autres, n'offrirent pas tout d'abord les inconvénients que devait, à la longue, amener leur trop grande proximité. Ayant une existence en quelque sorte indépendante, soutenus par des subsides fournis par les grands ou les provinces, et jouissant de bourses créées par les diocèses, ils ne se faisaient point en réalité concurrence ; ils rivalisaient d'émulation et facilitaient l'instruction en en multipliant les foyers. Les circonstances étaient on ne peut plus favorables à la réalisation du dessein que chacun d'eux poursuivait. Préparés par les études de grammaire, de rhétorique et de dialectique, les élèves avaient l'esprit plus ouvert à l'enseignement spécial. Sans doute ils étaient tout aussi turbulents qu'autrefois, tout aussi attachés à leurs priviléges ; mais du moins, grâce aux progrès de l'imprimerie, ils pouvaient se procurer les ouvrages en vogue et compléter de cette façon l'enseignement donné par les professeurs. La médecine de l'époque avait été à son tour profondément modifiée, et la révolution, pour être pacifique, n'en avait pas moins été féconde en résultats. Les ouvrages d'Avicenne et de Rhazès, dont le règne avait trop longtemps duré, avaient été remplacés par ceux de Galien et d'Hippocrate. Grâce à cette substitution, on avait fait un grand pas vers la vérité ; et on commençait à trouver un corps de médecine complet, judicieux et lié dans toutes ses parties, où les points fondamentaux de cette science étaient suivis, développés et sérieusement établis. Assurément c'était là un progrès considérable, mais il n'était pas de nature à légitimer les illusions qu'on se créait, et surtout à motiver les modifications capitales apportées.

Réduire à trois ans la durée des études médicales était sans doute le moyen d'accroître le nombre des docteurs en médecine ; mais, en dépit des progrès accomplis, c'était du même coup affaiblir le niveau intellectuel de la nouvelle génération. La quantité permettait, il est vrai, aux petites villes, aux bourgs, de posséder des gradués, mais ne portait pas un coup mortel aux barbiers ignorants et aux vendeurs de thériaque *(triachier)*, qui allaient « par pays pour leur pain gaignier de leurs sciences et métiers ». Ces charlatans ambulants deviendront, il est vrai, plus rares ; mais l'époque est encore éloignée où ils auront complétement disparu. L'œuvre est, à la fin du siècle, en bonne voie, en même temps que l'instruction des médecins se complète tous les jours. Le degré plus élevé de leurs connaissances littéraires les met à même de poursuivre leurs études spéciales et de concourir aux progrès de la science. Parmi les praticiens, bien peu auront cet honneur ; mais pourtant trois Nimois s'y feront une place. Je veux parler de Jacques Veyras, connu par son *Traité des arquebusades*, de Jean Suau, et surtout de l'auteur anonyme des *Observations* (1), éditées par Lazare Rivière, professeur et

(1) « M. Le Blanc, juge ordinaire de Nismes, tourmenté d'une fièvre double-tierce accompagnée d'accès bien violents, étoit traité par M. Veyras l'aîné. Ce malade étant, dans un de ces accès, fort pressé de symptômes très-violents, en sorte qu'il tomboit souvent en syncope par la sortie d'exanthèmes bruns et livides par tout le corps, me pria de joindre mes soins à ceux de M. Veyras. Dès qu'il me vit, il se plaignit d'une ardeur insupportable provoquée par les exanthèmes, d'une prostration extrême des forces, et me supplia de lui apporter quelque soulagement. Après avoir attentivement examiné ces exanthèmes, qui ne faisaient que d'apparaître, et reconnu la force de son pouls radial, je lui fis concevoir une heureuse espérance ; et, ayant pris la main de M. Veyras, nous entrâmes dans une chambre un peu écartée, pour convenir de ce qui pourrait être fait. Après que ce dernier m'eut exposé ce qu'il avait fait, il me demanda mon avis. Mon sentiment fut que, vu le péril très-évident du malade, il fallait le saigner au plus tôt. M. Veyras y répugna : « car, dit-il, il est à craindre

chancelier de l'Université de médecine de Montpellier.

Ce dernier document, découvert dans une vieille bibliothèque, est l'œuvre d'un praticien aussi modeste que distingué; il a pour l'histoire une grande valeur, en ce qu'il peint au naturel les mœurs médicales du XVIᵉ siècle. Non-seulement il fait connaître les épidémies qui ont régné dans notre ville en 1557 et en 1564, les maladies endémiques et le nom des malades appartenant pour la plupart à l'élite de la société, mais encore il nous montre comment on les traitait et la façon dont les consultations se pratiquaient.

que l'humeur maligne répandue par toute la peau, émonctoire commun de tout le corps, ne rétrocède au dedans et ne se précipite sur quelque viscère ». Je persistai en ma proposition ; et, m'appuyant des sentiments de Montanus, Avicenne, Aëtius, Rondelet et plusieurs autres, je soutins que cela devait être fait au début de ces exanthèmes, pendant que la nature expulsait la matière maligne. Il acquiesça pour lors à mon sentiment ; et, d'un visage gai, j'annonçai au malade qu'il serait guéri avant notre sortie, s'il voulait souffrir d'être saigné. Il répondit qu'il souffrirait toutes choses en vue d'être soulagé. Comme la saphène n'était pas apparente, nous ordonnâmes de le saigner au bras droit. L'événement fut tel que je l'avais prédit : la saignée apaisa l'ardeur, et les symptômes inquiétants furent apaisés. Bref, il exalta l'art médical et nous. Après cela, nous combattîmes les restes de la fièvre, laquelle fut expulsée en peu de temps, grâce à l'aide de Dieu ». (Obs. XII). Ce médecin distingué quitta Nimes pour Beaucaire, « quo tempore per cancellos ferreos aquam fontanam excipientes, viri religiosæ factionis antea circumlimatos sunt subingressi », c'est-à-dire après le 15 novembre 1569. Dans les *Pièces justificatives*, j'ai donné quelques renseignements sur sa pratique, et essayé de lui faire perdre son anonymat. Pour le moment, j'ai dû me borner à ces quelques indications

CHAPITRE II.

Les médecins nimois au XVIIe siècle.

L'Université de Montpellier, dont l'histoire est si intimement liée aux progrès de la médecine, était alors dans tout l'éclat de sa gloire; et, à la différence de celle de Paris, sa rivale favorisée, elle puisait en elle-même tous les éléments de sa prospérité. Malgré la position excentrique de la ville dans laquelle elle était placée, malgré la modicité de ses ressources, elle voyait accourir dans son sein des étudiants venus, non-seulement de tous les points de la France, mais encore de l'Angleterre et de l'Allemagne. Elle communiquait à tous sa généreuse émulation, sa foi ardente pour le progrès ; elle initiait les uns à l'art si difficile de guérir, elle était pour les autres une école de perfectionnement, et leur donnait libéralement l'instruction complémentaire qu'ils venaient rechercher.

A raison de sa prééminence, qui ressort de nombreux témoignages, elle était sévère pour les étudiants qui désiraient lui devoir le plus glorieux des titres : elle voulait bien être leur *alma mater*, mais, en retour, elle voulait que les fils fussent dignes de leur mère. Si elle fermait les yeux à l'égard de la manière dont le diplôme de maître ès-arts avait été acquis, elle se montrait justement sévère à l'endroit des épreuves qui conduisaient au doctorat. Loin d'être complaisante, elle exigeait des candidats de nombreuses garanties ; loin de favoriser les transfuges, elle cherchait à les écarter par son extrême rigidité, en réduisant de moitié le temps qu'ils avaient passé en d'autres universités. C'est à ce prix qu'elle les immatriculait et leur permettait de conquérir leur diplôme.

Comme dans toutes les autres universités du royaume, les études duraient trois ans ; et la botanique, l'anatomie, la pathologie et la thérapeutique étaient les matières principales sur lesquelles roulaient les leçons. L'enseignement se faisait en latin, et c'est aussi en cette langue qu'était écrite la thèse *pro prima Apollinari laurea*, qui concédait, à la fin de la troisième année d'études, le grade de bachelier en médecine. Le titulaire avait ensuite trois mois pour faire des leçons sur un sujet déterminé, et était argumenté en latin par des docteurs, par des licenciés, par des bacheliers, voire même par des étudiants. Si la dispute était satisfaisante, il obtenait successivement les diplômes *pro puncto rigoroso, pro licentia gradu, pro suprema Apollinari laurea* (1). Ce dernier était le procès-verbal pur

(1) « Recœuil de toutes les actes qu'on a coutume de faire, depuis le baccalauréat jusques au doctorat, ensemble tous les petits compliments qu'on est obligé de faire pour les examens susdits.» B. N. manuscrit de 64 pages in-4°. — 1° Compliments avant que de lire la thèse ; 2° Compliments avant chaque leçon adressée au professeur ; 3° *Examina per intentionem*, quibus respondetur professoribus post viginti quatuor horarum spatium ; 4° *Quæstiones sex cardinales*, soutenues pendant trois jours ; 5° *Punctum rigorosum*, compliments au chancelier en prenant et en rendant le point ; 6° Pour la licence, on a la même question que dans l'examen précédent ; on écrit la veille

et simple de la réception des insignes doctoraux. Suivant un antique usage, qui s'est continué jusqu'à la Révolution, ils étaient délivrés à neuf heures du matin, par devant une assemblée nombreuse, convoquée au son du bourdon de la cathédrale.

Ces insignes consistaient en un bonnet carré de drap noir, surmonté d'une houppe de soie cramoisie, en une ceinture dorée qu'on passait autour des reins, et en une bague qu'on mettait au doigt. Après avoir endossé la robe de Rabelais et s'être revêtu de ces insignes, le récipiendaire était introduit, ayant le livre d'Hippocrate à la main. Le président qui était, à défaut du chancelier, le doyen des professeurs, après avoir souhaité la bienvenue au récipiendaire, le faisait asseoir à côté de lui dans la chaire ; il lui donnait ensuite l'accolade et la bénédiction paternelle. Là se terminait la cérémonie officielle, mais le rôle du nouveau docteur ne faisait que commencer ; il devait circuler au milieu de l'assemblée, saluer et remercier ses amis et connaissances, et leur distribuer des gants, des dragées ou des fruits confits. A sa sortie, des violons l'attendaient, et c'est au son de leurs airs joyeux et au milieu des

une lettre à l'évêque ou au grand-vicaire, et, lors de l'examen, on lui adresse un compliment; 7° *Pro suprema Apollinari Laurea.* Après avoir reçu les insignes, on faisait un discours, adressé tour à tour au chancelier, au doyen, aux professeurs royaux , aux docteurs ordinaires et aux assistants. — Après le discours, écrit en latin comme les actes précédents, on faisait des compliments à chacun des personnages présents.

acclamations bruyantes de ses amis qu'il était reconduit à son domicile (1).

Les relations établies entre les maîtres et les élèves ne prenaient pas toujours fin avec la collation du diplôme : elles se continuaient sous forme de lettres, et, grâce au voisinage, les conseils arrivaient au disciple et le mettaient à même d'éviter bien des écueils. Quelquefois le nouveau docteur, épris d'une noble ambition, aspirait à être maître à son tour. Tel fut Jean de Varanda. Originaire de notre ville, il était venu s'y établir (2); mais, poussé par sa vocation, il s'empressa de la quitter pour retourner à sa chère université dont il devint professeur et fut doyen de 1609 à 1617. Avec un moindre talent, Pierre Sanche (3) arriva aux mêmes honneurs : simple docteur ordinaire lorsqu'il épousa Anne de Malhan, il fut promu, seize ans plus tard, au professorat. Citons encore Boissier de Sauvages qui, quoique né à Alais, nous

(1) Le diplôme de maître ès-arts, qui était le baccalauréat de l'époque, avait un prix variable : 40 livres à Montpellier, 10 à Orange et à Avignon. Les divers grades médicaux coûtaient en tout 350 livres, sans compter les violons et les gants. Au XVIIIᵉ siècle, les violons coûtaient 8 livres ; les gants, selon la quantité que l'on en distribuait. Les dragées et les fruits confits ne se distribuaient plus. Les étudiants étaient nourris pour une vingtaine de livres par mois, et avaient une chambre pour 4 livres (1710).

(2) Docteur depuis le 11 avril 1587, il tint en baptême, le 12 octobre 1588, Suzanne, fille à sire Jean Fortis et à Marie Moulleri.

(3) Pierre Sanche ou Sanchye fut promu au doctorat en 1616. Il était « docteur ordinere en medecine de Montpellier », lorsqu'il se maria, le 1ᵉʳ décembre 1624. Le 29 octobre 1635, sa femme fut marraine, à la Cathédrale, de son neveu Baptiste-François, fils de Duprix, avocat, et de Marguerite de Malhan.

appartient par sa famille maternelle : après bien
des déboires, après avoir tenté la pratique médicale
à Alais et à Marsillargues, il devint, au XVIIIe siècle, une des gloires du professorat. Enfin, d'autres
fois, le jeune docteur prolongeait son séjour auprès de ses anciens maîtres à seule fin d'accroître
la somme de ses connaissances. Mais, à notre
grand regret, nous sommes obligé de dire que
c'était là l'exception.

On me pardonnera de m'être arrêté aussi
longuement sur l'Université de Montpellier, mais
cela m'a paru indispensable ; car elle a été, de
toutes, celle qui a fourni à notre ville le plus
grand nombre de docteurs. Quelques-uns, cependant, n'ont pas eu cette origine, et méritent, pour
ce motif, d'être signalés en quelques traits :
« M. Estienne Félix, médecin de Paris, est décédé le cinquième décembre 1656 ». Exerçait-il
réellement à Paris ou bien y avait-il pris simplement ses grades? C'est ce que, en l'absence de
tout autre renseignement, il est difficile de déterminer ; pourtant, la dernière opinion paraît la plus
vraisemblable. On est mieux renseigné à l'égard
de Pierre Baux : docteur de l'Université d'Orange,
il se rendit, en 1705, à Paris, et y passa deux ans
dans le but de se perfectionner dans son art.
Enfin, dans une lettre que nous reproduisons (1),

____

(1) « ...Je sors tout à l'heure de faire, avec un de mes amis, le projet d'aller passer une année à Paris pour plusieurs raisons :

» 1° Hipocrate veut qu'un medecin voye le pays ; 2° On n'aprend
que là la fine anatomie ; 3° Nous nous y perfectionnerons en botanique ; 4° Nous aprendrons les bons tours de la pratique ; 5° Nous

Sauvages expose les nombreux motifs qui l'incitent à faire un voyage semblable ; mais son séjour fut de courte durée, à raison d'une ophthalmie contractée par l'excès de travail. Ce sont là, avec Mathieu, les seuls docteurs qui aient eu des relations avec l'Université de Paris ; mais ce ne sont pas les seuls qui aient puisé ailleurs qu'à Montpellier leur instruction professionnelle. On n'a pas grand chose à dire des Universités de Valence, d'Avignon et d'Orange, qui leur avaient délivré le diplôme doctoral : c'étaient « d'honnêtes filles, qui ont fait peu parler d'elles »: aussi, a-t-on peine à saisir les raisons qui amenaient dans leur sein des étudiants relativement trop nombreux. Ce n'était pas assurément la nature de l'enseignement, puisqu'il était nul ou à peu près: ce n'était pas non plus la renommée des professeurs, puisqu'ils sont restés ignorés: c'était, suivant toute vraisemblance, avec l'abaissement des droits de diplôme, l'indulgence proverbiale des examinateurs. L'une d'elles s'est particulièrement distinguée sous ce rapport ; de là l'origine du dicton : *Il a pris ses grades à la fleur d'Orange.*

y lirons les plus beaux livres de théorie et de pratique ; 6° Nous fairons connaissance avec les heros de la médecine, et mille autres avantages.

« C'est-à-dire qu'il faut que vous soyez de la partie. Quelque habile maître que vous ayez dans votre maison, vous n'aprendrez jamais sous luy ce que vous aprendrez à Paris. Quant à la dépense, cela ne doit pas vous arêter : Vous etes un riche ainé et moi un pauvre cadet, cinquième enfant sans estre le dernier ; 4 ou 500 livres feront l'affaire ». — (Extrait d'une lettre inédite de Sauvages de Lacroix, datée du 27 novembre 1728, et adressée à son ami P. Baux).

Ce projet se réalisa seulement en 1730.

Par suite de la courte durée des études et de l'absence de tout stage dans les hôpitaux, le doctorat était acquis de bonne heure; mais la clientèle n'arrivait pas pour cela beaucoup plus vite. On était, il est vrai, diplômé à vingt ans, à vingt-deux ans tout au plus; mais, en dépit du titre, on n'était pas réputé médecin. Le bon sens populaire, d'accord en cela avec la logique, ne croyait pas la garantie suffisante ; et les pauvres eux-mêmes, quoique moins difficiles par nécessité, ne faisaient qu'en tremblant l'essai de ce jeune savoir. C'étaient pourtant eux qui fondaient la réputation des débutants, quand la fortune souriait à leurs expériments.

D'autres fois, le jeune docteur était sous la protection paternelle ou bien encore se plaçait sous l'égide d'un *ancien ;* quel que fût le cas, il l'accompagnait dans ses visites, lui servait de coadjuteur, et acquérait, sous ce patronage, les notions pratiques qui lui faisaient défaut. Cette association, dont j'ai retrouvé de nombreux indices, était utile à tous : aux uns, elle rappelait ce qu'ils avaient pu oublier ; aux autres, elle apprenait ce qu'ils n'avaient pu acquérir. Ainsi se comblait une des lacunes regrettables de l'enseignement universitaire ; ainsi la clinique venait s'ajouter à la théorie et lui donnait un sérieux élément de succès.

Tous n'étaient pas aussi sages, et quelques-uns, loin de rechercher l'appui d'un ancien, en répudiaient hautement l'opportunité. A les en croire, la science avait tellement marché, qu'il fallait faire table rase du passé, et, au lieu de « s'entresuivre comme grues », s'engager dans des voies nouvelles. Ces présomptueux, tout bouffis de leur importance, avaient souvent lieu de se repentir de leur témérité : la fortune est inconstante, et l'événement tournait souvent à leur confusion. D'autres fois, par l'intempérance de leur langage, ils provoquaient des conflits, auxquels un des documents rapportés ci-dessous fait une allusion discrète. En ces temps, les mœurs n'étaient pas assez policées pour qu'on évitât les éclats, et les discussions, même scientifiques, se continuaient dans la rue.

Les années et l'expérience modifiaient sans doute ces diverses manières d'être; elles apportaient à ceux-ci la modestie, qu'ils n'avaient jamais eue en partage : à ceux-là, l'assurance qui leur avait jusqu'alors manqué; mais elles étaient impuissantes à donner à tous les mêmes qualités et des aptitudes identiques. De là, des droits inégaux à la faveur publique; de là, des destinées différentes. Les uns, lassés d'attendre, désertaient la partie ou allaient chercher, en d'autres villes ou bourgs, un milieu moins défavorable; les autres, plus obstinés ou plus confiants en leur bonne étoile, ne se laissaient point abattre par les premiers échecs, et finissaient par voir leur persévérance récompensée, alors que d'autres, servis à la fois et par leurs amis et par les circonstances, arrivaient de bonne heure à la renommée. A la distance où nous sommes, il est difficile de dire si tous y avaient des droits incontestables; mais il est à présumer que tous n'en étaient point indignes. A défaut d'autres preuves, on peut se prévaloir des ouvrages publiés par Jean Pistoris et

Pierre Formi : quelque imparfaits qu'ils soient, ils ne sont pas sans valeur et ne sauraient passer inaperçus.

Ce sont là les seuls médecins de ce temps qui se soient signalés par leurs écrits ; mais, parmi les transfuges, quelques-uns méritent d'être mentionnés. Sorbière, neveu, par sa mère, du célèbre ministre Petit, abandonna la médecine pour les belles-lettres, et s'y est fait un nom pour la facilité de son style ; Jean Bon s'éprit d'un tel goût pour la logique, qu'il devint professeur de philosophie en l'université de Montauban. Ce dernier n'était pas seulement versatile comme le précédent, mais il était haineux, témoin les accusations qu'il porta contre son ancien professeur, David Derodon (1). Henri Gautier se passionna tellement pour les mathématiques, qu'il fit infidélité à la médecine ; et, après avoir servi dans la marine comme ingénieur du Roy, devint *inspecteur des grands chemins, ponts et chaussées du royaume.* Il n'oublia pas tout à fait sa première profession, ainsi qu'en font foi sa *Dissertation sur les eaux minérales de Bourbonne* et ses *Nouvelles conjectures sur l'origine de la peste.*

D'autres, tout en restant fidèles à la profession qui les faisait vivre, employaient leurs loisirs à cultiver les belles-lettres et les sciences ; aussi, après avoir concouru à fonder l'Académie de Ni-

____

(1) Ce trait, qui est loin d'être à l'honneur de ce transfuge, est caractéristique du temps (1657) : aussi est-ce à ce titre qu'il a été relevé. Il est longuement raconté dans l'*Histoire de l'Église réformée*, par M. Borrel, 2e édit., p. 229 à 230.

mes, ont-ils pris, à toutes les époques, une part active à ses travaux. Les uns, passionnés pour l'archéologie, s'attachaient à ressusciter le passé de notre ville, et recueillaient avec amour les moindres inscriptions ; les autres, plus occupés du présent, cultivaient les sciences physiques, la chimie, la botanique, voire même la minéralogie. Quelques-uns faisaient des collections : ainsi de Cray ramassait de bons livres et recherchait les éditions rares, alors que Roustan transformait une partie de sa maison en cabinet d'histoire naturelle. Un des types les plus originaux du xviiie siècle est, sans contredit, Mathieu, pour lequel Séguier achetait des livres de botanique, et auquel Ménard demandait des notes d'histoire naturelle (1). Bien que très-connu comme médecin, il trouvait encore du temps pour une infinité de choses : « M. Mathieu, écrit un contemporain, est occupé de sa pratique ; il traite des vérolés et soigne son jardin ; il plante beaucoup d'arbres en pépinière pour les revendre ; il a des mules, des chevaux, des

(1) Correspondance inédite de Ménard avec le Dr Pierre Baux. — « Je me flatte que M. Mathieu, à qui je vous prie de faire mille et mille compliments, voudra bien y concourir [histoire naturelle] pour ce qui est de sa connaissance sur cette partie ». 5 juin 1755. — « Je suis très-reconnaissant du mémoire qu'il [Mathieu] a bien voulu me fournir sur les carrières et les poissons de nos contrées, et de la complaisance que vous avez eue de le transcrire et d'y joindre des articles que votre fermier vous a donnés sur les poissons du Vistre. Tout cela me fournit une première notion d'histoire naturelle, que je verrai d'étendre plus loin. M. Mathieu parle du *vibre*, qu'il compare en grosseur et en figure à un barbet, et que vous croyez être un castor : cela me paraît singulier et tout à fait nouveau pour moi ». 25 août 1755.

charrettes et des tombereaux; il élève des vers à soie, etc., etc.; enfin, il s'occupe à tout ». C'est le même qui, en sa qualité d'antiquaire, avait été chargé de surveiller les fouilles de la Fontaine, et de réserver, pour le roi, tout ce qui se trouverait de précieux; c'est le même qui, propriétaire d'un terrain très-étendu, situé à côté des Casernes, l'avait inféodé, et avait, en vrai courtisan, obtenu qu'il fût appelé : Faubourg de Richelieu, pour flatter le gouverneur de la province de Languedoc.

Les médecins n'avaient pas, au XVII siècle, cet embarras des richesses; mais, en dépit de leur rôle effacé et de leur médiocre aisance, ils avaient un soin plus sévère de leur dignité. Pénétrés de la noblesse de leur profession et en ayant l'idée la plus haute, ils se croyaient bien au-dessus de la bourgeoisie dont ils sortaient; et souvent, bien que familiers avec le négoce, qu'ils avaient vu pratiquer autour d'eux, ils auraient cru déroger en se livrant au commerce ou à quelque chose qui s'en rapprochât. Tout entiers à leur tâche et aux obligations qui en découlent, ils s'y consacraient d'une façon exclusive; ils en faisaient leur préoccupation constante et repoussaient tout ce qui eût pu les en distraire. C'était souvent aux dépens de leur bien-être, car ils vivaient, tant bien que mal, de leurs honoraires; mais ce sacrifice leur coûtait peu : ils étaient faciles à contenter, et, grâce à l'économie de leur ménage, à la simplicité de leur installation, ils trouvaient le secret de parvenir au superflu (1).

(1) Cette réflexion *réaliste* m'est inspirée par le dépouillement de

Avec la mort du malade ne finissait pas toujours le rôle du médecin. En dépit des préjugés régnants, il obtenait quelquefois de s'éclairer sur les causes qui avaient amené le dénouement fatal. C'était alors le médecin traitant qui présidait à l'ouverture du cadavre, et c'était le chirurgien qui, opérant d'après ses indications, recherchait les lésions présumées. Même au XVIᵉ siècle, les autopsies, purement scientifiques, n'étaient pas extrêmement rares, et l'auteur anonyme en relate des exemples, parmi lesquels deux signalent une lésion peu fréquente : la perforation de l'intestin par les ascarides. Au XVIIᵉ siècle, les progrès de la médecine devaient rendre ces investigations beaucoup plus communes : mais, par malheur, les renseignements à cet endroit n'abondent pas. On a cependant de fortes raisons d'en présumer la fréquence, puisque, dans le manuscrit d'un médecin de cette époque, on a relevé cinq autopsies. Une d'elles, qui concerne l'enfant de M. de Vignolles [14 février 1680], est extrêmement curieuse, en ce qu'elle signale une inversion complète des viscères. La rate est à droite et le foie à gauche; l'estomac est également transposé, et le cardia est à droite tandis que le pylore est à gauche. Enfin, la veine cave passe par le côté gauche du diaphragme, alors que l'aorte passe par le côté droit. Le cœur, fort gros et peu couvert par le poumon, avait la pointe dirigée à droite et les ventricules

deux livres de comptes et recettes, dont l'un se trouve à la Bibliothèque de Nîmes et provient du fonds Amoreux.

transposés. A raison de la rareté du fait, Moïse Baux envoya prier M. Estève, un de ses collègues, de venir voir ce phénomène, bien digne « de mériter la curiosité d'un honneste homme ». Quelque techniques que soient ces détails, ils me seront pardonnés ; car ils font honneur aux médecins nimois.

En ces temps, tout n'était pas rose dans l'exercice de leur art, et, en dépit de leur costume un peu théâtral, de la majesté de leurs allures, ils se heurtaient à de nombreuses difficultés et éprouvaient de fréquents déboires. La perruque et la robe avaient beau transformer l'homme et lui prêter un surcroît d'autorité, la démarche avait beau être compassée et se conformer à l'importance de leur ministère, ils voyaient souvent leurs conseils négligés, et leurs prescriptions, rendues d'un ton d'oracle, être laissées dans un offensant abandon. Les plus habiles et les mieux intentionnés n'étaient pas à l'abri de cet outrage : trop heureux s'ils n'étaient pas obligés de céder la place à de misérables imposteurs, ou même au bourreau de la cité. C'était surtout le cas, quand la guérison tardait à venir : le médecin de la Faculté était naturellement mis en suspicion, et quelquefois consigné à la porte sans autre forme de procès.

L'époque était, du reste, extrêmement propice aux charlatans : non-seulement l'ignorance et la crédulité du peuple leur venaient en aide, mais encore l'état déplorable dans lequel se trouvait la thérapeutique. Sauf quelques principes communément admis, tout y était dans une extrême confusion : on saignait plutôt par coutume que par nécessité, et on devait bientôt soumettre le patient à une saignée et à une purgation préalables (1) ; après ce début, plus ou moins approprié aux circonstances , on recourait à des formules compliquées. C'était pis que la polypharmacie, c'était un affreux mélange de médicaments incompatibles ; bref, il y avait un tel amalgame qu'il fallait s'en référer à la bonne nature, et lui confier le soin de démêler la substance qui convenait au mal du patient (2).

Ces recettes plus ou moins incohérentes, dont les *Formulæ remediorum* de l'époque nous donnent la composition, si elles faisaient la fortune des maîtres apothicaires, ne faisaient pas assurément la jubilation de l'estomac, témoin les fréquentes révoltes qu'elles provoquaient. Certains esprits en contestaient l'utilité , et un auteur nimois, se faisant leur interprète, écrivait en 1614 : « Mais à quoi servent tant de drogues, puisqu'avec peu de simples on peut beaucoup mieux faire ; aussi c'est une piperie et un grand abus ». Quelques années plus tard, un autre s'en moquait non

(1) Toutes les consultations de l'époque, quand elles relataient le traitement, employaient cette formule en quelque sorte stéréotypée : « Après avoir été saigné et purgé comme de droit, etc., etc. ».

(2) Un exemple en passant. En 1650, pour soulager une cardialgie, on applique un pigeon sinapisé avec de la poudre *diamargariton*.

Dès cette époque, on allait aux eaux. Ainsi on donne vingt sous au clerc du chapitre pour aller se guérir à Meynes, et six livres douze sous à un jésuite et à son compagnon, qui se rendaient aux mêmes eaux (1601). Beaucoup de passants allant à Balaruc recevaient des aumônes plus ou moins fortes.

moins agréablement. A l'en croire, un de ses jeunes collègues, ayant épousé la fille d'un vieil apothicaire, ne faisait autre chose que de mettre la main dans un grand coffre, plein d'ordonnances amassées par son beau-père pendant cinquante-quatre ans d'exercice. « Il se servait de la première
» qui se présentait, après avoir souhaité qu'il plût
» à Dieu de la bénir, et cette judicieuse pratique
» lui réussissait si heureusement qu'il guérissait
» toutes sortes de maladies ; encore qu'il fît quel-
» quefois prendre contre le mal de dent un clys-
» tère destiné aux suffocations de la matrice ;
» qu'il facilitât l'accouchement avec des vésica-
» toires derrière les oreilles ; qu'il appliquât au
» genou un cataplasme anodin pour guérir une
» pleurésie, et qu'il employât, presque toujours,
» des remèdes qui n'avaient point de rapport à la
» partie affectée ni à la cause de l'affection qu'il
» fallait combattre ». (*Lettres et discours de Sorbière*, p. 136). Ces protestations contre le goût du jour n'ont pas été, il est vrai, entendues ; mais quelque tardif qu'ait été le succès, elles n'en font pas moins honneur aux médecins qui les ont écrites ; elles doivent être dénoncées comme les avant-coureurs de la réforme qui se préparait (1).

(1) La crédulité était excessive, et les arcanes d'autant plus courus que la thérapeutique officielle était très-peu avancée. De là une masse de remèdes secrets, soi-disant éprouvés. La plus curieuse de ces spécialités était : « Le triomphe de l'archée et le désespoir de la médisance, ou partie des consultations faites et envoyées en diverses langues au sieur abbé d'Aubry, par les plus savants médecins, apothicaires et chirurgiens de l'Europe, seigneurs et autres, pour

Cet amour des drogues, qui dégénérait en véritable manie, ce respect exagéré de la mise en scène, cette emphase solennelle avec laquelle ils faisaient leurs moindres prescriptions, rendent à nos yeux quelque peu ridicules les médecins de ce temps ; mais, avant de les blâmer, il faut tenir compte du milieu dans lequel ils ont vécu. Au sein d'une société où chaque classe était éminemment attachée à ses prérogatives, à une époque où l'étiquette régnait en maîtresse, où le cérémonial jouait un grand rôle, ces allures étaient en quelque sorte imposées, et la simplicité à laquelle nous sommes revenus aujourd'hui eût été tout à fait déplacée. Qu'on ne l'oublie pas, les médecins ne doivent pas être jugés d'après les portraits qu'en a tracés Molière : de pareils originaux n'existaient pas, à Paris pas plus qu'ailleurs ; et, pour exciter le gros rire, l'immortel auteur comique a fait de la ressemblance à la façon des charges du *Charivari*.

Les médecins, s'ils ont eu leurs critiques, ont eu leurs flatteurs, et ont été, à plusieurs reprises, appelés « la classe la plus lettrée de la nation ». Assurément ils avaient des droits à cet éloge, mais ils ne le méritaient pas sans quelque res-

plusieurs malades de diverses provinces, afin d'avoir de ses remèdes pour les guérir sans venir à Paris, nonobstant la prétendue magie que l'on s'était persuadée ; par l'abbé d'Aubry, de Montpellier, conseiller et médecin ordinaire du roy. A Paris, chez l'autheur, à la porte cochère, contre la barrière du Chassemidy, au faubourg Saint-Germain, s. d. vers 1656 ». Ce remède ne se contentait pas de guérir toutes les maladies ; il embellissait les laides, rajeunissait les vieilles et faisait avoir des enfants.

triction. Certes je serais heureux qu'il fût l'expression de la vérité ; mais la vénération que je dois à mes ancêtres professionnels ne va point jusqu'à accepter sans réserve toutes les qualités dont on s'est plu à les orner. Quoique *maîtres ès-arts*, leur éducation littéraire était incomplète et offrait d'assez nombreuses lacunes. Si, conformément à l'usage, ils formulaient en langue latine leurs ordonnances magistrales, ils écrivaient rarement en bon français. Leur conversation trahissait le parfum du terroir; et, à raison de leurs nombreuses relations avec le peuple, quelques locutions patoises s'y glissaient à la sourdine. A parler franchement, s'ils ont eu les qualités et les défauts du temps pendant lequel ils ont vécu, ils ont, à toutes les époques, exercé une influence considérable. « Excitez, écrivait Séguier à Pierre » Baux, animez tous vos amis pour les sciences, » faites-les pourvoir de bons livres dans leur » goût; qu'on étudie le latin un peu trop négligé » chez nous ; qu'on conserve les marbres et les » inscriptions antiques. Un médecin peut beaucoup chez nous pour inciter et promouvoir cet » amour ». Vérone, 23 juin 1737.

Ce passage et d'autres qu'il est superflu de citer témoignent de l'autorité qui leur était généralement accordée, et la considération dont ils jouissaient ressort d'une masse de témoignages. Les indiquer serait fastidieux : il nous suffira d'ajouter que leur vie privée était généralement exempte de reproches. Les archives du Consistoire ne signalent que de rares défaillances, et pourtant ce tribunal de mœurs était extrêmement rigide. Aucun d'entre eux n'a jamais été impliqué dans un procès criminel , et la seule exception que j'aie relevée concerne un médecin d'Uzès. Profitant « de la supériorité de son génie », ainsi que le marque la plainte adressée, en 1753, à la cour temporelle de ce diocèse, le susdit Louis P... avait, par trois fois, enlevé la fille du plaignant, bien qu'elle fût gardée « aux fers » en sa propre maison. Bornons-nous à remarquer que, pour une fille gardée, elle l'était bien peu, et que cette défaillance individuelle ne saurait rejaillir sur le corps tout entier.

Les docteurs en médecine jouissaient de priviléges, en droit très-étendus, en fait extrêmement restreints. Théoriquement, ils avaient, pour ainsi parler, une juridiction universelle sur le corps humain : toutes sortes de maladies étaient de leur ressort et « leur pouvoir, pour ce regard, était sans bornes » ; mais en pratique toutes ces grandeurs s'évanouissaient, et ce domaine royal était réduit à presque rien par les envahissements d'un chacun. La noblesse qui désertait ses châteaux pour les villes, la bourgeoisie qui ne faisait que de naître, leur étaient, il est vrai, fidèles ; mais elles étaient l'une et l'autre trop peu nombreuses pour fournir aux médecins une occupation suffisante, et donner satisfaction à leurs besoins matériels. Les troisième et quatrième *échelles*, qui comprenaient les 5/6 des habitants, leur offraient un champ d'activité plus vaste ; mais, par l'excès de leur crédulité, elles échappaient en partie à l'action du médecin. Elles étaient la proie non-seulement des charlatans, des vendeurs de spécifiques, et de ce qu'on appelait les *chamberlans*, mais encore des chirurgiens et des apothicaires, qui, avec une certaine apparence de légalité, leur donnaient des soins plus empressés qu'intelligents.

Les chirurgiens-barbiers, diminués dans leurs priviléges par le goût plus délicat des élégants du jour (1) et les lettres patentes qu'avaient obtenues, en 1637, les maîtres perruquiers, avaient cherché à se créer une compensation en étendant le domaine de leur exercice. Qu'ils eussent subrepticement offert leurs services ou qu'ils eussent été appelés dès le début de la maladie, ils gouvernaient le malade avec plus de présomption que de savoir; ils ordonnaient pêle-mêle une foule de drogues; et, lorsque les choses prenaient une mauvaise tournure, ils se retiraient, laissant au médecin le soin de guérir le mal, aggravé par une médication inopportune (2).

(1) « Il faut aussi se faire laver le visage presque aussi souvent, et se faire raser le poil des joues, et quelquefois se faire laver la tête ou la dessecher avec de bonnes poudres. Vous aurez un valet de chambre instruit à ce metier, ou bien vous vous servirez d'un barbier qui n'ait autre fonction, et non pas de *ceux qui pansent les plaies et les ulcères, et qui sentent toujours le pus ou l'onguent.* En ce qui est de vous accommoder le poil, vous aurez recours à leurs competiteurs, qui sont barbiers-barbants, quelques defenses et arrêts quil y ait eu ». (*Lois de la galanterie française, 1644).* Les barbiers-barbants sont devenus les coiffeurs. Ils étaient alors tout récents, attendu que le soin de la barbe avait appartenu jusqu'alors aux mêmes mains qui pratiquaient la saignée et pansaient les plaies.

(2) La même plaie existait au milieu du xviii° siècle. V. Razoux, *Tables nosologiques et météorologiques,* Basle, 1767, p. 38. V. Sauvages, *Correspondance inédite :* « Les chirurgiens sont les ennemis

Les maîtres apothicaires (car tel était le nom
que portaient les pharmaciens de l'époque) mar-
chaient pareillement dans cette voie. Se prévalant
de ce qu'ils avaient préparé le remède, qui avait
fait merveille en tel cas, ils se métamorphosaient
en médecins; ils laissaient leurs boutiques et ceux
qui venaient s'y pourvoir dans le plus dangereux
abandon; et, la canne en main, l'air grave et
recueilli, ils erraient de maison en maison pour
tâter des pouls, prescrire des médecines et administrer des potions (1).

A en juger d'après les documents que j'ai sous
les yeux, ces empiétements, préjudiciables aux
malades, ont existé à toutes les époques ; mais,
dans la première moitié du XVIIe siècle, ils dé-
passaient toute mesure. Les choses vinrent à un
tel point, que les médecins se réunirent dans la

jurés des médecins, ignorants en ce pays et téméraires au dernier
point ; ils se fourrent, de même que les *cusifles* (moustiques), chez tous
les malades, et ordonnent pêle mêle avec nous. J'ai beau crier, nos
collègues sont patiens autant qu'eux sont insolens et faquins ». 13 oct.
1727. — « Les fraters font seuls la médecine de toute la campagne, et
plus de la moitié de la ville. Donnez-moi des nouvelles de votre procès
contre les chirurgiens : je me suis brouillé avec tous les miens, pour
avoir dit qu'ils étoient pour la plupart des ignorants. Hier, il y en
avoit un qui traitoit de chancre un petit aphthe de la bouche qu'avoit
ce mousquetaire qui vous porta une de mes lettres (1 nov. 1727) ».
Enfin, en 1586, Jean Suau écrivait, p 65 de son *Traicté de la coqueluche* : « Messieurs de la justice de nostre pays sont bien advertis des
mortels abus qui se commettent ordinairement en tous les estats de
la médecine, en ayant esté poursuivis quelques-uns par devant eux ;
si le negligent, mal pour tous » .

(1) V. encore *Journal de Nismes*, 1788, p. 260, « Lettre anonyme
d'un monsieur courant de boutique en boutique sans rencontrer un
seul apothicaire ».

maison de leur doyen, Me Fabre, à l'intention d'y mettre fin. Indulgents à l'égard des charlatans, en vertu de l'axiome bien connu : *Vulgus vult decipi, decipiatur*, ils ne crurent pas devoir continuer de l'être à l'égard des chirurgiens et des apothicaires. Puisque les uns et les autres leur étaient subordonnés d'après les statuts existants, ils devaient être rappelés à leurs devoirs, et être invités à ne pas sortir du domaine qui leur avait été assigné.

Après s'être concertés sur les voies et moyens qui pourraient être employés en cette occurrence, P. Raspal et Saint-Martin furent, d'une voix unanime, nommés syndics, et durent, en cette qualité, transmettre aux communautés incriminées une copie de la délibération qui avait été prise. Chose remarquable, c'est le premier document qui soit parvenu jusqu'à nous; et, chose encore plus remarquable, c'est à la vigilance des maîtres apothicaires que nous en devons la conservation.

DÉLIBÉRATION DES DOCTEURS EN MÉDECINE.

MM. les docteurs en medecine assemblés en la maison du sieur Fabre, doyen d'yceux, pour déliberer sur les affaires qui concernent la Faculté, ont convenù d'y pourvoir comme s'ensuit :

Premierement, a esté proposé que plusieurs empiriques, et autres personnes ignorantes en la medecine, se meslent de traiter les malades et debitter drogues et medicaments publicquement , nonobstant les ordonnances Royaulx et arrests de la cour souveraine du Parlement de Tholoze , portant inhibitions et deffences à toutes personnes, de quelle qualité ou condition qu'ils soyent, s'ingérer de traiter les malades , ordonner ny administrer aucuns breuvages ny médicaments, a peine de bannissement, s'ils ne sont docteurs en médecine, apprentis ou maitres chirurgiens en ce qui les concerne, ou maitres apothicaires pour debitter les drogues et medicaments; qu'il sera expedient d'y mettre ordre par justice, le faisant inhiber, en vertu de l'arret de Tholoze et faisant enquerir des contrevention, etc., etc.

Que, pour ce qui concerne les maitres apothicaires, ils seront priés, par les syndics desdicts docteurs, de s'assembler, pour leur donner contentement, les contenants dans les limites de leurs charges, comme il est porté par les articles de leur maitrise et par les arrests du Parlement de Tholoze , de ne s'ingérer dorenavant d'administrer aucuns breuvages ny médicaments aux malades sans ordonnances des docteurs en médecine, *hors des lavements communs et des potions contre les vers*, qui est le rosalin, et le faire amiablement. Le susdit arrest leur sera inthimé de nouveau, et on fera enquerir des contreventions par le premier magistrat ou docteur gradué, en vertu dudict arrest.

Que le mesme sera pratiqué entre les maitres chirurgiens, qui se licentient de saigner les malades sans ordonnance de medecin et entreprennent de traiter indifféremment toutes sortes de maladies, et mesmes exhibent les médicaments.

Qu'il ne sera point permis aux docteurs en medecine de preparer ni exhiber aucuns medicaments, se contentant de les ordonner chez les maitres apothicaires, pour enseigner *ses* ordres aux autres par leur exemple.

Les susdicts sieurs docteurs vivront en amitié et intelligence, et verront les malades seuls et en compagnie, sans détracter les uns et les autres.

Qu'ils consulteront ensemble paisiblement pour le bien des malades, sans admettre en leurs consultations aucuns qui ne soient docteurs et qui aient faict enregistrer les lettres au Bureau du Domaine, comme il est porté par leur ordonnance.

Que, pour observer ce que dessus et gérer les affaires nécessaires pour le bien et advantage desdicts docteurs, on fera, toutes les années, et le premier jour du mois de novembre, deux syndics, qui auront soin de faire les affaires desdicts docteurs, assisteront aux maitrises des maitres chirurgiens et apothicaires, et feront faire la visite des boutiques durant leur année et suivant la teneur du dict Arrest.

Que, s'il est necessaire, pour l'execution des articles de ladicte déliberation, de faire des poursuites en justice, elles se feront à frais communs, et sera delivré aux syndics l'argent qui sera convenu en la compagnie à cet effet.

Et pour ce faire, ont obligé leurs biens en corps :

J. Fabre, Raspal, Saint-Martin, de Cray,
J. Le Blanc, Baux, Duzot.

Ce document, si intéressant pour l'histoire de l'art, n'est point daté; mais à l'aide des signatures, on peut fixer approximativement l'époque à laquelle il a été rédigé. Il est antérieur à 1649, puisque le doyen Fabre mourut le 22 septembre 1648; il est postérieur à 1643, puisqu'à cette époque, Linsolas, dont la signature fait défaut, était placé à la tête du service médical de l'Hôpital. On peut objecter, avec quelque vraisemblance, qu'il a pu refuser de prendre part à cette délibération; mais l'absence de Pouzol, reçu docteur le 28 février 1646 et la présence de Saint-Martin, reçu le 19 juillet 1642, nous autorisent à fixer aux années intermédiaires l'époque à laquelle ce document a été écrit.

Quoi qu'il en soit, ces remontrances restèrent sans résultat. Si la réponse des chirurgiens n'a pas été retrouvée, celle des maîtres apothicaires est loin d'être satisfaisante. Le syndic Borrely, dans la maison duquel ils s'étaient assemblés, libella une réponse évasive et menaçante tout à la fois. Comme par le passé, ils ne traiteront aucuns malades; mais, si ceux-ci se refusent à recourir aux médecins, « dans un but d'humanité, ils les soigneront d'après leurs connaissances, sans toutefois en faire abus ». Et enfin, en terminant, ils ajoutaient que, si on les poursuivait pour ce fait, ils prendraient en corps la défense de l'inculpé.

Devant cette fin de non-recevoir, les médecins se tinrent pour battus; mais le danger qui menaçait leur existence était trop grand, pour qu'ils ne cherchassent pas à améliorer l'état précaire de leur situation. L'idée de s'associer en vue de l'ennemi commun germa dans leur esprit; et, oubliant leurs rivalités particulières, leurs dissensions intestines, ils formèrent le projet de resserrer les liens qui existaient déjà entre eux. Depuis longues années, les médecins de Montpellier étaient organisés en collége (1); pourquoi les médecins de Nimes n'auraient-ils pas une organisation analogue? N'avaient-ils pas les mêmes besoins et ne possédaient-ils pas des priviléges identiques? Ayant le même grade et ayant reçu la même instruction, ils avaient droit aux mêmes faveurs. La compagnie servirait, du reste, l'intérêt général non moins que l'intérêt particulier. Ainsi réunis, les médecins auraient plus d'autorité pour faire prévaloir leurs avis, et plus de force pour faire adopter les mesures intéressant la sécurité de la cité.

Présentée par Raspal, « faisant la fonction de doyen à cause des incommodités de la santé de Me Jean Pistoris », cette requête reçut de l'autorité un accueil favorable ; et, grâce à sa diligence, les statuts et règlements du collége furent autorisés, le 31 janvier 1650, par un arrêt du Parlement de Toulouse.

« Comme l'union est le ciment de toutes les

(1) Le mot *collége* est tiré du latin *collegium*. Il est employé par Galien pour désigner une société, une congrégation d'hommes savants. Un écrivain du XVIe siècle, C. Hoffmann, comprend sous ce nom la réunion des médecins archiatres. Quelques années plus tard, on désignait sous cette dénomination l'ensemble des médecins d'une grande ville. C'est un synonyme de « corporation » avec un sens plus noble et plus relevé.

sociétés civiles, et que sans elle le désordre et la confusion regnent partout, il semble que ceux qui ont quelque interet de vivre en communauté et de former un corps d'assemblée qui les sépare du public, ont aussi, en mesme temps, une obligation tres particulière de s'attacher par inclination les uns avec les autres et de rapporter tous leurs desseins à l'utilité publique. Ainsy, ayant pleu au Parlemant d'autoriser les statuts qui luy auront este présentés par nous, docteurs en medecine, soubs-signés, aux fins de réformer les abus commis au faict de la médecine qui se pratique en cette ville, et pour empescher aussi qu'il ne s'en commette de nouveaux, nous avons cru qu'il importait de laisser à la postérité une marque authentique de la bonne intelligence que nous voulons conserver parmi nous, qui feust suivie du désir de remedier, autant qu'il nous sera possible, aux desordres du passé, et de travailler ensuite à ce que nos nepveux ne puissent pas nous reprocher un jour d'avoir esté trop indulgens pour des fautes de consequence et qui interessent la vie des hommes. Pour cet effect, il aurait esté résolu entre nous, que, pour retrancher les abus qui se sont glissés jusques icy, soit à nostre esgard, soit à celui des apothicaires ou des chirurgiens, il estoit important que nous dressassions des statuts, qui servissent pour l'avenir de reigle à notre conduite, et fissent cognoistre en mesme temps le dessein que nous avons de corriger tous les défauts et manquements du passé. Ce qui, ayant esté faict le 8 aout 1649, et lesdits statuts homologués par arrest du parlement, en datte du dernier jour de janvier mil six cent cinquante, nous, docteurs soubs-signés, en consequence de la permission à nous accordée, avons de nouveau promis de garder et observer poinctuellement le contenu esd^{cts} statuts et juré de n'y contrevenir en aucune façon. Et, parce qu'il sera necessaire doresnavant, suivant l'ordre qui a esté establi entre nous, de prendre de temps en temps des desliberations pour le bien du corps que nous composons, et pour l'interest du public auquel nous sommes voués de profession, il a esté aussi accordé qu'il sera tenu registre desdites deliberations prises entre nous, et qu'elles seront couchées, sans alteration de nos sentimans, dans le presant livre, que nous tenons de la liberalité de M. Raspal, faisant la fonction de doyen, de mesme que l'obtention du susdict arrest, afin d'y avoir recours toutes fois et quantes et suivant l'exigence des cas. Faict à Nismes, dans la maison dud. sieur Raspal, ce vendredy vingt-deuxiesme jour du mois de juillet mil six cens cinquante. Signés : Raspal, Baux, de Cray, Saint-Martin, Pouzol, Duranty, Saurin ».

A la suite de ce document, qui, à raison de son intérêt, a été reproduit dans sa teneur, viennent la requête au Parlement, l'approbation du procureur-général, les statuts du collége, l'extrait des registres du Parlement, et enfin les délibérations du collége depuis sa fondation jusqu'au 28 mai 1792. A titre de curiosité, nous donnerons les statuts à la fin de cette étude ; pour le moment, nous nous bornerons à signaler les principaux actes du collége.

A tout prendre, cette institution était moins
une société scientifique qu'une association médicale ; car, si la science y fait quelques apparitions,
la défense des priviléges de la profession est incessamment à l'ordre du jour. Par le fait de leur
titre, tous les docteurs ont des droits égaux ; mais
ils doivent s'incliner devant leur doyen et se ran-
ger à sa suite d'après l'ordre de réception. Pour
« savoir au vray l'ordre qu'on doit tenir pour la
preseance », une réunion est consacrée à l'exhibition des lettres de doctorat, et les nouveaux
membres ne seront agrégés qu'après que celles-
ci auront été vérifiées et enregistrées. Le doyen
sera le chef ; mais, au-dessous de lui, il y aura
deux syndics, désignés par l'élection et chargés de
veiller aux affaires de la compagnie. Leur principal
soin sera de réformer les abus qui se commettent
au préjudice des malades, et d'exhorter les maîtres
apothicaires et chirurgiens à se maintenir dans
les limites de leur profession, et cet objet fera non-
seulement l'objet de leur seconde séance, mais
encore de plusieurs autres. Le service médical des
hôpitaux sollicitera également leur attention et
occupera deux séances importantes. Deux points
seront poursuivis auprès des consuls : l'augmentation des gages assignés pour ce service, la
réforme du mode de nomination. Les anciens
gages étaient, depuis 1540, de vingt-cinq livres
l'année ; mais, « lorsque cette taxe fut faicte dans
» le conseil de ville, le pied auquel estoint pour
» lors les monnoyes et le bas prix des denrées et
» de toutes autres choses, rendoint cette somme
» plus considerable quatre fois qu'elle n'est au-

» jourdhuy ; comme de faict il se trouve que, de
» temps en temps et à diverses occurrences ,
» MM. les consuls ont augmenté lesdits gages en
» telle sorte qu'il y a eu des médecins qui en ont
» tiré jusqu'à cent livres l'année, ce qui auroit obli-
» gé lesdits sieurs consuls d'offrir à la compagnie
» la somme de soixante livres », avec espérance
d'augmentation dès que l'état des finances le per-
mettrait (1). Le conseil politique nommait, chaque
année, le médecin de l'hôpital ; mais, pour éviter
tous abus et mettre empêchement à toutes intrigues, le collége décida qu'il ne serait tenu nul
compte de cette nomination ; que chacun de ses
membres ferait à tour de rôle un mois de service,
et qu'à la fin de l'année les appointements seraient
distribués entre eux tous et par parts égales. L'autorité paraît s'être prêtée à ce singulier arrange-
ment ; mais, au bout de six années, le collége,
revenant sur sa décision, abandonna ce mode et
laissa aux consuls le soin de se pourvoir comme
ils l'entendraient. A s'en référer à la délibération
(6 janvier 1657) , la construction d'un nouvel
hôpital (2) « par Messieurs les consuls de la
religion de l'Edict (3) » aurait été la raison de cette

(1) La ville de Beaucaire était plus généreuse. Ainsi, en 1587, elle
donne 50 livres par an au sieur Faucher, médecin de l'hôpital.

(2) Cet hôpital fut fondé, le 22 octobre 1655, par l'achat d'une
auberge qui avait un dauphin pour enseigne. A la maison était attenant un jardin, et le tout était situé au faubourg Saint-Antoine, dans
la rue Caretterie, et vis-à-vis l'hôpital vieux. Il renfermait vingt-cinq
lits pour les malades. Après avoir fonctionné un peu moins de onze
ans, il fut réuni, le 22 février 1667, à l'hôpital catholique.

(3) Le secrétaire des premières délibérations, M. Claude Privat,

modification ; mais, si l'argument est plausible, il n'est pas assurément le vrai motif de sa conduite. Quelque vicieux que fût le mode précédemment suivi par le conseil de ville, il était, à tous égards, préférable à celui adopté par le collége. Cette mutation mensuelle tournait, en réalité, au préjudice des malades ; car, forcément, les traitements manquaient de suite, et les résultats précédemment acquis étaient trop souvent compromis par l'intervention du nouveau venu. Pour ce motif, et non pour tout autre, le collége revint aux anciens errements ; mais, s'il laissait aux médecins ordinaires les émoluments attachés à leurs charges, il se réservait la faculté de visiter les malades des hôpitaux. C'était là, pour chacun de ses membres, une source réelle d'instruction à laquelle il voulait continuer de puiser.

A ses débuts, le collége s'occupe peu des chirurgiens (1) et beaucoup des maîtres apothicaires.

notaire royal, désigne sous cette périphrase les consuls protestants de religion, et s'en sert à plusieurs reprises, notamment le 10 janvier 1657, quand les docteurs professant cette religion décident « que toutes les diligences seront faites pour obtenir une place commode au pourtour du grand temple pour y placer un banc ». Cette démarche aboutit, témoin une pièce de vers de P. Formi.

(1) Sauf la troisième séance, où Gédéon Bastit, syndic et député des chirurgiens, promet de se maintenir dans l'exercice de sa profession, il n'est plus parlé des chirurgiens ; mais il n'en est pas de même plus tard. Dans la séance du 26 août 1652, Matthieu Quesnot est seul en scène, et, s'autorisant d'une « commission qu'il tient de M. Bouvard, premier médecin du roi défunt », émet la prétention de supplanter les médecins dans les rapports de justice. Le collége se fâche tout rouge, et pour combattre cette prétention en justice, prélève quinze sols sur les trois livres qui sont données pour l'honoraire de chaque rapport.

Quoique leurs doyen et syndic, appelés le 6 août 1650, aient promis, tant en leur nom qu'au nom de leurs collègues, de se contenir dans l'exercice de leurs charges, la promesse a fini à la longue par être oubliée, et de fréquents empiétements sur le domaine de la médecine leur sont reprochés. La querelle s'envenime de part et d'autre, des menaces sont échangées et des frais considérables vont être exposés ; car on ne parle rien moins que de soumettre l'affaire au sénéchal, lorsque les maîtres apothicaires saisissent du litige le collége royal de Montpellier. S'ils ne sauraient être trop loués d'avoir choisi un tribunal aussi compétent, on doit reconnaître qu'ils n'eurent pas lieu de s'en applaudir. Bref, par le fait de son intervention, les additions suivantes furent insérées au règlement de 1573, et durent, à l'avenir, être exécutées. A l'article IV, lorsque les présentés à la maîtrise auront prouvé leurs bonne vie et mœurs, ils seront examinés par les apothicaires assistés des *docteurs en médecine, lesquels procéderont aux examens et réceptions des présentés.* A l'article X, *les docteurs* assisteront à la visite des boutiques et auront leurs suffrages comme les apothicaires. A l'article XI, les docteurs seront appelés pour voir et visiter les dispensations graves et importantes, comme la thériaque, mithrida, confection atherme d'hyacinthe simple ou composée. Enfin, à l'article XVII, il fut inscrit que *les docteurs seront réglés comme leurs supérieurs,* lesquels pourtant seront par nous exhortés de se tenir dans leurs professions. L'acte passé à Montpellier, le 3 avril 1659, fut signé par Belleval, chancelier de l'Université; par Cortan, doyen, et par Paul Combes, syndic, tant en son nom qu'aux noms de Jacques Borrely, Timothée Phelix, Louis Martinet, Paul Desorières, Guillaume Goubin et Pierre Ollivier, maîtres apothicaires de Nimes.

La victoire était complète: mais le vainqueur se montra clément, et, loin d'abuser, usa à peine de ses avantages.

La paix, ainsi rétablie entre les deux parties, paraît avoir été de longue durée ; mais le but auquel tendait l'une d'elles fut incomplétement atteint. La convention n'empêcha pas les malades de consulter les apothicaires, et ceux-ci de leur donner des soins plus ou moins ouvertement. Tout en déplorant ces nouveaux empiétements, les médecins ne cherchèrent pas à y mettre obstacle et s'abstinrent, en particulier, de poursuivre le délinquant par devant les tribunaux. A une époque où les procès étaient engagés à tout propos, une pareille conduite fait l'éloge de leur sagesse.

Le collége eut ensuite des jours tellement paisibles qu'ils n'ont pas laissé de traces; mais si comme corps il n'a pas d'histoire, quelques-unes des individualités qui le composaient sollicitent la plume de l'historien.

Jean Pistoris, qui assista à la naissance du collége — il mourut le 4 décembre 1651 — était fils de Chrestien et de Claude Truphène. Présenté au baptême, le 8 mars 1584, par Jean de Serres, *ministre de la parole de Dieu*, il perdit peu après sa mère. Son père, qui était régent de rhé-

torique, lui donna une excellente éducation littéraire, et l'université de Montpellier son instruction
professionnelle. Son compatriote, J. de Varanda
le reçut bachelier en médecine, le 4 juillet 1603;
et peu après son doctorat, c'est-à-dire en 1606,
l'académie de Bâle le comptait au nombre de ses
associés. A vingt-quatre ans, le conseil politique le
plaçait à la tête de l'hôpital et lui renouvelait son
mandat en 1610-15-16-19 et 22. Il s'acquit une
grande réputation, et, lors de la peste de 1629,
rendit à la cité des services signalés. N'ayant pas
eu d'enfant de Catherine de Légal sa femme, il
délaissa peu à peu la clientèle pour partager son
temps entre ses livres et son jardin. Son titre à la
postérité est le *Microcosmus seu liber cephalo-
anatomicus*. Cet opuscule, imprimé à Lyon en
1612, est un panégyrique du cerveau. La noblesse
et l'excellence de cet organe y sont démontrées :
la tête de l'homme est pour lui un petit monde
dans lequel est contenu en abrégé tout ce qui se
trouve en grand dans l'univers.

Pierre Formi, qui recueillit l'héritage scientifique du précédent, se présente à nous avec des titres plus considérables ; mais, moins favorisé, il
a été oublié par Eloy, dans son *Dictionnaire*. Ré-
parons cet oubli, car il est immérité.

Docteur de l'Université de Montpellier (1) (1638),

(1) Il était né dans cette ville, de Pierre Formi et de Suzanne de
Malbois. Ces noms figurent, l'un et l'autre, dans nos baptistaires ;
mais , tandis qu'on trouve fréquemment le nom maternel, celui du
père n'a été relevé que deux fois. A la date du 16 septembre 1573.
Claude Formy, ministre de la parole de Dieu à Nimes , est désigné

il fut tout d'abord attaché à la personne du prince Gustave-Adolphe de Suède, et l'accompagna aux bains de la Mausson ; puis, après avoir publié, en 1644, un traité sur l'*Adianton* ou *Capillaire*, il vint s'établir à Nimes, où, mêlant l'étude à la pratique, il exerça la médecine avec un grand succès. Sa réputation était telle, que les seigneurs étrangers, venus dans le Midi pour raison de santé, ne dédaignaient pas de réclamer ses conseils.

En 1666, une fièvre épidémique, de caractère inquiétant, ayant éclaté dans la cité et les lieux circonvoisins, Formi en décrivit soigneusement les symptômes. Cet ouvrage, dédié aux consuls et publié aux frais de la ville, est parvenu jusqu'à nous ; mais il n'en est pas de même d'un autre, intitulé : *Histoire de l'homme et de ses divers états, naturel, moral et surnaturel*. Resté manuscrit, il a été égaré par ses héritiers.

Quoique la médecine fût la principale occupation de sa vie, Formi lui a fait quelques infidélités. En correspondance avec son cousin Sorbière, vivant dans l'intimité du savant Graverol et de son confrère Gib, il cultivait les belles-lettres à ses moments perdus. Il devenait tour à tour : professeur, pour enseigner l'*art oratoire* à ses en-

comme parrain, et, à celle du 26 janvier 1574, « Pierre de Nismes, fils à M. Formy, ministre de la parolle de Dieu, et à Catherine Bonne, est présenté en baptesme par M. Payan, aussi ministre ». Enfin, au commencement du XVIIe siècle, il y avait, à Montpellier, un maître en chirurgie appelé Samuel Formy, qui a publié un traité des *Bandages*. Ces divers Formi étaient, suivant toute vraisemblance, issus de la même souche ; mais, faute d'autres renseignements, on ne saurait déterminer leurs liens de parenté.

fants; poète, pour célébrer le passé et le présent;
historien, pour raconter la vie de son beau-père,
Samuel Petit. Dans ces diverses œuvres, écrites
soit en latin, soit en français, il montre un talent
réel, et témoigne de l'étendue de ses connaissances et de la diversité de ses aptitudes.

C'est au milieu de ces délassements littéraires,
et le 5 juillet 1679, que sa vie prit fin. Il laissait
trois fils : Pierre, Antoine et Jacques. Le premier,
fidèle à la devise de ses aïeux : « Bien faire vaut
mieux que bien dire », embrassa la carrière militaire ; quant aux deux autres, ils suivirent la carrière paternelle. Reçu membre de notre Académie, le 2 octobre 1686, Antoine a fait imprimer
quelques opuscules de Moïse Maimonides avec
des notes explicatives.

Le collège qui, jusqu'alors, n'avait eu à traiter
que des questions d'intérêt et de devoirs professionnels, vit, dans les dernières années du XVIIe
siècle, une nouvelle question s'imposer à son ordre
du jour. La création de la charge de *médecin conseiller honoraire du roi* n'était pas, à proprement
parler, une innovation, puisque, avant l'année
1692, il existait des conseillers du roi, médecins
ordinaires de Sa Majesté ; mais elle devenait un
véritable impôt par le caractère général de la mesure et par l'obligation d'en acquitter les droits,
relativement fort élevés. En d'autres termes, tandis que, autrefois, ce titre, purement honorifique,
n'était recherché que par ceux qui avaient la vel-
léité d'en tirer gloriole, par le fait de cet édit,
tout collège devait, bon gré mal gré, le posséder,

et en verser la finance au trésor. Ajoutons, à la louange des médecins nimois, qu'ils s'étaient montrés peu avides de cette distinction : tandis que des médecins de Sumène et d'autres petits bourgs s'en prévalaient orgueilleusement, un seul, parmi eux, avait eu la pensée de l'acquérir et la petitesse d'en faire montre.

Pour justifier la nouvelle mesure et en dissimuler le caractère essentiellement fiscal, l'édit de création accordait au médecin royal des prérogatives que n'avaient point possédées ses devanciers. En vue de rehausser le titre et de lui donner une véritable sanction, il déléguait au titulaire une certaine partie de l'autorité du premier médecin de Sa Majesté ; il en faisait le chef direct de la compagnie, et lui conférait, entre autres droits, celui de présider aux examens des maîtres chirurgiens et des maîtres apothicaires.

Malgré tous ces avantages, aucun des médecins alors exerçant ne se sentit le désir d'en réclamer les prérogatives. Cette autorité, décernée par brevet, valait moins que celle qui était dévolue au syndic par le vote de ses confrères ; au lieu d'être librement consentie, elle était imposée et perdait par ce seul fait, avec sa force, sa véritable consécration. Elle était, il est vrai, une délégation du pouvoir royal ; mais, en dépit de son origine, elle n'en restait pas moins médiocrement enviable.

Devant l'unanimité des refus, il fut décidé que le collège, c'est-à-dire les médecins en corps, emprunteraient la somme nécessaire à l'achat de cette charge. Chacun des membres prit l'engagement de payer sa quote-part des intérêts, et en retour chacun d'eux, d'après le rang de son agrégation, dut en exercer les fonctions pendant l'espace d'une année, et naturellement verser à la bourse commune les revenus casuels qui y étaient attachés.

La somme, quoique de médiocre importance, fut difficile à se procurer ; et, vu la rareté du numéraire et les souffrances de l'industrie, on dut s'adresser à trois personnes et subir des conditions extrêmement onéreuses. Bref, en ajoutant au prix de la charge, qui était de mille livres, la redevance due au trésorier des revenus casuels, on arriva à la somme de treize cents livres, qui furent versées le 11 août 1693.

A s'en référer à la diligence du collége pour trouver de nouveaux prêteurs, le taux de l'intérêt devait être considérable. Ses démarches furent à la fin couronnées de succès, et, grâce au doyen, originaire du Comtat-Venaissin, il se procura de l'argent à Avignon, au denier dix-huit. Par délibération en date du 23 octobre 1698, signé par Tastays, Baux, Lagarde, Dortes et Lafont, il demande à emprunter quatorze cents livres, et il y est autorisé, à la date du 9 novembre suivant, par ordonnance de M. de Lamoignon, intendant de Languedoc.

Cet emprunt ne fut pas malheureusement le dernier : non-seulement on avait peine à payer l'intérêt, mais encore on fut obligé d'accroître la dette, et, en moins de vingt ans, on la porta progressivement au chiffre de deux mille livres. Arrivée à ce chiffre, elle resta stationnaire ; mais ce ne fut pas sans peines ni difficultés. Elle occasionna une foule de tracas dont les délibérations du collège mettent toutes les années sous les yeux le spectacle attristant ; elle provoqua même un procès. Bref, pour ne plus avoir à revenir sur cette question, le collège vécut, au point de vue financier, au jour le jour ; il empruntait de côté et d'autre, et substituait de nouveaux billets aux anciens, au fur et à mesure que les prêteurs réclamaient le remboursement de leur créance (1).

Cet édit n'eut pas ce seul effet ; il eut encore pour résultat de modifier la constitution intérieure du collège. Lors de sa création, il avait pour chef naturel le *doyen*, c'est-à-dire le médecin le plus ancien en exercice, et, pour pouvoir exécutif, deux syndics nommés chaque année par le suffrage, et associés de façon à ce qu'un ancien fût joint à un jeune docteur. Par suite de l'édit, les prérogatives du doyen furent diminuées : les syndics disparurent pour faire place au médecin royal, qui devint tout à la fois le président de la Compagnie, et eut charge de veiller à la défense des priviléges professionnels.

(1) Les médecins nimois gagnaient tout juste de quoi suffire à leurs besoins matériels, et c'est seulement à diverses époques et encore au XVIIIe siècle que le collège trouvera à emprunter auprès d'un de ses membres. Les médecins parisiens étaient beaucoup plus favorisés, si l'on tient pour exact le passage suivant : « Il y a longtemps, écrit La Bruyère, qu'on improuve les médecins et que l'on s'en sert ; le théâtre et la satyre ne touchent point à leurs pensions ; ils dotent leurs filles, placent leurs fils au Parlement et dans la prélature, et les railleurs, eux-mêmes fournissent l'argent. Ceux qui se portent bien deviennent malades ; il leur faut des gens dont le métier soit de les assurer qu'ils ne mourront point. Tant que les hommes pourront mourir et qu'ils aimeront à vivre, *les médecins seront raillés et bien payés* ».

Le collége continua, comme par le passé, à se recruter parmi les docteurs en médecine qui venaient s'établir dans la cité ; mais tandis que, primitivement, il suffisait de produire ses lettres de doctorat et de prendre l'engagement de se conformer aux statuts, par la suite des temps les formalités devinrent un peu plus compliquées. Le candidat devait faire une visite préalable au médecin royal, lui faire part de son désir et lui montrer ses lettres de docteur. A la suite de cette démarche, le médecin royal convoquait soit chez lui, soit chez le doyen, la compagnie et l'informait qu'un tel, docteur de telle université, la suppliait humblement de lui faire l'honneur de l'agréger. Acquiesçant à cette demande, la compagnie invitait le candidat à remettre au secrétaire ses lettres de docteur pour être vérifiées et enregistrées, l'admettait à visiter et à solliciter chacun de ses membres en particulier, et prenait jour pour l'interroger, soit sur un point déterminé, soit sur telles autres questions qu'il lui plairait de poser.

Après qu'il avait satisfait à ces diverses obligations, qu'il avait fait apparoir des preuves d'érudition et produit des actes de bonne vie et mœurs, le nouveau venu était agrégé ; mais il devait prendre l'engagement de se conformer aux articles des statuts, de se soumettre à toutes les délibérations antérieures et ultérieures, et surtout de payer sa quote-part des dettes et charges du collége. Pour célébrer sa réception, il envoyait une paire de gants à chacun des membres, et leur offrait, le soir, un repas plus ou moins somptueux.

Tel était le mode de réception des agrégés du collége de Nimes, et, suivant toute probabilité, tel il devait être, à quelques nuances près, dans tous les colléges de France. Quoiqu'il fût empreint d'un formalisme exagéré, il valait assurément mieux que le sans-façon du temps présent. Sans doute, il entraînait le candidat à d'assez grandes dépenses; mais, en fin de compte, il faisait connaître le nouveau venu, et rendait plus intimes les liens de la famille médicale. Dans ces agapes confraternelles, on apprenait à s'estimer et on trouvait une occasion naturelle d'échanger ses sentiments et de se faire des confidences réciproques. Le nouveau venu se conciliait plus aisément les sympathies de ses anciens; et, de leur côté, ceux-ci se prenaient plus vite d'affection pour ce jeune homme qui venait partager leur vie de dévouement. Quel que dût être son avenir, on ne voyait point en lui un rival, mais simplement un combattant de plus, qui, riche des illusions que les années leur avaient ravies, venait joindre ses efforts aux leurs pour porter quelque allégement aux souffrances de l'humanité.

Quant à l'examen subi par le candidat, il n'a jamais donné lieu à des scènes regrettables, et, à aucune époque, n'a servi de motif d'exclusion. Cette particularité, dont témoigne le registre des délibérations du collége, si elle fait l'éloge de la science des récipiendaires, atteste du même coup la bienveillance des juges et leur esprit de confraternité. Tout en tenant haut et ferme le drapeau professionnel, le collége nimois n'a point imité certains colléges qui, s'érigeant en censeurs de l'instruction qui avait été donnée, ont pris ce masque pour refuser l'agrégation à des candidats dont ils redoutaient la renommée ou craignaient la concurrence. Il a des idées plus larges; et quel que soit le peu de sympathie inspirée par le candidat, il ne l'admet pas moins au nombre de ses agrégés, pourvu qu'il présente les garanties exigées par les statuts. Ce n'est pas le seul éloge qu'il mérite. En dépit de sa position précaire et de ses embarras financiers, il montre un rare désintéressement : au lieu d'user de ses prérogatives, il semble les oublier, et n'exige qu'au milieu du xviiie siècle la redevance en numéraire que devait verser chacun des récipiendaires.

L'édit de 1692 n'est pas le seul qui concerne les médecins; celui de mars 1707 s'occupe encore d'eux; mais, hâtons-nous de le dire, il ne lui ressemble en rien, et présente, avec le précédent, le contraste le plus complet. Au lieu de faire appel à la modeste bourse des médecins, en créant une charge pour le moins inutile, il fait appel à leur émulation; au lieu d'être un édit purement bursal, il pousse au développement de l'instruction et cherche à remédier à la situation déplorable dans laquelle se trouvaient bien des localités. Sans doute, il n'est point aussi sévère qu'on l'eût souhaité; mais, en fin de compte, il est en progrès manifeste sur les édits jusqu'alors en vigueur, et réclame des garanties plus grandes de la part des personnes qui se livraient à l'exercice de la médecine. L'autorisation d'exercer est retirée, avec juste raison, aux bacheliers, et accordée seulement aux licenciés; car, si l'on veut un plus grand nombre de médecins, on désire que, sauf le titre, ils soient tout aussi instruits que les docteurs. Le but qu'on cherche à atteindre est de « former de bons sujets dans la Faculté de médecine, d'arrêter le relâchement qui s'était introduit dans les études pour parvenir aux degrés, d'aider au mérite et au vrai caractère du médecin, afin que ce titre ne soit plus un vain titre d'honneur, plus propre à tromper le public qu'à en mériter justement la confiance ». Est-il besoin de l'ajouter ? on est heureux d'avoir à citer des paroles semblables, et on applaudit sans réserve aux sentiments philanthropiques qui les ont inspirées.

Cet édit clôt dignement le règne de Louis XIV. Aux approches de la mort, le roi cherche à réparer les maux causés par la grandeur de son ambition ; il se préoccupe sérieusement du peuple, et, en vue de l'avenir, il jette des semences dont les fruits seront récoltés par son successeur. Nimes, en particulier, aura lieu de s'applaudir de cette pensée de prévoyance : elle verra sa population s'accroître, son industrie se développer, et, sous la direction éclairée d'un de ses médecins, elle réalisera dans son hygiène de notables améliorations.

CHAPITRE III.

Les médecins nimois au XVIIIe siècle.

Pendant le cours de cette période, l'embellissement de la ville est à l'ordre du jour, sans être cependant l'unique préoccupation de la municipalité. Sous l'influence des événements, les progrès intellectuels s'affirment, et des idées de justice, d'humanité et de généreuse équité commencent à agiter les esprits. Concurremment la misère diminue : les familles riches ne sont plus gênées ; les familles aisées ne sont plus pauvres ; et les familles pauvres ne sont plus affamées. Ce ne sont pas sans doute tous les traits de la physionomie de cette époque, mais ce sont les seuls dont nous voulions parler. En d'autres termes, nous n'avons point dessein de faire, pour ce siècle, ce qui a été fait pour le précédent; nous voulons simplement, dans une rapide introduction, montrer les transformations de la cité et tout à la fois faciliter la parfaite intelligence de ce qu'il reste à exposer.

La révocation de l'édit de Nantes, la courte mais sanglante guerre des Camisards (1), avaient l'une

(1) Voici ce qu'en dit un médecin protestant qui vivait à cette époque. « Dans ce temps, toute la province étoit remplie de ces melancholiques hyppocondriaques apellés *Camizards*, qui prechoient partout les sentiments que leur imagination troublée leur persuadent venir du Saint-Esprit : ils faisoient convoquer quelques assemblées dans les-

et l'autre mis obstacle aux progrès de l'industrie, mais n'avaient pas anéanti celle-ci, comme on ne l'a que trop souvent répété. En dépit des entraves qui lui avaient été suscitées par le malheur des temps, elle ne s'était point sensiblement amoindrie ; mais, faute de débouchés, elle avait dû rester stationnaire. Cette situation économique, qui était, du reste, celle de la France tout entière, changea avec la fin de la guerre de succession. Sous la Régence et surtout sous le ministère du cardinal de Fleury, les fabriques se multiplièrent à Nimes, et, en dépit d'une concurrence redoutable, acquirent une prospérité jusqu'alors inconnue.

La principale industrie, celle qui a fait la for-

quelles, ayant débité leurs reveries, on faisoit une queste qui produisoit beaucoup pour le prédicateur. Notre malade, poussé par la pauvreté, s'imagina qu'il gagneroit assez du bien pour entretenir sa famille, s'il pouvoit avoir cette sainte inspiration. Le jeûne et la priere le préparèrent pendant quelque temps ; par cette préparation, son corps affoibli et son imagination troublée, il crut voir le Saint-Esprit qui lui disoit qu'en mettant les deux pouces sur les livres sacrés, il deviendroit par là capable de les expliquer. L'effet sembla suivre son désir ; son imagination tout à fait dereglée lui présenta le pouvoir qu'il avoit de prêcher ; il prêcha, c'est-a-dire il parla sans sçavoir ce qu'il disoit, comme faisoient tous ceux qui se meloient d'être prédicateurs et prophètes : mais comme pour lors le peuple commençoit à quitter cette folle opinion, qui l'avoit fait pendant si longtemps courir après ces fanatiques, les assemblées de notre maniaque furent petites, le gain fort modique, ce qui fit croire que ce ne devoit pas être Dieu ou le Saint-Esprit qui l'avoient inspiré, et que ce pouvoit être le diable qui l'avoit voulu tromper, s'etant transformé en ange de la lumière.

» Ce malade (27 février 1705) fut d'abord saigné du bras, après du pié, purgé ensuite avec le tartre émétique qui lui fit vomir, à ce qu'il disoit, son diable, et il prit, le soir de la purgation, le laudanum, qui le remit entièrement ». (Notes de Moise Baux. *Observations de médecine* de P. Baux, nᵒ 101.)

tune de notre bourgeoisie et a occupé de nombreux ouvriers, était alors la production de la soie et les divers genres de fabrication qui l'emploient comme matière première. Tandis que les uns filaient des cocons tant du pays que du Piémont, d'autres, utilisant la soie, en fabriquaient des étoffes et surtout des bas. A s'en référer aux documents de l'époque, ces derniers travaillaient surtout pour la consommation commune ; ils cherchaient sans cesse non pas à faire mieux que leurs concurrents, mais à produire à plus bas prix. Entre autres témoignages, je citerai le suivant, qui est significatif. A l'annonce d'un cadeau de bas de soie sortis de notre fabrique, un procureur parisien se hâte d'en dissuader l'envoi, car ils ne sauraient convenir à son élégance. Heureusement tous n'imitaient pas ce petit maître : la province se montrait moins dédaigneuse, et l'Espagne en particulier ouvrait largement ses frontières aux produits nimois.

Ce mouvement industriel, qui arriva à son apogée dans la seconde moitié du siècle, entraîna à sa suite les résultats les plus heureux. Non-seulement il apporta l'aisance à ceux qui jusqu'alors n'avaient connu que la gêne, mais encore il transforma la ville et lui donna une animation insolite. Les émigrations individuelles devinrent plus rares, alors que les immigrants, devenus plus nombreux, arrivaient de tous les points du royaume. Bref, la perspective d'un travail rémunérateur fit de Nimes un véritable centre d'attraction.

Grâce à ce concours de circonstances, le nombre des habitants s'accrut ; et, grâce à de sages réformes hygiéniques, la durée de la vie moyenne dépassa vingt-quatre années. La population qui, dans tout le cours du XVIIe siècle, avait augmenté de 4,000 âmes tout au plus, arriva, sous l'influence des progrès de l'industrie, à doubler et même à tripler ce nombre. Le mouvement ascensionnel, d'abord lent (1), devint rapide dans le second tiers du siècle, au fur et à mesure que les métiers arrivaient progressivement au chiffre de 5,000, et se traduisit par une augmentation de 15,000 âmes. De 1770 à 1783, la ville comptera même de 39 à 40,000 habitants: mais elle ne jouira pas longtemps de cette éclatante prospérité. Les souffrances de l'industrie qui précédèrent et suivirent la Révolution mettront obstacle à son évolution ascendante, et amèneront à la longue une diminution qui, d'après le relevé des baptêmes, ne sera pas moindre de 5 à 6,000 âmes. Qu'on en juge par les chiffres suivants. Au lieu de 4,672 baptêmes, moyenne annuelle établie d'après le dépouillement de quatorze années, on n'en relève plus que 4,420 en moyenne, dans les douze dernières années du siècle. Les événements politiques, le chômage des métiers, expliquent cette diminution, mais ne sauraient faire oublier le mouvement progressif qui avait précédé cette période.

(1) D'après le premier dénombrement, effectué en 1722, la ville et les faubourgs renfermaient alors 1,738 maisons, 4,725 familles et 18,141 personnes. En 1726, on compte 1,967 maisons, soit, en moins de cinq ans, une augmentation de 229 maisons. En 1734, il y a 6,127 chefs de famille et 20,225 habitants.

Pour donner asile à ses nouveaux habitants, la ville dut s'agrandir dans tous les sens. Non-seulement elle élève étages sur étages, fait disparaître les jardins attenant à plusieurs maisons bourgeoises, mais encore, trop à l'étroit dans sa vieille enceinte, elle développe les faubourgs existants et s'empresse d'en créer de nouveaux. Le Faubourg des Prêcheurs qui, en 1675, comptait tout au plus deux mille habitants, s'étend au nord du côté de la Crucimèle, tandis que les autres faubourgs, plus arriérés dans leur développement, s'agrandissent de jour en jour et marchent d'un pas lent mais sûr vers de nouvelles destinées. Quant aux nouveaux, construits presque tous depuis 1745, ils ne sont pas les moins favorisés ; et encore aujourd'hui ils se reconnaissent à la régularité de leur plan, à leurs grandes rues droites et bien tracées. Plus ouverts, bien percés, ils témoignent d'une meilleure ordonnance et trahissent l'intervention intelligente d'une municipalité éclairée.

La ville nouvelle n'aura garde d'imiter la vieille cité ; elle s'attachera, au contraire, à s'en distinguer. Les maisons y seront, il est vrai, de plus modeste apparence, mais elles satisferont davantage aux exigences de l'hygiène ; l'art du sculpteur n'en décorera pas les murs, mais le soleil y répandra la joie et la santé ; et l'artisan qui élira ce domicile s'y trouvera plus sainement que le bourgeois dans la demeure de ses ancêtres. Par suite de ces conditions nouvelles de bien-être, la mortalité décroîtra ; mais la diminution ne sera pas aussi marquée qu'on eût été en droit de l'espérer. Le tableau que nous venons de tracer a ses ombres : ici, ce sont des maisons sans cave et sans étage ; là, des rez-de-chaussée établis en contre-bas du sol de la rue ; ailleurs, des filatures dont les exhalaisons, au grand détriment des voisins, infecteront l'atmosphère (1).

Tandis que les particuliers construisent de nouvelles maisons, ou substituent à de vieilles masures des demeures appropriées au goût du jour, l'édilité ne reste pas inactive. Quelle que soit son origine, qu'elle provienne de l'élection ou qu'elle émane de la faveur royale, elle n'en poursuit pas moins le même dessein : et, en dépit de la modicité de ses ressources, elle s'occupe d'embellir et d'assainir la vieille ville. Sachons le reconnaître, elle obéit en cela à des tendances qui ont reçu un commencement d'exécution ; mais elle a le mérite d'entrer résolûment dans cette voie et la gloire d'y persévérer avec énergie.

Les dernières années du XVIIe siècle avaient vu, en effet, quelques utiles améliorations. Les principales rues avaient été pavées, et leur accès avait

(1) Les tirages ou filatures de cocons se trouvaient tous en dehors des portes de la ville ; mais les faubourgs, en se développant, les entourèrent de nombreuses maisons. Pour remédier aux inconvénients qui en résultaient, l'intendant de la province réglementa ces établissements (28 avril 1721). En 1748, lors de la réception faite au duc de Richelieu, le corps des marchands de soie équipa un escadron de cavalerie de 150 maîtres, tous revêtus d'un brillant uniforme rouge, avec parements et veste de satin jaune. On lit, à la date du 6 mai 1754, dans le registre du *Collège des Médecins* : « La ville est actuellement peuplée de fabriquants, de bons artisans, de marchands en gros et en détail, qui la rendent très commerçante et fort aisée ». Elle comptait en effet 4,000 métiers à bas dans sa jurande, et avait 1,860 métiers de toute espèce.

été définitivement interdit aux pourceaux ; une
ruelle conduisant aux Arènes avait été élargie (1) ;
le Grand et le Petit-Cours avaient été nivelés et
transformés en promenade par la plantation de
trois allées d'ormeaux ; la Maison-Carrée avait été
dégagée par la démolition des maisons contiguës,
et des Casernes monumentales avaient été édifiées,
au grand contentement des habitants. Comparati-
vement à la longue incurie du passé, c'étaient là
de sérieux progrès ; mais, qu'on nous permette de
l'ajouter, ils étaient bien peu de chose en regard
de ce qu'il restait à effectuer. Pour légitimer cette
opinion, il nous suffira d'énumérer les principales
améliorations que la première moitié du XVIIIe
siècle aura l'honneur de réaliser.

Est-il besoin de le rappeler ? c'est pendant cette
période que s'exécutent les grands travaux d'embellissement. Les premières réparations des Arènes, l'agrandissement de l'Esplanade, l'extension
de la Place d'Armes, et enfin la création de la magnifique promenade de la Fontaine datent de cette
époque à jamais mémorable pour les fastes de la
cité. Dans ce dernier travail, on se conforme au
précepte du poëte, en mêlant l'utile à l'agréable.
Pour faciliter l'écoulement des eaux et éviter leur
stagnation, les moulins de Saint-Sauveur et

______

(1) La communauté achète, en 1681, la maison où « souloit pendre
l'enseigne de la Rose, tout contre la porte Saint-Antoine », pour
ouvrir une rue, à la place de la ruelle allant dudit lieu aux Arènes,
laquelle était si étroite qu'une bête à dos chargée n'y pouvait passer.
En 1689, elle crée le Grand-Cours, depuis les Prêcheurs jusqu'au
Jeu-de-Ballon, et y fait planter 3,165 ormeaux.

d'Albenas sont démolis, ainsi que celui qui se trouvait à la Porte de la Magdeleine. Concurremment les rues sont améliorées, soit par l'achat de quelques maisons, soit en comblant les puits de la Grand-Table et de la Curaterie, soit en démolissant les gargouilles des éviers, les bancs de pierre, les auvents et les escaliers extérieurs. Les rues du faubourg de la Fontaine reçoivent un alignement, et les maisons construites le long des Quais doivent l'être d'après un plan uniforme.

La plupart de ces travaux et d'autres, moins importants quoique aussi utiles, ont été effectués pendant le consulat d'un médecin : et Nimes, oublieuse d'un administrateur qui lui a rendu de semblables services, n'a point encore songé à donner le nom de Deydier à l'une de ses nouvelles rues.

Pendant cette période où « le Dieu du commerce sur le Dieu des vers a le pas », l'instruction des citoyens ne sera point négligée, mais en général elle recevra une direction pratique. Nombreuses seront les écoles, mais modestes en seront les résultats. Les générations qu'elles concourront à former connaîtront mieux les lois de l'orthographe que les finesses de la langue française. L'industrie et le négoce absorbent la plupart des esprits ; quant à ceux qui ont d'autres visées, ils sont en trop petit nombre pour s'exciter les uns les autres et puiser dans une noble émulation les douceurs du commerce littéraire. L'Académie, qui eût pu servir à ceux-ci de trait d'union, ne vivait plus que par le souvenir. Fondée en 1682, elle avait cherché, non sans éclat, à vulgariser la

langue des Corneille, des Bossuet et des Racine ;
mais, à la mort de Fléchier, son illustre protecteur, elle avait dû interrompre ses séances hebdo-
madaires. L'interruption dura de longues années,
et tous les membres avaient disparu, à l'exception
du marquis d'Aubais, lorsque quelques hommes,
au premier rang desquels il faut citer un jeune
médecin, Razoux, conçurent le généreux dessein
de la ressusciter. Grâce à la persévérance de leurs
efforts, la tentative aboutit, et l'année 1752 vit la
reprise des travaux de notre Académie.

La manière de vivre s'est modifiée au contact
des richesses. Le jeu, jusqu'alors réservé aux
grands, est devenu la passion dominante de toutes
les classes ; les progrès de l'art du traiteur (1) ont
fait rechercher les plaisirs de la table, et la création d'une salle de spectacle a développé le goût
pour les représentations théâtrales. Le luxe, qui
s'étale dans la toilette des femmes et même des
hommes, n'a pas toutefois pénétré dans l'ameu-
blement. Des chefs de famille, qui portaient des
habits galonnés d'or, avaient leur cuisine pour
salle à manger, et se glorifiaient de conserver les
meubles de leurs ancêtres. Les tapisseries d'étoffe
couvraient rarement les murs, et les « salles à
recevoir » avaient pour tout ornement les portraits de famille.

(1) Les traiteurs en renom, au milieu du XVIIIe siècle, étaient
Albisson et Ratyé. Ce dernier avait acheté, d'un de ses clients, qui,
à force de bons dîners, avait mangé une partie de sa fortune, une
campagne à Jonquières, que l'on avait surnommée *le Mas de la Fricasse*. Cette propriété a appartenu à un membre de notre Académie,
le regretté M. Maumenet.

Concurremment les mœurs se sont policées et
ont perdu de leur rudesse. Avec une civilisation
plus raffinée, les passions sont devenues moins
violentes et les relations ont gagné en courtoisie.
Quant aux citoyens, ils ne sont plus aussi indiffé-
rents à la chose publique ; et, moins absorbés
dans la vie communale, ils s'associent aux joies et
aux tristesses de la mère-patrie (1).

Au sein de ce milieu, métamorphosé par le
négoce et les progrès de l'industrie, les médecins
ont fait bonne figure et se sont constamment montrés à la hauteur de leur position : aussi, à défaut
des honneurs et des dignités auxquels ils ne pouvaient prétendre, ils ont eu la considération due
à leur caractère et l'estime méritée par la multiplicité de leurs services.

C'est une justice à leur rendre : ils étaient plus
instruits que leurs devanciers, mais en même
temps ils étaient moins préoccupés du décorum.
S'ils portent encore la *perruque à trois marteaux*,
ils ont remplacé la robe par l'habit noir ; et, tout
en gardant la gravité inhérente aux soucis de leur
ministère, ils ont l'allure moins solennelle, la
démarche moins guindée et le langage moins empreint de pédantisme. A peine sortis des écoles,

(1) Consultez à ce sujet Razoux, *loc. cit.*, p. 25, et deux mémoires
manuscrits qui se trouvent dans les archives de notre Académie. Le
premier est intitulé : « Mémoire sur la comparaison des mœurs anciennes et nouvelles » ; le second est une « Copie de réponses à des
questions de topographie médicale, faites par M. le Préfet du Gard ».
Ce dernier a été écrit en 1807 ; il est, comme le précédent, l'œuvre
du docteur Phélip.

ils ont banni le jargon scholastique, et, aux prises avec les difficultés de la pratique, ils ont substitué à la routine, cette rouille du progrès, l'expérience qui rajeunit et féconde. S'ils sont parfois timides, parfois ils se montrent audacieux, et à l'occasion savent voler de leurs propres ailes. Sans doute ils préfèrent la synthèse à l'analyse, mais ils lisent plus souvent que par le passé dans le grand livre de la nature; sans doute ils restent tout aussi respectueux envers leurs maîtres, mais du moins ils soumettent l'opinion de ceux-ci au creuset de la critique et de l'observation.

Assurément tout n'est pas parfait dans leur pratique; mais si, à certains indices, on sent que le XIXᵉ siècle n'est pas loin, à certains autres on s'aperçoit que le XVIIᵉ est encore tout proche. Il y a lutte entre les deux courants; mais disons, à l'honneur des médecins nimois, qu'ils se préoccupent moins du passé que de l'avenir. Ce n'est pas le seul éloge auquel ils aient droit: non contents de se tenir au courant de la science, ils s'ingénient à la faire progresser. Sans doute ils n'y ont pas toujours réussi, mais du moins on doit leur savoir gré de leurs efforts et de la générosité de leurs intentions.

Mais venons aux détails, et, nous appuyant sur les documents originaux, retraçons l'histoire des médecins nimois pendant le XVIIIᵉ siècle. Nous nous bornerons à en relater les principaux épisodes; car, sans cette précaution, ce chapitre acquerrait des développements démesurés.

L'épisode qui, chronologiquement, a droit à la première place, a déjà été signalé par Ménard;

mais le registre du collége fournit à cet égard des
détails qui nous permettent de l'envisager sous
un jour tout nouveau. Naturellement nous adop-
terons ce guide, sauf à le compléter chemin faisant, quand il se trouvera en défaut.

Les médecins, plus attentifs au soin de traiter
leurs malades qu'à celui de se procurer des honneurs, avaient jusqu'alors assez mal rempli leurs
devoirs de citoyen ; et, lors des élections des consuls, ils brillaient par leur absence. Comprenant
plus tard que telle ne devait pas être leur conduite, ils se rendirent à l'Hôtel de Ville ; mais
quel ne fut pas leur étonnement de s'y voir
accueillis par des railleries et des quolibets?
S'étant enquis des raisons de cet accueil pour le
moins singulier, ils apprirent qu'en se mettant à
côté des avocats, ils avaient manqué aux lois de la
préséance, puisque le règlement, lu chaque année
le jour de la nomination consulaire, les plaçait au
second rang, après les bourgeois et les marchands.
Ils ne crurent pas devoir supporter une situation
inférieure à leurs grades; et, après avoir pris l'avis
des gens éclairés dans les affaires, ils convinrent à
l'unanimité de poursuivre, par toutes les voies de
droit, la réparation du tort qui leur était fait (1).
En conséquence, ils font signifier au maire et aux
consuls d'avoir à les placer dans la première
échelle ; et, comme leur demande reste sans réponse, ils adressent aux mêmes fins une requête à

---

(1) Le récit de cette séance manque ; mais celle du 7 décembre 1716
relate les démarches précédentes et celles qui ont suivi l'envoi de la
requête à M. de Basville.

Mgr de Basville, intendant de la province. Se retranchant sur la noblesse de leur profession, bien supérieure à l'état de ceux auxquels on les avait associés, ils appelaient en témoignage et l'Écriture sainte et les lois romaines, et à ces autorités ils joignaient de fortes raisons de convenance tirées des services qu'ils rendaient tous les jours à la chose publique. Ils disaient que, si les avocats défendent les intérêts, la fortune et le patrimoine des citoyens, eux leur procuraient le plus précieux de tous les biens, la conservation de la santé. En un mot, les avantages de la jurisprudence ne sont pas plus relevés que ceux de la médecine, et partant les médecins doivent, en toute logique, concourir avec les avocats pour la charge de premier consul.

Cette requête, aussi modérée dans le fond que dans la forme, ne fut pas reçue avec le calme auquel elle avait droit, et, en dépit des termes mesurés de sa rédaction, provoqua la plus vive des émotions. Si les consuls, auxquels elle fut tout d'abord renvoyée, eurent une attitude correcte et digne des représentants de l'autorité, il n'en fut pas de même des avocats, qu'elle mettait directement en cause. Appelés à soutenir leurs intérêts, à défendre leurs priviléges, ils jetèrent feu et flamme, et, dans leur ressentiment, mêlèrent les injures aux propos malsonnants.

Les médecins n'eurent garde de les suivre sur ce terrain ; mais, outrés de ce procédé, ils leur firent une réponse qui n'était pas dépourvue de malice. Après avoir rappelé l'égalité de leurs grades, le témoignage de leur confraternité — ils n'exigeaient d'eux, pour tout honoraire des soins qu'ils leur donnaient dans leurs maladies, qu'un retour d'amitié — ils ajoutaient que l'injustice de leur opposition rompait les liens d'une union déjà ancienne. En conséquence, ils n'auront plus, pour les avocats et leur famille, les égards qu'ils ont toujours eus pour eux, mais les traiteront sur le même pied que des étrangers. Sans doute ils leur donneront toute l'attention dont ils sont capables, mais en retour ils tiendront un mémoire exact des visites qu'ils leur auront faites, de l'apothicaire qui aura fourni les remèdes, du nom du chirurgien et du nombre des saignées qui leur auront été pratiquées. Pour éviter toute confusion, les ordonnances les concernant seront écrites en latin, non-seulement pour les maladies réglées, mais encore pour les consultations : et, la maladie terminée, le mémoire sera remis entre les mains du syndic, pour que celui-ci en demande le paiement. Quant à l'argent ayant cette origine, il sera déposé dans une bourse commune et servira aux besoins du collége (15 mars et 1er décembre 1717) (1).

On ne sait si les médecins restèrent fidèles à cette décision (2) ; mais on peut affirmer que les avocats n'en persistèrent pas moins dans leurs ré-

(1) Les avocats désignés nominativement sont : Viala, Caumette, de Pouzol, Graverol, Rousset, Fabre, Pouget, Manuel, Combes, Dupin, Fournier, Aldebert, Pascou.

(2) P. Banx écrivit, à cette occasion, une savante dissertation pour démontrer que la médecine n'était point bannie de Rome, et qu'elle était pratiquée par d'autres que les esclaves (V. p. 143 du manuscrit).

solutions. Plus versés que leurs antagonistes dans les ressources juridiques, plus riches et surtout plus nombreux, ils eurent l'habileté de soumettre l'affaire à toutes les juridictions et l'adresse de décliner successivement la compétence des juges qui étaient appelés à en connaître. Craignant que l'intendant ne se laissât influencer par ce qui se passait à Montpellier, où les docteurs Ranchin et Solignac avaient été premiers consuls, ils se pourvoient au Parlement de Toulouse; et, grâce à leur crédit, obtiennent des lettres portant évocation de l'instance devant ce tribunal. Quatre mois plus tard (14 octobre 1717), le procès est évoqué au *Conseil d'Estat du Roy*, puis, à la suite d'une commission du grand sceau, arrive au Conseil privé du Roy. Sans doute ce n'était point un enterrement, mais en réalité ce fut un ajournement indéfini.

Bref, l'affaire resta sans solution, mais les prétentions des médecins n'étaient pas sans quelque fondement. Je n'en veux pour preuve que le succès que de semblables demandes ont obtenu dans d'autres villes; mais peut-être convient-il de faire ressortir la hâte que les médecins nîmois ont mise à revendiquer leurs priviléges. S'ils n'ont pas réussi, ils ont eu l'honneur d'avoir ouvert la voie.

Quelques années après, les alarmes causées par la peste de Marseille donnèrent un nouvel aliment à leur activité, et leur fournirent l'occasion de mettre en relief leurs qualités professionnelles. Aux approches de cet ennemi redoutable, aucun d'eux ne pensa à déserter son poste; tous, au contraire, cherchèrent à se rendre utiles en signalant à l'autorité les moyens de prévenir les atteintes du fléau.

Grâce à leur intervention officieuse, d'utiles mesures furent prises et rencontrèrent la complète approbation du professeur Astruc, venu accidentellement dans notre cité. Le tirage des cocons fut réglementé et soumis à de sages précautions ; les marchandises de provenance suspecte furent mises en quarantaine et à l'évent, etc.. etc. En vertu de l'axiome : *Si vis pacem, para bellum*, les boutiques des apothicaires et des droguistes furent visitées et soigneusement examinées. D'après le rapport du médecin Durand, qui s'est particulièrement distingué dans cette circonstance, les magasins étaient suffisamment fournis pour parer à tous les besoins ; mais il y avait très-peu d'ipécacuanha, de casse, de tamarin et de manne, que l'on s'empressa d'acheter. La thériaque, ce monstrueux mélange qui obtiendra les éloges de Bordeu, fut composée de la manière la plus authentique et la plus solennelle. Non-seulement, suivant les us et coutumes, la préparation en fut faite par devant les médecins, qui vérifièrent soigneusement chacune des drogues successivement jetées dans la marmite, mais encore elle eut lieu dans la cour de l'Hôtel de Ville, en présence des consuls et du lieutenant général de police. Après sa confection, qui eut lieu avec toute l'exactitude possible, les apothicaires dressèrent une thèse contenant l'énumération des drogues entrées dans cette singulière et bizarre composition.

L'intervention des médecins en cette circonstance ne se borna pas à ces actes ; et l'un d'eux, pris d'une noble ambition, puisa, dans son zèle pour le salut de la patrie, la force de composer un traité sur ce terrible fléau. Cet ouvrage, imprimé à Toulouse en 1722, fait le plus grand honneur à l'auteur : non-seulement il montre tout l'amour de P. Baux pour ses concitoyens, mais encore, ce qui ne gâte rien, il témoigne d'un véritable talent.

On le voit, les médecins du XVIIIe siècle ont rompu avec les anciens errements; et quoique, à l'égard de la peste, ils soient tout aussi désarmés que leurs devanciers, ils n'ont garde d'imiter leur conduite. Loin de se conformer à l'ancien proverbe : — Quitter la ville avec diligence, aller loin et revenir tard, — ils restent au poste du devoir, prêts à combattre et à mourir, s'il le faut.

D'après l'édit de 1692, le *médecin royal* possédait, entre autres prérogatives, celle d'assister aux rapports des malades blessés ou autres, qui seront ordonnés en justice ; mais, pour divers motifs, son concours était réclamé le moins possible. Cette négligence n'était pas seulement préjudiciable à la bonne expédition des affaires, elle diminuait du même coup les modestes revenus de cette charge. A la suite de réclamations formulées par le médecin royal en exercice, un règlement, en date du 14 août 1694, était intervenu ; mais les chirurgiens s'étaient empressés de l'oublier, et, en tout cas, n'en avaient tenu nul compte (1). Les médecins patientèrent longtemps, puis, de guerre lasse, firent assigner, par devant le sénéchal, la commu-

(1) Les deux chirurgiens jurés-royaux recevaient chacun trois livres, et pareille somme était comptée au médecin royal.

nauté des chirurgiens, demandant à ce qu'il fût fait à celle-ci « inhibition et défenses de faire, à l'avenir, aucune espèce de rapport sans l'assistance du médecin royal », et réclamant, à titre d'indemnité, l'honoraire de tous les rapports rédigés sans la participation de ce dernier.

Cette mise en demeure émut au plus haut point les chirurgiens. Convoqués, à la date du 10 mars 1722, par leur doyen et syndic, après en avoir mûrement délibéré, ils donnèrent charge à leur procureur de demander la relaxe avec dépens, attendu que le procès intenté était un *procès de chagrin*, et des plus mal fondés. Dans la requête démonstrative adressée un peu plus tard au sénéchal, ils s'attachent à justifier leur dire et à établir la légitimité de leurs prétentions.

De la lecture attentive de cette pièce, il ressort que, si le médecin royal doit assister aux rapports des malades, blessés ou autres, qui sont ordonnés être faits en justice, sa présence est inutile en ce qui concerne *les rapports dénonciatifs*, c'est-à-dire les corps morts, les blessés, les noyés, les mutilés, les prisonniers, qui se font sans la formalité du serment et sur la simple réquisition d'une partie. En agir autrement serait aller contre la disposition de la justice et l'intérêt des parties. Sans doute, il n'est pas de blessure qui n'ait une durée plus ou moins longue, qui n'entraîne incapacité de travail, cicatrice ou difformité; qui ne nécessite en somme un pronostic; mais les chirurgiens, reconnaissant sur ce point leur incompétence, se contentent de dire l'état présent, sans entrer dans de plus amples détails.

Eviter la formalité du serment, épargner des frais au public, tels furent la raison de leur conduite et l'argument capital de leur requête. Singulière époque, où l'on pouvait soutenir un procès semblable et invoquer une aussi piètre défense !

Condamnés par jugement du sénéchal, en date du 11 juin 1723, les chirurgiens s'empressèrent de signifier appel ; mais, sur l'opposition de l'un d'eux, ils se résignèrent, quelques jours après, à payer les dépens. Ils firent plus : pour montrer leur bon vouloir, ils réglèrent, avec les syndics des médecins, les cas où ceux-ci doivent être appelés, afin d'éviter des procès « qui fatigueraient l'un et l'autre corps en de grandes dépenses » (10 juillet 1725).

Ces dispositions bienveillantes furent de courte durée : peu après, la trève était rompue, et la guerre reprenait de plus belle. Cette fois, les chirurgiens ouvrirent le feu ; mais, dans leur désir de prendre une revanche, ils attaquèrent avec une précipitation qui leur porta malheur.

Depuis plusieurs années, il y avait, à Nimes, un chirurgien du nom de Dubois (1), privilégié pour pratiquer la taille, opérer la cataracte et traiter les hernies. Pensionné du diocèse et de la communauté (il avait une pension annuelle de 500 livres), gagnant beaucoup, en sa qualité d'opérateur, protégé par la plupart des médecins, qui

---

(1) Il habitait au coin de la rue de l'Agau, du côté du moulin Campagnan.

se louaient de son concours intelligent, il était accusé d'exercer la chirurgie dans toute sa plénitude ; car, contrairement aux statuts en vigueur, il n'avait point été reçu maître par la corporation. Il n'en fallait pas tant pour exciter, avec la jalousie, la haine des chirurgiens : aussi, dans leur dépit de le voir dans l'opulence, tandis qu'ils se trouvaient dans un état voisin de la misère, ils lui firent signifier, à la date du 23 septembre 1726, défense d'exercer la chirurgie.

Cet *exploit* avait, à la rigueur, sa raison d'être, en ce qui concerne Dubois : mais à quoi bon y comprendre P. Baux, docteur en médecine ? En admettant qu'il se fût signalé par des paroles de dénigrement, qu'il eût détourné les malades d'aller trouver les maîtres chirurgiens, comme ils le disaient, cette association était une insigne maladresse : car on se créait du même coup un adversaire redoutable. Après réflexion, les chirurgiens le comprirent, et, trois jours après, déclarèrent, par un nouvel exploit, que l'assignation donnée au sieur Baux le fils l'avait été par mégarde. Loin de se contenter de cette retraite, il n'en fut tenu nul compte : au contraire, le collège tout entier, prenant fait et cause pour l'un de ses membres, demanda, par son organe : 1° que les médecins conservent la liberté, qu'ils ont toujours eue, de conseiller à leurs clients ce qu'ils croiront de plus convenable pour leur santé, et, à cet effet, de se servir de Dubois ou de telles personnes qu'ils jugeront suffisantes ; 2° que le médecin royal, conformément à l'édit de février 1692, assiste à l'examen des aspirants en chirurgie ; 3° qu'il soit fait défense aux maîtres en chirurgie d'exercer la médecine.

Quant à Dubois, objet principal du procès, il se borna à nier tout ce qui lui était reproché. Il ne pratique pas la chirurgie dans toutes ses parties, il s'en tient aux maladies et opérations pour lesquelles il a un privilége. S'il a pansé des blessés, c'est fortuitement ; il a soigné seulement ceux qui avaient langui longtemps entre les mains des chirurgiens sans pouvoir guérir, et qui lui avaient été adressés par les médecins dans un but d'humanité.

Le 27 mars 1727, le procureur des chirurgiens sollicite du sénéchal le *démis* des requêtes des médecins, et appuie sa prétention sur un volumineux mémoire, bourré de citations latines et rempli d'expressions malsonnantes. « Ce procès, écrivait-il, n'est pas un procès d'émulation ni d'envie, mais un procès de force et de nécessité. Le but des médecins est d'attraper quelque argent ; tant il est vrai que Pline n'a pas tort de dire que l'avarice est naturelle aux personnes de cette profession, ni le poète de raconter qu'Esculape, le père de cet art, fut, à cause de ce vice, foudroyé par le tonnerre ».

La réponse ne se fit point attendre, et n'eut pas de peine à réduire à néant ces accusations ridicules.

Poursuivant sa tâche, P. Baux se fit le défenseur des intérêts du Collège de médecine. Dans un premier factum, il établit les droits et priviléges des médecins ; dans un second, il réfuta victorieusement le mémoire des maîtres chirurgiens.

Malgré toutes mes recherches, je n'ai pu me procurer ces curieux documents; mais, à s'en référer à Ménard (*Hist.*, t. VI, p. 483), ils étaient remarquables et remplis de solides raisons et de savantes autorités. Le futur professeur de Montpellier, Boissier de Sauvages, qui en avait lu un des premiers exemplaires, les trouvait admirables, mais trop retenus. « Je ne puis voir sans dépit, ajoutait-il, que des idiots et des ignorants, qui n'ont fait que passer des rasoirs ou savonné la barbe des paysans ou des gens dont ils étaient valets de chambre, se veuillent insolemment mêler de gouverner les maladies les plus sérieuses et se mettre à niveau des gens qui, par leur naissance ou leur savoir, les passent de cent piques ou qui les ont eus eux-mêmes pour valets. J'espère cependant que l'établissement des médecins chirurgiens, élevant leur art au point d'honneur qu'il mérite, avilira et jettera dans l'oubli ces crasseux, ou les réduira au seul métier qu'ils soient capables d'exercer, c'est-à-dire aux barberies. Un apothicaire, et cela arrive tous les jours, eut l'effronterie de me raconter, de sang-froid, qu'il avait eu quelques malades qui l'avaient bien fait rêver et suer ; qu'il avait purgé de cette façon, médicamenté de celle-là ; en un mot, il venait épiloguer et comme consulter avec moy. Je me mis au-dessus du dépit que cela pouvait me causer; je me contentai de me moquer de lui et de le laisser philosopher seul, fort surpris qu'un cuistre, qui ne devrait parler qu'à des *culs,* me vînt dire ces ridicules prouesses en face ». (Correspondance inédite. Lettre du 7 novembre 1727) (1).

Pendant ce temps, les chirurgiens ne perdaient pas courage : non-seulement ils persévéraient dans leur entreprise, mais encore, dociles à la voix de leurs conseils, ils devenaient audacieux jusqu'à la témérité. Qu'on en juge par cette rapide énumération. Le 24 septembre 1727, ils demandent, pour la seconde fois, le démis des requêtes et *l'adjudience de fins* par eux prise dans leur requête introductive d'instance, excepté en ce qui concerne M. Baux, qu'ils désavouent de plus fort ; le 20 novembre, troisième requête demandant à ce que le procureur des médecins réintègre le procès d'entre parties, qu'il a retiré depuis le 6 octobre dernier ; le 28 novembre 1728, quatrième requête demandant encore la réintégration du procès, la contrainte du procureur et l'interdiction des fonctions de sa charge. Ce fut sur cette menace que le procès fut rendu, et que de nouveaux exploits succédèrent aux précédents. Bref, vingt-cinq actes avaient été signifiés, lorsque la cour du sénéchal rendit, le 1er avril 1729, son jugement. Les chirurgiens, dans leur ressentiment, en appelèrent, le 27 juin ; mais, quelques jours après, revenus à des idées plus sages, ils firent signifier leur désistement.

----

(1) Pour les faire rougir de leur ignorance, P. Baux, à peine promu au doctorat, avait ouvert un cours d'anatomie, et, à Alais, Sauvages se proposait d'en faire autant. (Lettre inéd. du 18 déc. 1728.) « J'ai fait, cette année, un petit cours d'anatomie sur un beau cadavre, *coram fratribus chirurgis, qui nil simile unquam viderunt.* (24 janv. 1733).

La note à payer s'éleva à trois cent quatorze livres sept sols, dont Baux, Astruc, anciens syndics, et Mathieu, syndic de l'année courante, donnèrent quittance. C'était la moitié des dépens à laquelle la communauté des chirurgiens avait été condamnée, sur le rapport du conseiller Ferrand.

Ce procès tourna à la confusion des vaincus; mais néanmoins, comme tous les procès de ce genre, il resta sans avantage pour les vainqueurs. En d'autres termes, il ne modifia en rien la situation : si les médecins continuèrent à employer Dubois, les chirurgiens, de leur côté, sortant de leurs attributions, exercèrent de plus belle la médecine, ainsi que cela ressort des documents contemporains. Il eut cependant un résultat appréciable : il accrut les dettes des deux compagnies et enrichit les procureurs. La justice du temps n'était pas précisément à bon marché, et elle a été accusée, non sans quelque raison, de mettre sur la paille les plaideurs enragés.

Pour n'avoir pas à revenir sur ce sujet, disons que ce fut là la dernière lutte avec les chirurgiens; mais, pour rendre hommage à la vérité, constatons que ce ne fut pas la faute de ceux-ci, si de nouveaux procès ne furent pas engagés. Maintes fois, dans le cours de son existence, le collège se trouvera en présence d'agissements regrettables; mais, dans un esprit de conciliation, il fermera les yeux et surtout s'abstiendra de poursuivre les délinquants.

A quelque point de vue qu'on se place, on ne saurait trop le louer de cette conduite. Ce n'est pas que nous approuvions l'exercice illégal de la médecine ; mais nous estimons que la répression de ce mal doit être laissée à l'initiative de la magistrature. Quelque motivée que pût paraître à certains l'intervention de la Compagnie, elle semblait inopportune à la majorité. Ces débats, sans cesse renouvelés, étaient stériles et compromettants pour la dignité professionnelle.

A ces considérations d'un ordre supérieur venaient s'en joindre d'autres qui, quoique secondaires, n'en concouraient pas moins au même but. Le nerf de la guerre manquait au collège, et la mort venait de lui ravir le chef éprouvé qui l'avait mené à la victoire.

En dépit de l'adage *Dat Galienus opes*, l'exercice de la médecine n'a jamais conduit aux richesses ; aussi ne faut-il pas s'étonner si les facultés financières du collège ont été, à toutes les époques, extrêmement modiques. Loin de posséder la moindre ressource, la Compagnie vivait au jour le jour ; elle avait des dettes, qu'elle s'efforçait courageusement d'éteindre sans pouvoir y parvenir. En attendant ce jour, qu'elle ne devait point voir, elle avait cherché à diminuer la quotité d'intérêt qui incombait à chacun de ses membres ; et dans ce but elle avait emprunté une somme de deux mille livres à un sieur Isaac Cabanes, officier de Mgr le duc d'Orléans. En apparence, c'était une affaire d'or, puisque l'intérêt était au 2 1/2 ; en réalité ce fut une affaire déplorable, qui se termina par la plus cruelle des déconvenues. D'une part, les créanciers, se targuant de leur contrat, refusèrent d'être immédiatement remboursés ; de l'autre, à l'expiration des délais légaux, les billets qui représentaient le capital furent décriés et de nulle valeur. Un procès s'ensuivit à la Chambre des Requêtes de Paris, et le collège, doublement victime du système de Law, eut à ajouter seize cents livres à son passif.

S'il parvient à éteindre cette nouvelle dette par des prodiges d'économie, il sera moins prompt à combler le vide que la mort lui aura causé. Pour obéir à ses traditions, chaque année il élira un nouveau chef et lui confiera le soin de ses destinées : mais il trouvera rarement dans ce chef improvisé le guide et le conseil dont il pourra avoir besoin. Il aura des soldats plus ou moins vaillants, plus ou moins instruits : mais, une fois seulement dans sa longue existence, il comptera dans son sein un membre qui, payant de sa personne, défendra noblement ses intérêts. Est-il besoin de le dire, P. Baux a rempli ce rôle ; mais, à sa mort survenue inopinément, il n'aura pas de successeur. Nul parmi ceux qui lui survivent ne sera en mesure de recueillir cette part de son héritage ; et son fils lui-même, quoique plus instruit, s'abstiendra de marcher sur ses traces. Quant aux générations qui suivront, elles seront encore moins empressées à engager la lutte : ce ne sera pas par défaut de talent ou excès de dédain, mais bien plutôt par tolérance ou peut-être encore découragement. C'est du moins l'impression que laisse la lecture des comptes rendus officiels des séances. De temps à autre on y relève, il est vrai, des plaintes contre la conduite des chirurgiens ; mais, à en juger par l'insuccès de mes recherches, tout se borne à quelques remontrances.

Cette ligne de conduite s'explique par l'état de la société. Non-seulement les mœurs se sont adoucies, mais encore, à cette époque, les chirurgiens ont acquis une influence et une considération qu'ils n'avaient pas eues jusqu'alors. Après avoir été trop longtemps tournés en dérision, ils sont devenus les favoris de la cour et des grands. Pour opérer ce changement, il a suffi d'un homme, mais cet homme a nom La Peyronie. Parvenu au comble des honneurs et jouissant d'une faveur illimitée, le premier chirurgien de Louis XV n'a point suivi l'exemple de ses prédécesseurs ni oublié ses humbles commencements. Loin de renier ses modestes confrères, il se souviendra d'eux et s'appliquera à leur créer un nouveau blason. Ils étaient fiers de leur adresse manuelle, il exigera qu'ils le soient de leur science ; ils manquaient d'émulation, il l'excitera en eux en créant l'Académie de chirurgie dont il posera les fondements.

Ces hauts témoignages d'estime, que le temps devait accroître, furent le point de départ de la fameuse querelle des chirurgiens avec les médecins. Les chirurgiens nimois, qui ne brillaient pas précisément par l'instruction, n'y prirent, il est vrai, aucune part, mais ils applaudirent chaleureusement aux efforts des défenseurs de leur cause. S'ils ignoraient trop les belles-lettres pour intervenir, ils avaient l'esprit trop ouvert pour ne pas saisir les conséquences pratiques de ce long débat. Ils ne se contentèrent pas d'en tirer orgueil, mais puisèrent dans cette circonstance de nouveaux motifs pour accroître leur audace et multiplier leurs téméraires entreprises. Le collège des médecins fut le témoin attristé de ces incessants empiétements, mais ne paraît pas s'en être ému outre mesure. La plupart de ses membres se plaindront avec plus ou moins d'amertume de la situation qui leur est faite, mais aucun ne s'occupera de l'améliorer. Tous rêveront un sort moins précaire, mais aucun ne sera appelé à voir la réalisation de ses modestes utopies.

Reprenons maintenant le narré des événements qui se sont effectués pendant ou après cette période. S'ils ont, au point de vue général, une moindre importance, ils ne sont pas sans intérêt et donnent en particulier une idée du mouvement scientifique. C'est du moins le point de vue que nous nous efforcerons de mettre en saillie.

Le collége des médecins nimois acquit son maximum de prospérité dans la seconde moitié du XVIIIe siècle. En 1735 notamment, il est réduit à cinq membres actifs (1) ; mais il ne devait pas rester longtemps dans cette situation vraiment exceptionnelle ; et, aux approches de son premier centenaire, il eût été en droit de fêter l'éclat de son accroissement. Subissant le contre-coup des événements qui devaient amener la transformation de la ville, non-seulement il avait rapidement comblé ses vides, mais encore il avait dû élargir ses rangs pour faire place aux nouveau-venus.

(1) Ce sont, par ordre d'ancienneté : Durand, Jacques Razoux, Astruc, Mathieu et Baux. Quant au doyen, Osias Lafont, s'il assistait aux séances qui avaient lieu dans sa maison, à raison de son grand âge il ne pratiquait plus la médecine.

De 1740 à 1750, il associe à ses travaux Deydier, Feyt, Razoux, Mitier, Salgues, Roustan, et acquiert, par ses adjonctions successives, une réelle importance, due moins au nombre de ses agrégés qu'à la variété de leurs talents.

Cette jeune génération, manifestement supérieure à celle qui l'avait précédée, avait puisé son éducation professionnelle à l'université de Montpellier. Aux yeux des observateurs superficiels, elle avait été soumise au même enseignement; mais, pour ceux qui vont au fond des choses, il était facile de reconnaître qu'elle avait reçu une impulsion toute différente. Tout en gardant le vieux jargon scolastique, et continuant à dicter les leçons en latin, les professeurs du temps s'étaient imprégnés d'un esprit nouveau. Non contents de prendre une part de plus en plus active au mouvement intellectuel, ils y associaient leurs élèves, soit en leur inspirant leurs thèses, soit en leur communiquant, avec l'amour du progrès, la passion des recherches scientifiques.

Ce n'est point ici le lieu de rappeler l'histoire de leurs travaux, mais c'est le cas de dire que leurs efforts n'ont pas toujours été stériles, et que quelques-uns de leurs élèves ont répondu à leur attente. Pour s'en tenir aux médecins nîmois, les belles et persévérantes *Observations météorologiques* de P. Baux, les *Tables nosologiques*, dressées à l'Hôtel-Dieu par Jean Razoux, et d'autres mémoires de moindre importance, sont des témoignages avérés de l'impulsion reçue et de l'excellence de la direction première. Enfin les élèves ne se contentent pas toujours de marcher à la suite de leurs anciens maîtres, ils les devancent parfois, notamment dans la question si controversée de l'inoculation (1).

La petite vérole avait, en ce temps, une regrettable prédilection pour notre ville; et, malgré toutes les précautions, y faisait de fréquents retours périodiques. Tous les quatre ou cinq ans, elle éclatait, soit au printemps, soit en automne; et, après avoir revêtu le caractère épidémique, prélevait, suivant les circonstances, une dîme mortuaire plus ou moins considérable. Naturellement les enfants fournissaient le contingent le plus élevé, et dire que leur mortalité dépassait de cinq cents au minimum celle des années indemnes, c'est montrer du même coup la gravité et l'intensité de la maladie. Bref, elle constituait une lamentable

(1. Pour être juste à l'égard de l'université de médecine de Montpellier, il convient de rappeler que, dès 1717, c'est-à-dire l'année même où «mylord Wortley-Montague fit inoculer son fils unique à Constantinople, par M. Maitland, son chirurgien, la question de l'inoculation y avait été agitée par M. Boyer, mort, il y a quelques années, médecin du Parlement de Paris, dans une thèse de bachelier. Quatorze ans après (au mois de novembre 1731), notre illustre Marcot, appelé depuis auprès des enfants de France, lorsqu'on voulut en assurer la santé, eut encore à traiter le même sujet dans la dispute d'une chaire vacante par la démission du célèbre M. Astruc, et il se déclara hautement pour cette pratique». Mais constatons également que la première inoculation faite dans cette ville le fut par un Nimois, et que ce fut seulement six ans plus tard que d'autres inoculations furent effectuées. (V., pour plus de détails, *Traitement de la petite vérole des enfants*, par H. Fouquet. Amsterdam, 1772, p. 27 et *seq.*). J'y relève encore le passage suivant : «Tandis que, depuis quelques années, elle ne cessait de prospérer à Nîmes même, qui est à nos portes, sous les Razoux, les Deydier, les Pignol, les Nicolas et autres personnes de l'art, Montpellier comptait à peine, il y a quelques mois, six inoculations dans son enceinte ».

calamité publique ; n'épargnant personne, elle faisait trembler riches et pauvres, et était pour les médecins un véritable cauchemar.

Tandis que, de tous côtés, on cherchait les moyens d'éviter cette menace permanente, le remède à lui opposer existait dans la maladie elle-même. Pratiquée de temps immémorial en Afrique et en Asie, introduite à Constantinople en 1673, importée de là en Angleterre par lady Montague, l'inoculation n'avait pas tardé à se répandre dans toute l'Europe ; mais, en dépit de tous ses avantages, elle était loin d'avoir conquis ses lettres de naturalisation, lorsque le collège des médecins se détermina à l'expérimenter.

Pour ne rien laisser à l'imprévu et se conformer aux règles les plus accréditées, deux de ses membres les plus autorisés, Baux et Razoux, s'adjoignirent un jeune chirurgien et lui conseillèrent d'aller à Genève suivre la pratique du célèbre Tronchin. Grâce à de chaleureuses lettres de recommandation, la mission aboutit ; mais Nicolas, auquel elle avait été confiée, trompa les espérances de ses patrons. Sans doute, dans le Discours préliminaire de son *Journal des inoculations*, il se pose en victime ; mais cette attitude est-elle en rapport avec sa conduite passée? L'obstination qu'il a mise à refuser à Razoux la liste de ses inoculés, le silence qu'il affecte à l'égard d'une pièce dont nous parlons plus loin, ne témoignent pas en sa faveur. Que l'amour de l'or n'ait point été le mobile de sa conduite, je l'accorde bien volontiers ; mais assurément l'orgueil et l'ambition n'ont pas été étrangers à la rupture des rapports primitivement établis.

Quoi qu'il en soit, la première inoculation fut pratiquée, le 15 mai 1757, en présence de Baux et Razoux, avec du fil imprégné de virus variolique recueilli à Genève au mois d'octobre précédent. L'éruption parut neuf jours après, et Mathieu en constata le premier bouton. La seconde, faite par Pradel dans la salle commune de l'Hôtel-Dieu, n'eut pas un moindre succès : malgré les conditions défavorables du milieu, la petite vérole fut discrète et n'amena aucune suite fâcheuse.

Nonobstant le retentissement obtenu par ces deux essais, il n'y eut qu'une seule inoculation en automne et pas du tout l'année suivante; mais, la petite vérole ayant reparu en 1759, onze enfants furent inoculés. Malgré la parfaite réussite de l'opération, l'enthousiasme décroit dans les années suivantes (1); mais, la petite vérole ayant reparu, il y a trente inoculations pour l'année 1763, et trente-cinq pour l'année 1764.

En somme, pendant cette période d'expérimentation, 89 inoculations furent effectuées dans notre ville, dont 62 au printemps et le reste en automne. Les opérateurs furent Nicolas pour 41 cas, Pradel pour 22, Pignol pour 18; enfin, signe du temps, un médecin, Deydier, n'hésita pas à se servir de ses mains chez six membres de sa clientèle aristocratique. Enfin, en ce qui concerne les résultats

(1) Cette question n'en reste pas moins à l'ordre du jour. Ainsi, le 3 février 1761, l'examen d'agrégation du Dr Aubanel roule sur ce sujet.

définitifs, on eut un seul cas de mort, dû au défaut de précaution de l'inoculateur.

Telle est, résumée dans sa substance, la lettre
adressée par Razoux, le 4 août 1764, à M. Belletête, doyen de la Faculté de médecine de Paris.
A parler en toute franchise, elle est un des documents les plus remarquables qui aient été produits sur la matière; et pourtant, telle était la prévention qui régnait à cet endroit qu'elle reçut de
la fameuse assemblée des Douze un accueil tout à
fait immérité. En dépit de la clarté de la rédaction et de son caractère exclusivement scientifique, elle fut vivement attaquée par le rapporteur,
M. de l'Epine; mais, si on a peine à lire ces arguments d'un avocat aux abois, on admire sans réserve la belle réplique de Razoux. Cette seconde
lettre, adressée à un membre de l'Académie des
sciences, le célèbre A. Petit, est un chef-d'œuvre
de modération et révèle un esprit vraiment
éclairé.

A cette question se rattachent encore deux autres publications qui, sans avoir l'importance de
leurs aînées, ont, par leur provenance, le don de
nous intéresser. La dernière en date, et à la fois
la plus volumineuse, émane de Nicolas; elle s'intitule et est véritablement un journal, et pourtant
elle n'est pas sans quelque prétention littéraire. A
dire vrai, les grands mots y dissimulent mal l'indigence de la pensée, et l'œuvre ne fournit d'autre
spectacle que celui de l'auteur courant de ville en
ville pour pratiquer l'insertion. Bien différente est
la publication anonyme dont il reste à parler : en
dépit de sa forme galante, de digressions philoso-

phiques dans le goût du jour, elle fournit matière
à de sérieuses réflexions. Tout en traitant du
même objet, elle le rajeunit par la façon dont elle
l'envisage, et retient le lecteur par les révélations
dont elle est semée. L'auteur a, il est vrai, dissi-
mulé son nom et cherché à donner le change;
mais il n'y a pas toujours réussi, et, à un moment
donné, il trahit sa personnalité. L'homme qui,
pour mesurer la chaleur du corps, a l'heureuse
inspiration d'appliquer le thermomètre sous l'ais-
selle, ne saurait être le premier médecin venu :
il a un nom dans la science, et n'est autre que le
zélé correspondant de Réaumur, l'ami du célèbre
Boissier de Sauvages. Pierre Baux a effectivement
écrit cette *pièce* (1) : s'il n'en a point reconnu la
paternité, il ne l'a nulle part désavouée. Par l'application du thermomètre, il l'a marquée à son
estampille, et, par là, il mérite d'être dénoncé
comme un des ancêtres de la thermométrie médicale.

On me pardonnera d'être entré dans tous ces
détails, mais ils trouvent leur excuse dans leur
importance. Quant à l'inoculation proprement dite, il ne me reste que peu à ajouter. Malgré l'autorité de ses patrons, sa pratique rencontra peu
de faveur, et ne fut guère appliquée qu'à la
bourgeoisie et à la noblesse. Elle nécessita cependant une mesure de police, dont, à la date du
15 septembre 1783, je trouve la trace dans les re-

---

(1) L'exemplaire que je possède porte plusieurs corrections à la
plume, dont la plus longue est tout à fait identique à l'écriture de ce
médecin distingué.

gistres du collège. Consultée par messieurs les maire et consuls, la Compagnie, après une ample discussion, répondit à l'unanimité :

« 1º Que, dans les circonstances présentes, il seroit on ne peut plus téméraire d'inoculer la petite vérole, la raison et l'expérience le défendant également. Les maladies intercurrentes, quoiqu'elles ne soient pas du même genre que la maladie régnante, prennent toujours le caractère de l'épidémie régnante : à plus forte raison, lorsqu'elles ont autant d'analogie que la rougeole avec la petite vérole; donc, dans le moment actuel, il ne convient pas d'inoculer.

» 2º Que l'exemple de la capitale, celui de plusieurs autres villes du royaume et des pays étrangers, porte la Compagnie à penser que c'est une précaution très-prudente d'isoler les inoculés et de les reléguer hors de la ville et de ses faubourgs, laissant néanmoins à la vigilance et à la sagesse de messieurs les magistrats, pères de la patrie, le soin d'indiquer quand et à quelle distance de la ville et de ses faubourgs l'inoculation doit être tolérée ».

La mesure découlant de la réponse du collège fut appliquée rigoureusement ; et, quoiqu'elle ait été blâmée à la page 146 de la *Topographie*, je n'hésite pas à lui donner l'approbation la plus complète. Sans doute, elle eut pour conséquence d'éloigner de cette méthode les citoyens hors d'état de se déplacer, mais elle eut l'avantage de prémunir les citadins contre la propagation possible de la maladie. C'est le point de vue prophylactique que le collège a visé, et cette décision fait honneur à l'esprit pratique de ses membres. L'inoculation était, à vrai dire, un acheminement vers la vaccine, mais n'en offrait point la constante bénignité. Si parfois elle causait une éruption discrète, parfois aussi elle produisait une éruption confluente ne différant de la variole spontanée que par son origine. Bref, soit préjugé, soit impuissance — car l'inoculation coûtait assez cher — le peuple nîmois se tint éloigné de cette méthode, ou n'en retira que peu de fruits. Lors de l'épidémie qui suivit cette délibération, huit cents enfants furent enlevés par ce fléau, qui, sans avoir la soudaineté d'action du choléra asiatique, faisait alors de nombreuses victimes.

Avant de reprendre l'ordre chronologique, interrompu par la question de l'inoculation, on nous permettra de dire quelques mots sur les réunions du collége, et de compléter, de cette façon, l'exposé qui en a été donné dans le chapitre précédent.

Le collége se réunissait, soit chez le doyen, soit chez le médecin royal en exercice. Les séances ordinaires avaient lieu, chaque année, au mois de mai : elles avaient pour objet la nomination du médecin royal, la reddition de ses comptes, le règlement des intérêts de la dette et la substitution de nouveaux billets à ceux qui étaient périmés. Quoique la pratique de la médecine fût mieux rémunérée, les embarras financiers n'avaient pas encore pris fin. Pour éteindre un passif qui allait chaque année croissant, la Compagnie, en date du 28 septembre 1743, fixe les droits de réception de chaque agrégé à la somme de quatre cents livres ; mais sa délibération, approuvée par l'intendant de la province et son subdélégué, M. Tempié, fut annulée. Le chancelier, dans sa lettre à l'intendant, en date du 18 mars 1744, trouva que le chiffre des dettes n'était pas de nature à motiver une pareille exigence, et renvoya le collège à l'édit de 1707, qui fixait à cent cinquante livres la rétribution fournie par chacun des agrégés. Ainsi rappelé à l'exécution d'un édit qu'il avait jusqu'ici négligé d'observer, il s'y conforma à l'avenir; mais la modicité de la somme et le petit nombre de ceux qui la versèrent ne lui permirent pas d'améliorer sa situation financière.

S'autorisant de ce qui se passait dans d'autres collèges, il fixa, un peu plus tard, à cinq cents livres les droits; mais, par suite du refus des candidats, cette délibération du 3 juin 1782 est restée à l'état de lettre morte.

Les séances extraordinaires, en général plus intéressantes, avaient lieu à des époques indéterminées : elles étaient motivées tantôt par la réception de nouveaux agrégés, tantôt par l'exposé des procès.pendants, tantôt enfin par la question des honoraires. On le voit, le collège, fidèle à son but primitif, était surtout une association de médecins; et, à ce titre, il a droit à être signalé comme le précurseur de ce qui existe aujourd'hui dans beaucoup de départements.

Le collège nimois ne fut pas seulement une association confraternelle, il fut, à ses heures, une société scientifique. Ce fut surtout dans les derniers temps de son existence qu'il revêtit ce caractère; mais, par malheur, les actes qui décèlent cette évolution ne nous sont qu'imparfaitement connus. Par suite de la discrétion regrettable des secrétaires, la médecine, en tant que science, est complétement laissée dans l'oubli ; et nulle part il n'est fait mention des conversations qui devaient s'échanger sur les maladies régnantes. N'étaient les questions posées aux candidats à l'agrégation, qui trahissent les préoccupations du moment, n'était la réponse faite aux consuls, dont il a été parlé ci-dessus, on croirait que la médecine a été tout à fait exclue de ces réunions de médecins.

Assurément il n'en a rien été, et, même en l'absence de ces indices, on eût pu l'affirmer. De semblables causeries étaient le thème obligé de ces réunions ; mais, comme elles n'entraînaient aucun vote, le procès-verbal s'est cru dispensé d'en consigner le souvenir. Ce n'est point là, du reste, une assertion gratuite, et, pour en fournir la preuve immédiate, je citerai entre autres exemples le suivant, qui n'est pas sans intérêt.

Déjà, en 1770, le typhus avait éclaté dans les prisons du Palais, et, malgré l'humidité, l'encombrement et la malpropreté des salles, s'était borné à faire cinq à six victimes. Une nouvelle épidémie se déclara en 1778 : elle fut plus meurtrière et acquit une extension considérable. Après avoir enlevé vingt prisonniers sur quatre-vingts, elle s'étendit aux prêtres qui assistaient les mourants, aux administrateurs de l'œuvre des prisons, et même aux habitants du voisinage. Le quartier des Arènes, « occupé par des maisons basses, percé de petites rues fort étroites, dont plusieurs étaient coupées par des culs-de-sac extrêmement sales, habité par une population nombreuse et fort entassée », fut surtout envahi et compta un assez grand nombre de victimes. Pendant le cours de cette épidémie, qui dura près de quatre mois, le collège se montra à la hauteur de sa mission. Le médecin des prisons, le docteur Granier, atteint un des premiers, dut être remplacé dans son œuvre de dévouement charitable par ses jeunes confrères Barbut et Sabarot de la Vernière ; et le collège, sur l'invitation du Présidial, confia à Mitier père, Razoux et Goy (17 mars 1778) la mission de vérifier la nature et le caractère de la maladie.

Après son retour à la santé, Granier se fit l'historien de l'épidémie qu'il avait combattue avec énergie, et dont il avait indiqué les causes avec un remarquable sens pratique. Ainsi que cela ressort de son manuscrit, conservé dans les archives de notre Académie, il lut sa relation dans la séance du 28 mai ; mais cette lecture, comme la délibération du 17 mars, est passée sous silence dans le registre officiel du collège. Est-il besoin de l'ajouter ? Ces lacunes sont, à tous les points de vue, extrêmement regrettables ; car, que d'enseignements l'historien n'eût-il pas puisés à cette source !

Avec de semblables tendances, il ne faut pas s'étonner si les cas rares ou curieux, les expériments thérapeutiques, n'ont pas trouvé grâce devant les secrétaires ; mais, quoiqu'on n'eût pas été fâché de les recueillir, on est moins sensible à leur perte. Le *Journal de médecine, de chirurgie et de pharmacie* avait, depuis une vingtaine d'années, commencé sa publication, et offrait aux praticiens un asile honorable pour leurs modestes productions. Parmi les membres de notre collège, six ont mis à profit ses cahiers et inséré de temps

à autre des observations qui ne sont pas sans
mérite. Nous ne les relèverons point ici, mais
nous remarquerons que le registre a, une fois seulement, dérogé, en faveur d'un cas chirurgical (1),
à son mutisme de convention. L'exhibition du
patient ayant été le motif de la convocation, le
membre qui tenait la plume n'avait pas de raisons pour le passer sous silence. De là sans doute
son récit, et la connaissance d'un cas de prothèse
qui fait plus d'honneur à l'ingéniosité du malade
qu'au talent des chirurgiens de l'époque.

Le registre du collége n'est pas discret seulement sur les faits concernant la pratique de la
médecine, il l'est également sur des particularités
qui honorent la Compagnie tout entière. Ici encore, il est pris en flagrant délit de silence; mais,
à raison du mobile qui a dicté sa conduite, il ne

(1) A titre de spécimen, je reproduis cette séance *in extenso :*

« L'an 1766, et le 12 novembre, le collége des médecins de cette
ville, convoqué et assemblé dans la maison de M. Baux, notre doyen,
s'est présenté le sieur Jean Bochk, de la ville d'Hambourg, lequel a
fait rapport à la Compagnie d'un fait singulier et curieux, qu'il dit
lui avoir été occasionné par un coup violent qu'il reçut sur le nez, il
y a environ neuf ans; lequel coup fit de si grands ravages, que la
gangrène s'ensuivit, non-seulement sur le nez, mais dans tout l'intérieur de la bouche, qui eut des suites si fâcheuses, que tous les os
du nez, du palais et une partie de la machoire supérieure se carié-
rent; il guérit heureusement de ce malheureux accident; tous les os
cariés tombèrent, de même que les chairs gangrenées du palais et de
la luette. En ce triste état, il fut réduit à ne plus prendre d'aliments,
ni proférer une seule syllabe; il se voyait dans l'état à ne pouvoir pas
vivre; les secours de l'art lui ayant manqué pour remédier à tant de
désordres, la force de son imagination lui suggéra de faire un nez
postiche, qu'il attacha, à la faveur de deux anneaux et d'un ruban,
à la dent canine, du côté gauche; et, pour remplir le vide causé par
la chute des os du palais et de la luette, il fit un obturateur d'éponge

saurait en être blâmé. Au contraire, nous sommes tout heureux qu'il nous fournisse l'occasion de mettre en lumière la modestie de nos devanciers.

A peine monté sur le trône, Louis XVI, dans sa sollicitude pour le peuple, avait institué une Commission chargée d'étudier les épidémies et d'aviser aux moyens de les prévenir dans leur évolution. De Lassonne, premier médecin de la reine et survivancier de Lieutaud, en fut nommé président, et Vicq d'Azir, sans en avoir le titre, en fut le secrétaire perpétuel. En attendant que cette commission obtînt ses lettres-patentes et devint, en 1778, *Société et correspondance royale de médecine*, son éminent secrétaire s'était dévoué à cette œuvre, et, en vue d'en assurer la réussite, s'était abouché avec les médecins les plus éminents du royaume.

avec un cercle de liége et une luette postiche et mobile d'argent, qu'i place si bien et si exactement, tant l'un que l'autre, qu'il imite parfaitement l'état naturel de ces parties, et qui lui permettent, nonseulement de boire et de manger, mais même de parler distinctement, et surtout sa langue naturelle, qu'il a eu une conversation suivie et assez longue avec M. Sabarot, l'un de nous, ce que nous avons très-exactement vérifié. Comme cette cure est si singulière, il voyage pour la faire voir à toutes les universités et collèges de médecine du Royaume, auxquels il demande un certificat : il nous a exhibé plusieurs de ces certificats, tant de Paris que de Montpellier et routes, que nous avons trouvés en bonne forme. Vu les dépenses qu'il fait dans son voyage, il nous a fait entrevoir que nous devrions y entrer pour quelque chose. La Compagnie, délibérant là-dessus, a trouvé unanimement à propos de donner au dit Beclik la somme de douze livres, de laquelle somme il a été content et l'a remerciée, et lui a accordé, en conséquence, un certificat qu'elle lui a délivré.

Fait et délibéré à Nismes, l'an et jour que dessus ». — A la suite, on relève les signatures de : Baux, Deydier, Feyt, Mitier père, Goy, Fine, Granier, Mitier fils, Sabarot, Barbut, médecin royal.

Notre cité, qui se trouvait alors à l'apogée de sa prospérité industrielle et comptait plus de quarante mille habitants, était un centre trop considérable pour ne pas être représentée au sein de cette Société, et la haute position de Razoux, l'éclat de ses travaux scientifiques, le désignaient naturellement pour remplir cette fonction.

Ce choix, approuvé par l'opinion publique, fut ratifié par les médecins.

Malgré la rareté de ses loisirs et les exigences d'une clientèle considérable, Razoux se montra à la hauteur de cette importante mission. Non content de remplir avec assiduité et intelligence la tâche qui lui était imposée, il ne prit pas de repos avant d'y avoir associé le collège tout entier. Grâce à ses efforts, la négociation aboutit, ainsi que cela ressort de la lettre suivante dont j'ai eu l'original entre les mains.

« D'après la lecture de votre lettre, la Société royale a arrêté qu'il seroit envoié à votre collège en corps un diplôme d'association. Vous le trouverez joint ici. Il porte qu'un des membres de votre collège représentera sa Compagnie, qui a la liberté d'en faire le choix. Mais votre réputation, votre mérite, la correspondance que vous avez tenue avec la Société, l'infirmité de M. Baux, à laquelle nous sommes tous très-sensibles, et votre place de *vice-doyen*, tout se réunit pour vous faire nommer le représentant de votre collège. Vous nous teniez déjà comme particulier, vous nous appartiendrez de plus comme chef de votre respectable corps, auquel je vous prie de communiquer au plus tôt la lettre qui lui est destinée.

» Nous avons sans doute beaucoup d'ennemis, mais le gouvernement sent toute l'utilité d'un établissement aussi intéressant, que le Roi lui-même honore de sa protection ; ainsi, Monsieur, n'ayez aucune inquiétude. Nous vous savons gré de la sensibilité que vous marquez à cet égard.

» On travaille à l'impression d'un premier volume. Lorsque notre catalogue sera imprimé dans toute son étendue, nous vous l'enverrons, et j'ose vous assurer d'avance que vous serez surpris du grand nombre de personnes éclairées et instruites qu'il renferme.

» J'ai l'honneur d'être, avec la considération la plus distinguée, Monsieur, votre très-humble, très-obéissant serviteur.

Vicq d'Azir.

» Ce 9 octobre 1777.

» Je vous prie, ainsi que Messieurs vos confrères, de n'être point surpris si le diplôme n'est point écrit en latin, ainsi qu'il est d'usage en médecine. Il m'a semblé qu'une Société académique devoit parler le langage de la nation ».

A cette lettre, si flatteuse pour le destinataire, se trouvait joint un diplôme sur parchemin, constatant l'affiliation du collège avec la Compagnie qui devait être la *Société royale*. Ce document, à raison de son intérêt local, trouvera place parmi les pièces justificatives.

Ce témoignage d'estime et de considération, dû à l'initiative de l'un de ses membres, tourna à l'avantage de tous : s'il fut un titre d'honneur, il fut aussi une source féconde d'émulation. Chacun, dans la mesure de ses moyens, voulut apporter sa pierre à l'édifice, et le correspondant officiel fut aidé dans sa tâche par plusieurs de ses collègues. Granier adressa à cette Société, avec la relation de l'épidémie dont il a été parlé plus haut, des considérations sur la dyssenterie et la gale. (7 Déc. 1778). Baumes prit part aux concours qu'elle avait ouverts et fut assez heureux pour obtenir plusieurs couronnes.

Le collège ne borna pas son intervention scientifique à ces travaux de cabinet, il fit encore œuvre de vulgarisateur. Granier et Montagnon enseignèrent les accouchements aux sages-femmes du diocèse (1), et Laugier, qui devait mourir à l'ar-

(1. Le cours d'accouchement fut fondé, en 1787, par M⁰ l'Evêque de Nimes, Cortois de Balore. Les professeurs en furent Granier, docteur en médecine, et Jean-Antoine Montagnon, maître en chirurgie. L'ouverture en eut lieu, le 5 novembre, par un discours sur l'utilité des institutions publiques. Dans ce discours substantiel (le manuscrit est dans les archives de notre Académie), Granier fit voir que bien des femmes, surtout parmi celles du peuple, perdent la vie, ou tout au moins la fécondité, par la maladresse des sages-femmes dans l'opération, ou par leur impéritie dans les suites de couches. Le cours, fondé uniquement pour les sages-femmes, durait quarante jours consécutifs. Vingt femmes du diocèse ou de la ville de Nimes y étaient admises, et recevaient, à titre de secours, vingt à trente sous par jour. Le diocèse d'Uzès avait obtenu la faveur de faire entrer dix-huit femmes à ce cours. Les préleçons étaient faites, le matin, à onze heures, par Granier ; et l'après-midi, à trois heures, Montagnon démontrait, sur des mannequins, la manœuvre et le mécanisme de l'accouchement. Enfin, les mardis et vendredis de chaque semaine, un prêtre enseignait aux sages-femmes comment il faut qu'elles se comportent dans tout ce qui concerne la religion. (V. *Journal de Nismes*, 1787, t. II, p. 360 ; t. III, p. 4.) La clôture des cours eut lieu le 14 décembre, et la distribution des prix fut précédée par un discours de mon bisaïeul maternel Montagnon. J'en possède le manuscrit : il a pour objet de démontrer la nécessité des connaissances théoriques dans la pratique des accouchements.

mée des Pyrénées, ouvrit, le 12 novembre 1787,
un cours public d'anatomie (1).

Pendant que ces cours étaient professés, il se
préparait des événements qui devaient modifier
la France tout entière. Suivant l'expression de
Mme Necker, l'opinion publique *prenait ses bottes
de sept lieues* et précipitait le dénoûment. Les médecins, qui jusqu'alors n'avaient lu que d'une
façon intermittente les papiers publics, en devinrent les lecteurs assidus ; ils se communiquèrent
leurs espérances, et saluèrent avec une vive émo-
tion l'aurore de la liberté.

Pour ne pas altérer l'expression de leurs sentiments, nous laisserons la parole aux procès-
verbaux. Le 13 janvier 1789, la Compagnie s'étant
assemblée, M. Razoux secrétaire du collège a dit :

« Messieurs,

» Vous avez été aussi surpris qu'affectés de
l'oubli total qu'on a fait des membres qui composent ce collège dans les diverses assemblées municipales de notre ville, et notamment dans celle
du 29 décembre dernier, quoiqu'elle fût aussi générale qu'il eût été possible, puisque le chapitre et
le sénéchal en corps, l'ordre des avocats, la com-

(1) On lit dans le *Journal de Nismes*, 1787, t. II, p. 409 : « M. Laugier le fils a commencé un cours gratuit d'anatomie, le 12 novembre,
dans son amphithéâtre près l'hôtel de Baschi. Le jeune professeur, que
nous avons eu le plaisir d'entendre une fois, développe, avec autant
d'intelligence que de clarté, les excellents principes qu'il a puisés
à l'université de Montpellier. Ceux qui s'intéressent aux progrès de
l'anatomie doivent de la reconnaissance à M. Laugier, et se trouveront bien de suivre son cours ».

munauté des procureurs, celle des greffiers, des notaires, et même les diverses corporations des actes méchaniques, y ayent été appelées en partie ou en totalité, par leurs syndics. Nous n'aurions pas dû nous attendre à cette marque d'indifférence de la part de nos concitoyens ; mais vous sçavés aussi bien que moi quel en est le motif : la préséance que veulent avoir à l'Hôtel de Ville Messieurs les avocats sur les médecins ; la première *échelle* que ces Messieurs occupent avec Messieurs les gentilshommes, et à laquelle ils ne veulent point nous admettre : en un mot, *une vaine dispute de rang en est la cause.* Occupés jusqu'ici, et pour ainsi dire absorbés dans les fonctions pénibles de leur état, les médecins n'ont point fait valoir leurs droits ; ils n'y songeroient même point aujourd'hui, si des circonstances impérieuses, dans lesquelles il n'est pas permis à tout bon citoyen de se taire, ne les obligeoient à mêler leurs voix avec celles de leurs compatriotes. Dès qu'il s'agit du bien public et de l'intérêt de l'Etat, le silence qu'on garderoit seroit condamnable. Il est donc de notre devoir de délibérer sur ce que nous avons à faire ».

A la suite de cette allocution, M. Razoux fut autorisé à faire toutes poursuites, à l'effet d'obtenir que les médecins du collège jouissent des prérogatives, droits et préséances attachés à leur grade ; et, grâce à sa diligence, le 3 avril de la même année, il obtenait du Parlement de Toulouse, un arrêt qui, les plaçant dans la première échelle, les faisait concourir avec les avocats à la charge de premier consul. Comme cette décision vise plusieurs arrêts semblables, et notamment un arrêt rendu, en 1769, en faveur des médecins de Carcassonne, on est autorisé à dire que nos devanciers avaient mis une médiocre hâte à revendiquer leurs priviléges et prééminences.

La marche des événements rendit inutile cette tardive conquête.

La séance du 9 mars 1789 est également consacrée à la politique et a pour objet de nommer des députés à l'assemblée du Tiers-Etat, qui doit être tenue en l'Hôtel de Ville. Razoux et Mitier, désignés à l'unanimité des suffrages, furent chargés de concourir à la rédaction du cahier de doléances, et d'élire les députés ayant mission de porter le dit cahier à l'Assemblée.

Les autres séances n'offrent aucun intérêt : au fur et à mesure que les mois s'écoulent, la vie se ralentit graduellement. La séance tenue le 22 décembre 1790 a pourtant une certaine importance. Le Comité de salubrité, établi à Paris par l'Assemblée nationale, sous la présidence du trop célèbre Guillotin, ayant envoyé une adresse relative à un plan de nouvelle organisation médicale, le collège confie à Granier et à Vitalis la rédaction d'un mémoire sur ce sujet. Ce document n'a pu être retrouvé. C'est là une perte regrettable, car on eût été curieux de connaître les opinions de la Compagnie sur les réformes à l'ordre du jour.

En dépit de son utilité générale et de son rôle inoffensif, le collège partagea le sort des corporations ; il fut dissous comme elles, et dut, le 30 mai 1792, déposer son bilan. Les pièces produi-

tes pardevant le Directoire du département du
Gard, et conservées aujourd'hui aux archives de
la Préfecture, révèlent une situation pleine de
tristesses et d'embarras. Elles établissent que
chacun des agrégés devait payer une cotisation
annuelle pour le service de la dette ; elles montrent que ses créanciers appartenaient au collège
par les liens les plus étroits, puisque l'un était
la fille de Baux, et l'autre la femme de Razoux.

Cette liquidation fut le dernier acte du collège ;
mais, s'il avait vécu comme corps constitué, du
moins il ne mourait pas tout entier. Le décret
qui mettait fin à son existence avait beau suppri-
mer d'un trait de plume l'institution, il n'effaçait
pas, du même coup, le souvenir du bien qu'elle
avait fait et laissait subsister la mémoire des
actes auxquels elle avait pris part. Les ci-devant
agrégés, en perdant leur titre, n'en restaient pas
moins considérés ; ils devenaient des individualités, mais n'en conservaient pas moins entre eux
les liens d'une vieille confraternité. Bref, dès que
la tourmente révolutionnaire aura cessé, ils s'empresseront de se réunir en Société ; et, sous le nom
d'*Institut de santé*, et plus tard de *Société de médecine*, ressusciteront le collège dont ils s'honoreront d'être les continuateurs.

Fondé vers la fin du règne de Louis XIII, le
collége des médecins de Nimes a, dans sa longue
existence, rendu de sérieux services ; et, quoiqu'il
soit à la mode de dénigrer le passé, on ne saurait,
sans une criante injustice, méconnaître la portée
de son intervention. Basé sur le système de l'asso-

ciation, qui emploie la puissance collective à développer la puissance individuelle en mettant la force de tous au service de chacun, il ne s'est pas contenté de veiller à la dignité de la profession, de défendre les priviléges et prérogatives de chacun de ses membres, il a encore travaillé à l'accroissement de la science médicale. Plus on s'éloigne de ses commencements, plus on le voit tendre vers ce but et donner à ses réunions un caractère scientifique. C'est surtout dans la seconde moitié du XVIIIe siècle qu'il manifeste ce dessein et le poursuit avec persévérance. Les efforts qu'il a faits, pour affermir les anciennes conquêtes ou en faire de nouvelles, sont d'autant plus méritoires, que l'émulation était alors peu commune et que la presse médicale était encore au berceau.

Ce n'est pas que, dans les périodes antérieures, le collège n'ait compté des hommes recommandables ; mais c'est assurément l'époque où il a été le plus riche en talents divers. Si certains de ses membres n'ont laissé de leur passage ici-bas que le souvenir périssable d'une grande réputation, d'autres, mieux avisés ou moins égoïstes, ont cherché à utiliser leurs loisirs en cultivant, soit les sciences physiques, soit les sciences naturelles, soit enfin la médecine proprement dite. Tous sans doute ne s'y sont pas également distingués ; mais chacun d'eux, dans la sphère où il se mouvait, doit être loué d'avoir apporté sa pierre à l'édifice. Les travaux ont beau avoir été de médiocre étendue, le retentissement a beau en avoir été passager, la postérité n'en doit pas moins à leurs auteurs une réelle et profonde reconnaissance.

Ce n'est point ici le lieu de rappeler les titres de chacun d'eux en particulier, mais c'est le cas de noter que deux médecins nîmois se sont fait un nom dans la science. Baumes, il est vrai, nous est resté étranger et par sa naissance et par sa mort, mais on ne saurait en dire de même de Razoux. Il nous appartient tout entier. Il a vécu toute son existence au sein de notre cité et y a écrit tous ses travaux; il y a obtenu ses divers titres scientifiques et s'y est acquis la plus légitime des réputations. Ce ne fut pas toutefois un enfant gâté de la fortune; cette déesse inconstante lui tint rigueur et se montra longtemps rebelle à ses désirs. Fils de ses œuvres, il vit se dresser devant lui des obstacles et des difficultés de toutes sortes. Il eut de longs et pénibles débuts, et ne dut son éclatante position qu'à la continuité de son labeur, à la persévérance de ses efforts et aux dons heureux d'une intelligence d'élite. Le futur membre correspondant de l'Académie des sciences de Paris finit, à la longue, par triompher; mais l'énergie qu'il déploya, pour parvenir au premier rang, serait depuis longtemps oubliée sans les services qu'il a rendus à la science. En inscrivant le nom de Razoux au nombre de ses zélés serviteurs, elle a acquitté sa dette de reconnaissance et perpétué de cette façon la mémoire du célèbre médecin en chef de notre Hôtel-Dieu (1).

(1) Je réserve pour une publication ultérieure la mise en œuvre des documents que j'ai réunis sur *les Chirurgiens et les Apothicaires nîmois*.

NOTES ET PIÈCES JUSTIFICATIVES,

J'ai groupé sous ce titre les notes et pièces qui, à raison de leur étendue, ne pouvaient entrer dans le texte. Sans doute il eût été préférable de les rapprocher des points auxquels elles se rattachent ; mais il en fût résulté de tels inconvénients, que la conduite suivie m'a paru amplement justifiée.

Pour ne pas trop étendre cette annexe de mon travail, j'ai dû même élaguer un certain nombre de notes ; mais j'ai conservé toutes celles qui étaient absolument indispensables. Sans vouloir épuiser la matière, j'ai visé à être complet, et j'espère que les curieux ne liront pas sans intérêt cette partie, établie d'après une foule de recherches minutieuses.

C'est là du reste le seul mérite de cette étude, inspirée par l'amour du clocher et de la profession médicale, et c'est aussi le principal titre qu'elle puisse invoquer à la bienveillance du lecteur.

A. Population de la ville de Nîmes pendant le XVIIe siècle.

Les registres baptistaires commencent, pour les catholiques, avec l'année 1568, et, pour les réformés, avec l'année 1571 ; mais ils ne forment pas un tout ininterrompu, comme les événements auxquels ils ont trait. Soit pour un motif, soit pour un autre, il y a d'assez nombreuses lacunes qui m'ont empêché de donner des relevés complets.

ANNÉES

	1599	1600	1601	1602	1603	1604	1605	1606	1607	1608
Janvier...			61	49	49	49	56	39	50	53
Février ..			58	63	45	60	40	40	45	40
Mars.....			51	48	65	34	40	34	54	48
Avril			55	50	44	39	36	47	50	28
Mai......			38	40	35	36	24	30	39	24
Juin			31	43	40	32	35	51	33	35
Juillet....			45	48	29	29	30	29	38	39
Août.....			55	43	62	36	37	65	32	69
Septemb.			64	37	53	34	25	51	46	43
Octobre ..			44	39	53	57	57	68	52	63
Novembre			53	46	61	48	41	46	37	52
Décembre			52	66	48	67	45	60	49	46
Totaux...	563	570	607	562	584	521	476	560	526	540

L'addition de ces totaux annuels donne un total général de 5,509 baptêmes, qui, d'après les bases adoptées ci-dessus, représentent une population normale de 12,000 habitants.

Dans le second quart du siècle, la guerre et la peste exercent leur influence néfaste et ont pour conséquence un amoindrissement de la population. Pour abréger, je me borne à donner les totaux annuels de cette période.

Années...	1625	1626	1627	1628*	1629*	1630*	1631*	1632*	1633
Totaux...	465	446	516	429	238	263	401	410	464

Années...	1634	1635	1636	1637	1638	1639	1640*	1641	1642
Totaux...	505	491	547	486	531	566	412	499	595

Abstraction faite des années marquées d'un astérisque, on a un total de 6011 baptêmes inscrits, qui, divisés par douze, donnent une moyenne de 500 baptêmes annuels et

par suite représentent une population de 11,000 habitants
tout au plus.

Malgré l'épidémie de 1649, la dépopulation s'arrête dans
la seconde moitié du siècle. Les luttes ont cessé et l'industrie commence à naître ; de là un mouvement d'immigration qui concourt à accroître le nombre des habitants.
Voici quelques totaux annuels qui mettent le fait en complète évidence.

Années .	1650	1651	1652	1653	1654	1655	1656	1657	1660	1661
Totaux..	560	574	560	548	571	590	562	561	525	562

La moyenne de ces divers totaux annuels étant de 563
baptêmes, on est autorisé à conclure que, pendant cette
période, la population s'est accrue de douze à quatorze
cents âmes.

A partir de ce moment, et sauf des oscillations insigni-
fiantes, le mouvement ascensionnel s'accuse de plus en
plus Il serait fastidieux d'en produire tous les détails ;
aussi je me borne à donner les chiffres concernant les
dernières années du xviie siècle.

Années	1692	1693	1694	1695	1696	1697	1698
Cathédrale.....	558	541	522	523	587	523	551
Saint-Charles..	116	119	125	100	102	110	120
Totaux	674	660	647	623	689	633	671
Années	1699	1700	1701	1702	1703	1704	1705
Cathédrale	534	609	544	576	596	565	638
Saint-Charles..	140	157	142	138	152	140	144
Totaux........	674	766	686	714	748	705	782

Ces divers totaux additionnés donnent 9,672 baptêmes,
c'est-à-dire 691 par an.

Pendant la précédente période, il y a eu 2,212 mariages,
le chiffre minimum a été 108, le chiffre maximum 227, et la

moyenne 158. Enfin les décès n'ont dépassé que deux fois les baptêmes, mais alors d'une façon marquée, puisqu'en 1694 il y en a 798, et en 1699, 728. Quant aux autres chiffres concernant la mortalité, on s'abstiendra de les consigner ; il suffira de dire qu'ils offrent des écarts tels avec le chiffre des baptêmes, qu'on ne saurait leur accorder la moindre créance.

B. Université d'Orange.

Cette université, fondée vers 1364, n'a pas laissé grande renommée, et, pendant toute la durée de son existence, a fait très-peu parler d'elle. Au XVIIe siècle, elle était soutenue par les libéralités des princes de Nassau, et recrutait ses rares étudiants parmi les jeunes gens appartenant à la religion protestante. Naturellement, Nîmes était la ville qui lui fournissait le plus d'élèves ; et, en 1650, sur sept docteurs elle en comptait trois qui lui devaient leurs *lettres*. A s'en référer à un pamphlet inséré dans les *Chroniques de Languedoc*, n^o du 20 mai 1878, et intitulé : *Examen des statuts du prétendu collège de certains particuliers se disant médecins de Nîmes*, les ordonnances du Roi et les arrêts qui avaient été donnés en contradictoire défense interdisaient à « ces gradués hors de ce royaume, le droit de pratiquer»; mais nonobstant il était passé outre. Ces docteurs jouissaient des mêmes priviléges que leurs confrères ayant reçu leurs lettres à Montpellier, et leur origine ne nuisait en aucune façon à leurs succès professionnels.

A titre de curiosité et de spécimen, je donne copie des lettres de docteur de cette université. Pour le dire en passant, c'est là le dernier récipiendaire nîmois.

FORMULE DES LETTRES DE DOCTEUR DE L'UNIVERSITÉ D'ORANGE.

JOANNES JACOBUS DOBEILH, Dei et Apostolicæ Sedis gratia Arausionensis Episcopus, Abbas et Comes Sancti-Jacobi

Montisfortis, Regi ab omnibus consiliis Almæ universitatis
Arausionensis cancellarius, universis et singulis visuris,
lecturis et audituris præsentes Litteras, salutem in Domino Nostro Jesu-Christo, qui est omnium vera salus. Stu-
diosorum hominum labor digne meretur ut qui, neglectis
voluptatum illecebris, indefesso labore ac jugi persove-
rantia disciplinis laudabilibus insudarint, congruis hono-
ribus afficiantur ; quo ipsis debita compensatione gaudenti-
bus, cœteri ad honestarum disciplinarum, omniumque virtutum œmulationem ferventius adducantur. Cum itaque
Dominus JACOBUS RAZOUX, civitatis Nemausensis, filius na-
turalis et legitimus Domini Petri Razoux, ad gradum doctoratus in medica facultate consequendum, collegio hujusce
almæ universitatis fuerit præsentatus, in quo adfuerunt no-
biles, spectabiles et egregii viri, LUDOVICUS DUBOIS, dominus de la Bonnetiere, hujus almæ universitatis procancellarius, JACOBUS DE MARCEL, dominus de Crochans, Ecclesiæ
Cathedralis Arausionensis præpositus et ejusdem univer-
satis Rector perpetuus, *Joannes de Saint-Laurens, Gedeon
Bouyer*, juris utriusque doctores ; *Thomas Nedeille*, doctor
medicus, *Balthazar de Seguins*, dominus de Cabassole, ca-
noninus dictæ Ecclesiæ Cathedralis, *Laurentius de Bedar-
rides, Joannes Bouyer, Ludovicus Dubois*, dominus de
Saint-Jean, J. u. D., *Andreas Correge*, D. M., *Philippus
Bernard, Christophe Bernard, Anthonius Correge,
Alexander Icard, Anthonius de Jullien, Gedeon Bouyer*
filius, *Joannes-Ludovicus Prevost*, præcentor dictæ Ecclesiæ Cathedralis, *Philibertus-Josephus Rouvière, Franciscus Fort*, dominus de Sainct-Maurin, *Daniel Chapat, Clo-
dius Emery, Jacobus d'Aymard, Petrus Ferrier, Ludovicus Dubois* filius, *Paulus Correge, Fredericus Bouyer,
Moyses Felix, Franciscus Brunet*, J. u. D., *Florentius
Falque, Quinidius Gleyze*, Doctores medici ; *Claudius
Gleyze, Franciscus Bonnet*, canonicus dictæ Ecclesiæ
Cathedralis, *Jacobus de Guyon*, præpositus, coadjutor
ejusdem Ecclesiæ, *Godefridus Jone*, J. u. D., *Claudius Sissaud*, doctor medicus, omnes in universitate
aggregati ; in quorum præsentia, punctis in dicta medicina primum datis, facta etiam debita inquisitione super

moribus et honesta conversatione ; tandem, die datæ præsentium, ex perspicua punctorum explicatione et interpretatione ac solerti argumentorum solutione, in **exacto et rigoroso examine**, talem se, divina Clementia, gessit ac præstitit, ut, omnium adstantium hujusce universitatis Doctorum judicio, dictus Dominus JACOBUS RAZOUX ad medicinæ Doctoratus gradum fuerit admissus, et in Doctorum ordinem, summo omnium consensu, *tanquam optime meritus de rigore examinis, nemine prorsus discrepante*, cooptatus. In cujus rei signum, prænominatus Dominus FLORENTUS FALQUE, medicinæ Doctor, ex potestate ei per nos data, in præsentia supranominatorum et præterea aliorum magnorum, nobilium, et proborum civium et litteratorum hominum laudabili cœtu, ad hunc actum convocato, dictum dominum JACOBUM RAZOUX, præstito prius in talibus solito juramento in manibus dicti Domini procancellarii, doctoralibus insigniis ornavit et cohonestavit. Quocirca notum sit omnibus præsentibus et futuris : Deinceps licere dicto Domino JACOBO RAZOUX se in medicinæ facultate doctorem profiteri, ipsamque medicinæ scientiam docere publice, cæteraque exercere quæ ad munus medicæ facultatis videntur pertinere, hic et ubique terrarum, cum attributione omnium libertatum, immunitatum, honorum et privilegiorum in talibus solitorum. In quorum omnium fidem et testimonium, præsentes litteras per bidellum et secretarium subscriptum fieri, sigilliique hujus almæ universitatis appensione muniri voluimus, et ordinavimus. Datum Arausione, in Palatio, præsentibus prænominatis Dominis *Anthonio de Jullien*, et *Quinidio Gleyse*, et dominis *Francisco Roche* et *Carolo Sebastiano*, hujus civitatis consulibus ornatissimis, et aliis quamplurimis eximiis viris, die vigesima nona mensis octobris, anno Domini millesimo septingentesimo quinto.

CROCHANS, præpositus et rector perpetuus.

DUBOIS, procancellarius.

FALQUE, promotor.

De mandato dicti domini procancellarii.

GRIZEL.

C. Académie de Nimes.

*Lettre de M. SAURIN, secrétaire de l'Académie Royale
de Nismes, écrite le 31 mars 1683 à M. l'abbé de
la Roque.*

Quelques médecins de cette Ville m'ont mis entre les
mains la Relation qui vous sera rendue avec ce billet. Ils
m'ont prié de vous la faire tenir, s'imaginant que mon témoignage serviroit de quelque chose pour vous persuader
que M. Rivalier, l'un d'entre eux, qui l'a dressée et signée,
est docteur en médecine, très-employé et très-digne de foy.
Je ne me suis pas opposé à leur sentiment (quoy que je ne
le trouve point fondé, n'ayant pas l'honneur d'être connu de
vous), parce que j'ay esté bien aise de trouver cette occasion de vous assurer de la parfaite estime que je fais de
vostre mérite. Si une attestation en forme, donnée par l'A-
cadémie des belles lettres, que Sa Majesté a établie depuis
peu en cette ville, eût esté capable de rendre plus autenti-
que le seing de M. Rivalier, je vous l'aurois envoyée. Mais,
comme c'estoit à moy seul de l'expédier et de la signer,
vous n'y auriez pas ajouté plus de foy qu'à cette lettre.
Quoy qu'il en soit, Monsieur, si vous jugez que la relation
que je vous adresse soit digne d'estre communiquée aux
sçavans par le moyen de vostre excellent Journal, vous
en disposerez comme il vous plaira, et l'ajusterez à vostre
mode. Tout ce que je puis vous dire, c'est que la matière
en est véritable en toutes les circonstances. Je suis, etc.

L'abbé de la Roque ajoute les réflexions suivantes :

Ce titre de secrétaire de l'Académie Royale de Nismes,
que prend M. Saurin, nous donne occasion d'avertir ceux
qui ne connaissent pas les particularitéz de cette Ville que,
depuis l'année dernière, Sa Majesté y a étably une Académie par un édit du mois d'aoust dernier. M. Séguier, Evesque de Nismes, en est le protecteur. Elle est composée de
vingt-six personnes qui ont esté choisies parmy les gens
de lettres qui s'y distinguent, soit dans le présidial, soit

dans le Chapitre, ou parmy ce qu'il y a de Gentilshommes
dans la Ville. Ainsi, par ce nouvel établissement, le Roy ne
la va pas moins faire paroistre que l'Empereur Antonin l'a
rendue depuis tant de siècles célèbre, remarquable, et
digne de l'admiration des Curieux par les chefs-d'œuvre
d'architecture et de sculpture qu'il a élevez autrefois, et
dont on la voit encore ornée en partie. (*Journal de médecine ou Observations des plus fameux médecins, chirurgiens et anatomistes*, etc., 1683, t. I, p. 169-172).

Léon Ménard, consulté à propos de la reconstitution de
l'Académie Royale, écrivit à Baux la lettre suivante, que
je reproduis intégralement, car elle est restée jusqu'à ce
jour inédite. L'original se trouve à la Bibliothèque municipale.

A Paris, le premier de juillet 1752.

Le dessein qu'on a conçu, Monsieur, et déjà même en
partie exécuté, d'établir à Nismes une Société littéraire, est
bien louable. Je m'intéresse trop à la gloire de ma patrie,
pour ne pas en avoir en mon particulier une grande joie.
Mais il faut que ce bon dessein se soutienne et que les
membres de cette société s'animent mutuellement et con-
courent à la faire durer par un travail et un exercice assidu. On a vu un pareil projet commencé sous M. Fléchier,
un autre encore sous M. de la Parisière ; mais l'un et l'autre n'ont pas eu de durée, et on les a vus presqu'aussitôt
naître et s'éteindre. Il faut espérer qu'il n'en sera pas de
même de celui-ci. On me fait l'honneur de me demander
mon sentiment à ce sujet ; voici donc ce que j'en pense.
D'abord il ne faut pas traiter ceci de nouvel établissement,
mais seulement de continuation des exercices établis par
l'ancienne Académie. Ne vous regardez pas comme un
corps nouveau, mais comme un corps qui, après un long repos, reprend ses premières fonctions. Regardez-vous comme
ayant toujours existé, depuis le premier moment qu'on
fit la création de l'ancienne Société ; on le peut très-bien,
et c'est le sentiment du ministère que j'ai déjà consulté là-

dessus ; on le doit aussi, parce qu'il sera bien plus glorieux de partir d'un point ancien, qui vous donnera une prééminence de temps sur une infinité d'autres Académies qui se sont déjà établies en diverses villes du royaume. Celle de Nismes s'est établie, au mois d'août 1682, sous le titre d'*Académie Royale,* et c'est de là que doit commencer l'établissement qu'on remet aujourd'hui en vigueur. Ne prenez donc d'autre titre que celui-là. Pratiquez les mêmes exercices. Ayez les mêmes objets dans vos assemblées, suivez, en un mot, les mêmes points que ceux qui sont posés par les premiers statuts. Vous avez un protecteur né, un chef fixé par le premier établissement et qui subsistera toujours, c'est M. l'Evêque de Nismes. M. Séguier, qui l'était alors, fut mis à la tête de l'Académie ; ses successeurs à l'Evêché de cette ville ont aussi conservé ce protectorat. Ainsi l'Académie Royale de Nismes, qui n'a cessé d'exister sous eux, ne fait aujourd'hui, sous M. l'Evêque présent, que reprendre ses exercices, que les conjonctures des temps, l'occupation des citoyens à d'autres affaires, avaient obligé d'interrompre. Elle n'a, par conséquent, aucunes lettres-patentes à demander : elle les a depuis 1682, mais, encore un coup, conformez-vous de point en point aux règlements portés par la fondation ; ayez le même nombre d'Académiciens, les mêmes officiers. Voilà ce que je pense là-dessus, et je ne crois pas que vous deviez vous en écarter. Après que l'Académie aura pris ses derniers arrangements, ayez la bonté de m'envoyer une liste des Académiciens et des officiers, parce que j'en ferai faire mention dans un ouvrage où ce sera le lieu d'en parler. Il est bon qu'on soit instruit dans le public que l'Académie de Nismes existe toujours. Au surplus, elle peut disposer de moi en tout ce qu'elle me jugera capable de lui être de quelque utilité.

J'ai l'honneur d'être très-parfaitement, Monsieur,

Votre très-humble et très-obéissant serviteur,

MÉNARD.

J'ai toujours oublié de vous marquer que j'ai changé de

demeure, et que mon adresse est maintenant rue des Mathurins (1).

D. L'Université de Paris au XVIII⁰ siècle.

De Paris, ce 1ᵉʳ octobre 1730.

Monsieur, mon très cher ami,

J'eus l'honneur de vous écrire d'Alais avant de partir pour ce pays (2), et j'aurois eu celui de vous écrire plus tôt d'ici, si j'avois cru pouvoir vous y être utile ou si j'avois eu des nouvelles intéressantes à vous en donner. J'espère que vous me pardonnerez ma négligence ; et si vous étiez par malheur fâché contre moi, j'auray de quoy vous apaiser, quand je vous porterai un catalogue magnifique des plantes des Cévennes tiré des manuscrits de M. de Tournefort et que M. de Jussieu me donne au premier jour, sans compter le catalogue des plantes du Jardin du Roy de Paris. M. de Jussieu, que vous avez connu à Montpellier, me demande toujours de vos nouvelles, et m'a chargé de vous faire ses compliments. Son frère m'a promis de me montrer les plantes des Cévennes sèches et m'a nommé, sur la description que je lui ai fait, bien des plantes que je trouvay, quand vous étiez à Lyon.

Outre le cours de botanique, j'ai vu encore le cours de chimie par M. Boulduc, un de pharmacie, et je vais régulièrement à l'Hôtel-Dieu : je vais voir quelquefois M. Hecquet, M. Andry et autres. Avec tout cela je ne laisse pas de m'ennuyer en ce chien de pays, parce que j'y ai toujours mal aux yeux. Aussi j'ai résolu de rester ici le moins que je pourrai. En ce pays on n'est jamais tranquille, c'est un

(1) Léon Ménard, dont la vie a été admirablement écrite par M. Germain, doyen de la Faculté des lettres de Montpellier, épousa en secondes noces Delfine-Agnèle Bourcier. Il en eut une fille qui, née à Avignon, vint mourir à Nimes, le 2 nivose an III ; elle avait alors vingt-huit ans.

(2) Cette lettre a été égarée ainsi que d'autres. Celle en date du 19 mars 1730 ne parle en aucune façon du projet d'aller à Paris.

chaos et un carillon perpétuel. Ma devise est : moins d'ambition et plus de repos. J'espère cependant d'aller à une ville des environs essayer de travailler ; et, si mes yeux n'y vont pas mieux, je décampe pour passer l'hiver à Lyon, et de là à nos chères Cévennes.

Votre très-obéissant serviteur,
SAUVAGE DE LACROIX.

Si, dans le peu de temps que j'ai à rester à Paris, je puis vous y être utile, je loge à l'Hôtel de Tours, rue des Carmes, près la place Maubert.

Les Docteurs de Montpellier qui sont ici sont : MM. Dufau, de La Ribe, Ouvé, Déron, Durand, Coffin, Meunier et quelques anglais.

Alais, 24 novembre 1730.

Monsieur, mon très-cher ami,

Je reçus à six lieues de Paris la lettre que vous me fîtes l'honneur de m'écrire ; et, comme je ne fis que passer à Paris pour m'en revenir ici, il me fut impossible de faire la commission dont vous me chargiez. Mes indispositions continuelles m'ont fait quitter cette ville beaucoup plus tôt que je n'aurois fait. J'espère d'être dédommagé par le commerce des lettres dont vous et quelques autres m'honoreront. M. de Jussieu le plus jeune, qui vint à Lyon presqu'à même temps, vous fait mille compliments. M. Bernard de Jussieu et son frère l'aîné trouvèrent que vous aviez de très-belles plantes, etc., etc. . . . .

Au reste, quand je reçus votre lettre, j'avois déjà placé tout ce qui me restoit d'argent en livres ou consigné 100 l. à la diligence ; aussi, quand j'en aurois eu le loisir, je n'aurois pas eu le pouvoir de faire ce que vous souhaitiez si fort ; consolez-vous de ces comédies. M. de Jussieu m'a promis des graines, et je dois lui envoyer un grand nombre de plantes fraîches ; honorez-moi de vos découvertes là-dessus. Je fus fort surpris d'apprendre que M. Mathieu (1) avoit été employé à l'Histoire naturelle du

______

(1) M. Mathieu était docteur de notre ville ; il s'occupait beaucoup de botanique et d'antiquités.

Languedoc ; vous en êtes cent fois plus capable. Donnez-moy des nouvelles de notre cher ami M. Ducros (1), à qui je fais mes compliments. Si vous trouvez quelques insectes curieux, faites-m'en part, s'il vous plaît, de même que de vos observations pratiques. A une autre fois je vous dirai d'autres nouvelles de botanique.

Votre très-humble et très-obéissant serviteur,
SAUVAGE DE LACROIX.

E. Université de médecine de Montpellier.

Ce sujet est inépuisable, mais comme il est une borne à tout, je me contenterai de consigner ici deux documents.

Le premier, tiré du voyage de Locke en France, est une critique du cérémonial de la réception au doctorat. Le tableau est chargé en couleur, mais néanmoins il est bon à rapprocher de la peinture réaliste qui en a été donnée ci-dessus.

18 MARS 1675. *Recette pour faire un docteur en médecine.* « Grande procession de docteurs habillés de rouge, avec des toques noires ; dix violons jouant des airs de Lully. Le professeur s'assied, fait signe aux violons qu'il veut parler, et qu'ils aient à se taire ; se lève, commence son discours par l'éloge de ses confrères, et le termine par une diatribe contre les innovations et la circulation du sang. Il se rassied. Les violons recommencent. Le récipiendaire prend la parole, complimente le chancelier, complimente les professeurs, complimente l'Académie. Encore des violons. Le président saisit un bonnet qu'un huissier porte au bout d'un bâton, et qui a suivi processionnellement la cérémonie, coiffe le nouveau docteur, lui met au doigt un anneau, lui serre les reins d'une chaine d'or, et le prie poliment de s'asseoir. Tout cela m'a peu édifié ».

Le second document, extrait des lettres inédites du fa-

____

(1) M. Ducros était également docteur ; il s'occupait de mathématiques et de chimie ; il alla, quelques années plus tard, à Genève, où il paraît s'être définitivement fixé.

meux professeur Sauvage , est destiné à faire connaître les modifications qui avaient été introduites, au milieu du XVIIIe siècle, dans l'étude de la médecine.

« C'est sans aucune difficulté que la personne dont vous me parlez peut passer docteur ici, puisqu'il a des certificats de deux années de *filosofie* faite à Genève, légalisés par le résident. Nous recevons les personnes de quelque pays qu'elles soient et quelque religion qu'elles professent, en quelque endroit qu'elles aient fait leur filosofie et qu'ils ayent pris le grade de maître es arts, Louis XIV, par un arrêt de l'année 1685, nous l'ayant permis en faveur des étrangers. Il est vrai qu'il enjoint aussi de marquer dans les lettres qu'ils ont passe comme étrangers, pour faire voir par là qu'ils ne peuvent pas exercer en France la médecine comme n'étant pas catholiques romains ; mais jusqu'ici je ne sache que nous ayons suivi cette partie de l'ordonnance, et on n'y regarde pas de si près.....................

»Ne voulût-il pas prendre le bonnet, il ne peut mieux faire que d'étudier ici (Montpellier), s'il veut bien apprendre la profession. L'anatomie s'y fait à la perfection ; tout va mieux que de votre temps (1725)...................

»Je suis d'avis que votre cousin vienne sans tarder, non pas pour ce qui se fait aux écoles de médecine, car elles se fermeront le 7 de septembre, mais pour se mettre au fait de tout avant le mois de novembre, où elles se rouvriront, et pour prendre une teinture de mathématiques. Cette science est absolument nécessaire aujourd'hui pour la théorie : au lieu de la physique, il faudra qu'il passe de la géométrie aux mécaniques et à l hydraulique ; c'est tout ce qu'il lui faut pour entrer dans la physiologie, que j'ai donnée dans les deux années précédentes, et qu'il fera bien de copier de bonne heure. Je serais d'avis qu'il se fasse enseigner les éléments de ces sciences à M. Harman, jusqu'au retour de M. d'Anizy ; il en coute 10 livres par mois : 4 ou 5 mois luy suffiront..... (La géométrie et les éléments de mathématiques de *Lamy* avec la physique de *Sgravesande* étaient les livres en vogue.)...................

»Bien que je me sois fait une loy de ne manger avec aucun étudiant en médecine, je l'ay mis à mon auberge, où il est pour 21 livres par mois ; je voulus, selon votre intention, le loger à bon marché, mais il ne fut pas de ce goût, et je lui fis prendre une belle chambre, avec antichambre, au premier étage, à 6 livres par mois.

Il n'est pas accoutumé à la vie resserrée que vous vouliez que je lui prescrivisse, et n'étoit par considération pour moy, je crois qu'il quitteroit l'auberge où je suis pour être plus splendidement.... . Il fit tout de suite connaissance avec M. Pach, de sa nation (Suisse), traineur d'épée, qui a des raisons à moy inconnues pour ne pas prendre ses degrés et qui lui a mis cent chimères en tête. Ces chimères sont que Montpellier est un bois, un coupe-gorge, où il n'y a point de justice pour les étrangers, où les étudiants en médecine ne sont pas soutenus par qui que ce soit, où un soldat suisse fut tué, il y a un an, par les paysans, desquels pourtant il y eut quinze blessés et trois més.... Vous savez tout comme moy comment les étudiants sages et studieux sont tranquilles icy, à moins qu'ils ne se gâtent par le commerce d'autres étudiants paresseux, comme M. Pach, qui emmène votre cousin de temps en temps au cabaret ».

(Extrait de trois lettres écrites vers 1738).

F. Remèdes secrets

A raison de la crédulité des esprits et de l'état arriéré de la thérapeutique, les remèdes secrets étaient grandement en vogue, mais rencontraient une médiocre sympathie auprès des corps enseignants. Entre autres exemples, je citerai le suivant, qui a le double mérite d'être inédit et de concerner un médecin nimois.

» Monsieur et cher ami,

« Vous me feriez grand tort de douter que je ne m'intéresse vivement à ce qui vous regarde ; et, par cette raison, je ne puis m'empêcher de vous prier instamment de retirer tous les imprimés en question, pour que votre nom ne paraisse pas, et d'y substituer tel nom que vous voudrez, comme d'un maitre, d'un apothicaire, lequel tient cette poudre d'un médecin célèbre.

» Je sais comment pensèrent, il y a trois ans, tous nos messieurs (de la Faculté) au sujet de la poudre purgative de mon ami Bastide, docteur médecin à Anduze. On lui écrivit de la part de la Faculté des choses très-désagréables. Ou il fallait donner la recette de votre poudre, ou la donner gratis, ou la faire débiter sous un nom emprunté. Et quand on n'intéresse pas quelque corps religieux, comme a fait *Ailhaud*, la meilleure poudre risque d'échouer.

» Tout ce que je vous dis ici, mon cher ami, est ma façon de penser : si mon opinion ne vous parait pas devoir l'emporter sur celle des amis qui vous ont fait agir, mettez que je n'ai rien dit. Je ne vous en estimerai pas moins, parce que je connais votre candeur et le bon motif qui vous fait agir. Mais ceux qui ne vous connaissent pas ne penseront pas de même, et j'en serai fâché et très-fâché pour vous. Pardonnez tous ces avis à l'ancienne et bonne amitié qui nous unit depuis trente ans et plus. Je vous embrasse ; mes respects à Madame votre épouse.

» Montpellier, ce 16 décembre 1757.

» DE SAUVAGE.

» Si vous voulez me donner de quoi faire des expériences de votre poudre sur les malades de l'hôpital général, je serai le premier à la vanter et à citer l'expérience ».

G. Eaux minérales.

Vu les chaleurs excessives et la sécheresse qui règnent dans notre pays, presque tous les étés, les eaux minérales n'étaient pas moins fréquentées que de nos jours ; seulement, à raison des difficultés de la locomotion, les Nimois étaient forcés de demander au voisinage la fraicheur et la santé, qu'ils vont chercher aujourd'hui en des régions plus éloignées. Meynes, La Mausson, Euzet, Balaruc, Vals et Bagnols étaient, aux xviie et xviiie siècles, leurs eaux de prédilection. Si certaines de ces stations ont vu depuis

s'accroître leur vogue, il n'en a pas été de même pour
toutes. Depuis près d'un siècle, la fontaine de Meynes ne
compte plus de visiteurs, et on peut en dire autant des bains
de La Mausson. L'une et l'autre station ont joui d'une
grande renommée. A s'en référer à l'histoire (*Statistique
du Gard*, t. ii, p. 647), les plus grands personnages auraient fait des cures à Meynes, et des têtes couronnées,
François Ier, Marguerite de Valois, Louis XIII, auraient
retiré des avantages de l'action bienfaisante de ces eaux.
Les bains de La Mausson n'eurent pas une fortune moindre. On a vu plus haut que le prince de Suède Gustave-
Adolphe y fit une saison. « Salleneuve est un bon village,
à demy lieue de Montpellier, on passe tout contre une petite rivière que l'on nomme la Meauson.... Ces lieux servent de bains en esté, à toute la noblesse et autres, de tout
sexe, qui s'y vont baigner et divertir. Il y a de bons traiteurs, et pendant la saison, la grande bande des viollons y
demeure continuellement, et à cause du bon air, on y envoie les malades de la ville ». *Catalogue des marchandises rares, curieuses et particulières, qui se font et débi-
tent à Montpellier*, par le sieur Léon Fargeon, maistre
apothicaire juré et parfumeur de S. A. R. Mademoiselle,
etc., etc., MDCLXVIII. En Avignon, chez Michel Chastel.

Un moment, Nimes crut posséder à ses portes une autre
fontaine de jouvence. M. de Montfalcon, lieutenant pour
le Roi en cette ville, ayant acquis la terre de Vacqueirolles,
y fit exécuter de grands travaux. En remuant des terres,
on découvrit un canal qui recevait les eaux d'une source
jaillissant de deux fentes d'un rocher, eaux qui, au dire des
bergers de cette contrée, purgeaient et avaient valu à cette
fontaine le nom de *fons conjado*, termes qui, en langage
du pays, signifient fontaine sale, à cause des ordures
qu'elle fait expulser.

La découverte d'une fontaine minérale était de conséquence pour les Nimois, grands amateurs de nouveautés et
grands buveurs d'eaux minérales. On en fit l'essai, et,
comme les audacieux s'en trouvaient bien, ils entraînèrent
à leur suite les plus timides. Bref, en 1718, il y eut une véritable procession de malades. Désireux de savoir ce qu'il y

avait de fondé dans cet enthousiasme, un médecin fit l'analyse de ces eaux ; mais, malgré son habileté, il ne put arriver à déterminer d'où venait leur vertu purgative. Le hasard, ce grand maître, a fait découvrir qu'elle était toute artificielle. Pour faire sa cour à M. de Montfalcon et ne pas être soupçonné de flatterie, un chirurgien du nom de Cluzeau n'avait trouvé rien de mieux que d'insinuer dans la source un gros morceau de *crocus metallorum* ou foie d'antimoine. L'eau, en passant sur cette drogue, en détachait quelques parcelles qui, n'étant pas assez considérables pour provoquer le vomissement, étaient suffisantes pour amener une purgation plus ou moins copieuse, suivant le nombre de verres d'eau absorbés. De là l'action de ces eaux, qui finit naturellement par disparaître, quand la cause qui lui avait donné naissance eut été complétement épuisée.

Cette histoire vraiment plaisante est caractéristique de l'époque ; aussi j'ai cru devoir la relater avec quelques détails.

H. Médecine légale.

En divers endroits, il est question des rapports des médecins avec la justice ; mais nulle part il n'a été donné un spécimen de leur manière de procéder. Pour combler cette lacune, nous reproduisons la minute d'un rapport rédigé vers les dernières années du xviie siècle.

« Nous, Daniel Dortes, docteur en médecine, et Claude Combes, maître apothicaire, nommés par M. de Chazel, conseiller du Roy et lieutenant général ès cours de M. le Sénéchal et siége Présidial de Nimes, pour procéder à l'examen et vérification de certaines drogues contenues dans un linge et dans du papier qu'on nous auroit exhibé, après avoir prêté le serment en tel cas requis, certifions qu'après avoir considéré, goûté et examiné avec toute l'exactitude possible ce qui étoit contenu dans le linge, nous avons vérifié que c'étoit la graine du *Solanum furiosum*, dont l'usage est extrèmement pernicieux, suivant le sentiment de nos autheurs les plus fameux, tels que Mathiole, Dioscoride et Dalechamp. En effet, cette graine, donnée en petite quantité, cause de profonds assoupissements, et en grande, rend furibonds ceux qui en prennent ; et même, selon le sentiment desdits autheurs, elle peut causer des accidents funestes. A l'égard du petit papier qu'on nous a produit, nous y avons veu une poudre blanchâtre qui nous a paru un peu luisante, sans que nous ayons pu juger ce que c'était, n'étant pas humainement possible d'analyser des matières différentes et pulvérisées. Ce que contenant vérité, nous l'avons signé ». (Minute d'un rapport écrit par Dortes).

On le voit, c'est l'enfance de la toxicologie, et c'est le motif qui m'a incité à reproduire la teneur de ce rapport. En traitant des chirurgiens, nous compléterons cet aperçu par la relation des ouvertures cadavériques.

I. Statuts du collège des médecins nimois.

Les articles primitifs, qui furent autorisés par le Parlement de Toulouse, étaient au nombre de vingt-un. Le 22 juillet 1650, dans la séance où l'on charge les syndics de remercier *le sieur Guiraud de l'honneur qu'il avoit faict à la Compagnie de la dédicace de ses thèses de maistrise es arts*, neuf articles sont ajoutés. Enfin le 6 janvier 1657, considérant « qu'il est malaisé de perfectionner les choses en leur naissance, et que le temps donne bien souvent occasion de changer les premiers projects par des nouvelles reflexions auxquelles on n'avoit pas pensé au commencement », on délibère qu'en ce qui est du vingtième article, « il n'aura point de lieu à l'esgard des docteurs étrangers, qui viennent seulement en cette ville pour affaires ou pour consulter et pratiquer extraordinairement la médecine, auxquels la Compagnie entend qu'il soit déféré par ceux de nostre corps qui se trouveront plus jeunes docteurs qu'eux ; voire mesmes qu'en cas que quelque ancien docteur vint pour faire sa demeure ordinaire en cette ville, il dépendra toujours de la Compagnie de déférer ce qu'elle croira estre deu à la qualité et mérite de leurs personnes, notamment à ceux de cette province de Languedoc, au préjudice des plus jeunes docteurs, quoyque fondés en l'exercice pratique et habitation du terme de quinze ans ». On supprime ensuite le huitième article additionnel et on modifie le septième, expliquant que les frais de poursuite ne sont obligatoires que pour le regard de ceux qui auront signé la délibération prise sur le cas particulier,

Voici maintenant les articles définitifs approuvés par le sénéchal Hector de Monteynard, en date du 16 juillet 1657.

Statuta [inter doctores medicos nemausenses] (1) observanda.

I. Quilibet eo ordine sedeat et sententiam dicat, quo fuerit ad doctoratum promotus.

II. In medicis consultationibus, juniores primi pro more sententiam dicant, et eo ordine quo quisque ad doctoratum promotus fuerit.

III. Nemo, nisi legitime vocatus, ægros invisat.

IV. Nemo cum empiricis medica consilia ineat.

V. Quod in medicis consultationibus a majori parte fuerit probatum, id ægro, vel parentibus, vel propinquis ægri, vel assidentibus qui ægri curam habent, a seniori doctore, de collegarum consensu, prudenter referatur.

VI. Ægrorum arcana, visa, audita et intellecta nemo eliminet.

VII. Ad consilia vocati sistant se præcise hora a seniore doctore præscripta, ne unius mora ægro molestiam vel cæteris collegis incommodum afferat.

VIII. Remediorum tum confortantium, tum alterantium, tum purgantium, tam internorum quam externorum, formulæ præscribentium chirographis obsignentur, anno et die adscriptis.

---

(1) Dans le texte primitif, les mots entre crochets sont remplacés par « In collegio medicorum Nemausensium ». Ces statuts, au fond très-anodins, ont été néanmoins attaqués avec une violence inouïe dans un factum écrit vers 1658, et dont les *Chroniques de Languedoc*, n° du 20 mai 1878, nous ont révélé l'existence. Je donne çà et là les passages les plus saillants de ce factum.

IX. In prœscribendis phlebotomiis aliisque operationibus chirurgicis, idem observetur.

X. Nemo insciis collegis ab eodem ægro simul accersitus, inanis gloriolæ causa, quidquam aggrediatur in aliorum contemptum.

XI. In omnibus medicis congressibus, juniores senioribus assurgant, seniores junioribus gratiam et benevolentiam referant, eosque citra morositatem in consilium adhibeant.

XII. Doctores medici amicitiam inter se colant, ab omnibus dicteriis, obtrectationibus et mendaciis abstineant ; convicti ex arbitrio doctorum excludantur ab omnibus medicis congressibus.

XIII. Doctor qui chirurgos privatim, ut mos est, docet chirurgica ; qui pharmacopœos, pharmaceutica tantum doceat (1).

XIV. Procuratores duo singulis annis eligantur vel confirmentur sexto januarii, ex doctorum arbitrio (2).

XV. Doctores congregabuntur apud decanum aut alterutrum procuratorum, et decanus aut alteruter procuratorum servabit librum societatis supradictorum doctorum, ex consensu videlicet majoris partis illorum.

XVI. Lustrandarum officinarum pharmacopœorum cura, singulis annis bis, decano et procuratoribus demandetur.

XVII. Pharmaciæ et chirurgiæ candidatorum examinibus moderandis decanus et procuratores præficiantur.

XVIII. Procuratores negotia societatis doctorum curent, accepti et expensi rationem singulis annis reddant dictis doctoribus.

XIX. Nullus inter doctores sedeat et sententiam dicat, nisi societati doctorum nemausensium litteras doctoratus prius exhibuerit, hisce statutis subscripserit, quod de doctoribus in urbe commorantibus dumtaxat intelligendum.

---

(1) De cet article il ressort qu'à Nimes les docteurs avaient coutume de faire un enseignement particulier aux chirurgiens et aux apothicaires.

(2) Le factum n'a garde de laisser échapper cet article : « Ils ont marqué le temps de leur élection à la fête des Rois, jour ordinairement destiné pour, entre la bouteille et le verre, faire des dignités imaginaires comme les leurs ».

XX. Extraneus veniens in urbem doctor medicus, si ad ullam consultationem [medicam fuerit vocatus, aut cum doctoribus quamlibet aliam ob causam alicubi convenerit, eo ordine locum occupet, sententiamque dicat, quo fuerit ad doctoratum promotus. Si vero ipsemet aut alter in urbe medicinæ exercendæ animum habuerit, is, exhibitis prius doctoratus litteris, hisque statutis chirographo obsignatis, a doctoribus suam in societatem absque examine cooptetur.

XXI. Doctores in consilium vocati, finita consultatione, recedant, curam medico ordinario permittentes, nec revertantur nisi rogati ab ægrotante aut ejus cognatis.

XXII. Doctor ab ægrotante accersitus ante omnia sciscitari tenebitur an ægrotans sese in præsenti morbo alterius doctoris curæ commiserit, et adhuc ejus consiliis uti decreverit (1), vel ab urbe abfuerit, alias, illo inscio, nihil circa ægrotantem aggrediatur.

XXIII. Doctores proposita et decreta in suis cœtibus fideli silentio reticeant; et, si quis ea divulgasse deprehendatur, increpetur ex arbitrio doctorum.

XXIV. Doctores a pharmacopœis et chirurgis rogati ad illorum candidatos ad magistratum, præstandi jurisjurandi causa, deducendos, collegarum suffragiis prius approbentur.

XXV. Celeberrimorum remediorum, theriacæ videlicet, Mithridati, olei de scorpionibus compositi aliorumque id genus dispensationi decanus et procuratores præficiendi a pharmacopœis accersantur.

XXVI. Uniuscujusque causa erit omnium causa communis; ita ut, si in statutorum observatione doctor aliquis impetatur, ejus causæ defensionem omnes suscipiant, decreto scilicet prius edito.

XXVII. Suborta inter doctores dissidia, hæc statuta remque medicam spectantia, doctorum judicio componantur, quorum decretis doctor quilibet obtemperabit.

XXVIII. Pharmacopœi et chirurgi, quorum præparan-

---

(1) Cet article, le second des neuf ajoutés, renfermait « vel cum soluta mercede dimiserit ».

dorum exhibendorumque medicamentorum et operationis exercendæ unicum est officium, intra suæ artis limites coerceantur et a medicis in officio sedulo contineantur (1).

XXIX. Doctor qui per viginti annos medicinam in urbe exercuerit seniori doctori in urbem habitandi causa demigranti cedere non tenebitur, habita tamen nominis virtutisque ratione, potissimum eorum qui ex famosis universitatibus hujus regni, et hujus speciatim provinciæ, fuerint.

XXX. Doctores medici hæc statuta diligenter observent, caveantque ne in posterum ab illis discedatur. Eaque singulis annis, omnibus doctoribus rite convocatis, recitentur. Si quis in eo quidquam deliquisse convictus fuerit, doctores in eum animadvertant.

On le voit, ces divers articles n'ont rien d'excessif. Quant à l'institution, elle existait dans toutes les villes dotées d'une Université de Médecine, et même se rencontrait dans quelques villes qui en étaient dépourvues. Le Collège de Lyon et de Marseille remontait aux premières années du xvi° siècle, celui de Tours, à 1556, et celui de Limoges, à 1643. A leur tour, les médecins de Nimes furent imités par ceux de Dijon en 1654, d'Amiens, en 1656, de Moulins, en 1657, de Clermont-Ferrand, de la Rochelle et de Lille, en 1681.

Ces établissements n'étaient donc pas aussi inutiles qu'on l'a dit, et leur création successive est, à mon sens, la meilleure réfutation des attaques qui ont accueilli la fondation du Collège de Nimes.

J. Médecins de l'Hôpital.
Organisation et mortalité de l'Hôtel-Dieu.

A toutes les époques, il a dû exister à Nimes un médecin stipendié chargé du service des pauvres de l'Hôpital ;

(1) Cet article paraît pour la première fois. D'après le pamphlet, il n'était pas suivi : au contraire, les médecins flattaient, avec une bassesse plus que servile,

mais les premiers vestiges de cette institution remontent seulement au xvᵉ siècle. Les comptes du clavaire nous apprennent qu'en 1476, Guilhaume de Vulpilhiac reçoit six livres dix sous à ce titre, et qu'en 1478 et 1479, Louis Eyrailh reçoit, au même titre, sept livres dix sous.

En 1486, les gages sont portés à vingt livres en faveur de J. Furet, et sont élevés à vingt-cinq livres une trentaine d'années plus tard ; mais je n'ai trouvé nulle part la liste des médecins qui se succédèrent dans cet honorable emploi. J'ai été mieux servi en ce qui concerne le xviiᵉ siècle ; aussi en ai-je dressé le tableau, en faisant suivre le nom du médecin de celui de l'apothicaire et du chirurgien.

1594.	1599 et 1600.	1602-1603.
P. Veyras.	J. Constant.	Veyras vieux.
Est. Dutour.	Tann. Pistoris.	S. Fauchier.
S. Bérard.	Léonard Theremin.	Cap. Faget.

1604.	1605.	1606.
Veyras vieux.	Veyras vieux.	J. Constant.
S. Fauchier.	D. Guiraud.	D. Guiraud.
L. Theremin.	P. Fermillon.	J. Noguier.

1607.	1608.	1609.
J. Constant.	J. Pistoris.	P. Veyras.
G. De Cray.	P. Sanier.	P. Ycard.
P. Fermillon.	L. Theremin.	L. Theremin.

1610.	1611.	1614.
J. Pistoris.	{ J. Pommier. { P. Veyras vieux.	Dinicure (?)
T. Pistoris.	J. Saurin.	D. Guiraud.
T. Guillaumet.	Guill. Faget.	J. Noguier.

les apothicaires, « comme cela se vérifie par leurs propres registres, où, de cent récipés qu'on y voit, à peine en trouvez-vous deux ou trois qui soient signés du médecin ». Cette allégation est inexacte en ce qui concerne les médecins.

1616.	1617.	1618.
J. Pistoris.	Veyras vieux.	Veyras vieux.
Fr. Coutellier.	P. Sanier.	{ S. De Cray. { O. Rivalier. { N. Bourely.
Fr. Theremin.	L. Theremin.	C. Noguier.

1619.	1620.	1622.
J. Pistoris.	Veyras vieux.	J. Pistoris.
D. Guiraud.	S. De Cray.	D. Dalbiac.
C. Noguier.	T. Guilbaumet.	

1623.	1624.	1625.
H. Brun.	Brun.	Ginhoux.
J. Borely.	S. De Cray.	J. Borely.
L. Theremin.	C. Noguier.	P. Roux.

1626.	1627.	1628.
P. Raspal.	P. Raspal.	Gautier.
C. Dupuy.	J. Froment.	Borely.
J. Goulet.	P. Roux.	M. Quesnot.

1630.	1631.	1632.
H. Leaute.	P. Raspal.	P. Raspal.
Borely.	{ F. Colomb. { C. Dupuy.	O. Rivalier.
P. Fermilhou.	L. Theremin.	L. Theremin.

1633.	1634.	1635.
J. Gallet.	Vachon.	Vachon.
A. Mounier.	{ And. Saurin. { P. Combes.	P. Combes.
B. Mitier.	Trist. Theremin.	B. Mitier.

1636.	1637.	1638.
S. Baux.	I. Fabre.	H. Brun.
A. Saurin.	M. Goubin.	{ Saurin. { Sanier.
J. Pinet.	{ J. Pinet. { J. Doulcet.	B. Mitier.

1639.	1640.	1641.
H. Brun.	Durietz.	Brun.
{ S. De Cray. { Saurin.	Saurin.	{ P. Ycard. { L. Martinet.
{ L. Theremin jeune. { J. Poulain.	{ L. Theremin. { J. Poulain.	{ Pinet. { Santon.

1642.	1643.	1644.
Linsolas.	Linsolas.	De Saint-Martin.
{ De Cray. { Martinet.	{ Saurin. { T. Félix.	De Cray.
{ L. Theremin. { J. Poulain.	L. Theremin.	J. Poulain.

1645.	1646.	1647.
S. Baux.	Raspal.	Duzot.
A. Saurin.	A. Saurin.	{ J. Guiraud. { J. Bourely. { Th. Félix. { L. Martinet.
J. Pinet.	Poulain.	L. Theremin.

1649.	1650.	1651.
De Saint-Martin.	Duranty.	Saurin.
{ S. Guiraud. { J. Bourely. { Th. Félix. { L. Martinet.	Id.	Id.
Guilh. Theremin.	G. Bastit.	P. Orcival.

A partir de l'année 1652, personne n'est plus désigné, et pourtant il y eut de nouvelles nominations dans l'année 1657. A en juger par le factum dont il a été parlé ci-dessus, la nomination du médecin aurait même donné lieu, au sein du collège, à de graves incidents.

Quoi qu'il en soit, il faut arriver jusqu'au xviii° siècle pour trouver quelques renseignements à l'endroit du service médical de l'Hôtel-Dieu. A cette époque, il y eut deux médecins en chef qui, au lieu d'être annuels, sont nommés à vie, et font alternativement le service en se remplaçant tous les deux mois. Par excès de précaution, il y a même des survivanciers ; sauf erreur, voici quel a été l'ordre de succession de chacun des titulaires. O. Lafont fut remplacé par Jacques Razoux, et celui-ci par Deydier. A la mort de ce dernier, entra en fonction J.-B. Mitier, qui fut suppléé et remplacé par son fils Aimé. Enfin, celui-ci a eu tour à tour pour successeurs Jarras, Mutru et Carcassonne.

L'autre place a été occupée tour à tour par les docteurs Mathieu (1725), Jean Razoux (1757-1798), Goy (1798-1819), Amalric (1819-1830), Martin (1830-1851), Reveilhe (1851-1876). Enfin, l'auteur de ce travail a remplacé M. Reveilhe, démissionnaire.

Les chirurgiens de l'Hôtel-Dieu furent les lieutenants du premier chirurgien du Roy. Pourtant, dans un acte de baptême du 27 janvier 1707, j'ai trouvé comme parrain un Jean Bereau, qualifié de *chirurgien major de l'Hôpital*. Au bas de l'acte sont les signatures de Lafont et Razoux, docteurs médecins, circonstance qui témoigne du bien-fondé de cette qualification. Vinrent ensuite, Aimé Mitier, Martin, Montagnon, Larrey, Didier-Canonge, de Froment, Pleindoux, Fontaine. Les docteurs Tribes et Pleindoux sont actuellement chirurgiens en chef de l'Hôtel-Dieu.

Au commencement du XVIIe siècle, l'organisation de l'Hôtel-Dieu ne ressemblait en rien à celle d'aujourd'hui. La population était mêlée ; outre les pauvres malades, il y avait des infirmes, des bâtards, des mendiants et même des femmes de mauvaise vie, puisqu'en 1642, les consuls en font sortir plusieurs femmes *lubriques et malvenants*. Tout y était confusion et désordre. Les hospitaliers avaient beau être fréquemment changés, en général, ils ne valaient pas mieux pour cela. *Ils négligeaient les vignes, gaspillaient les petits cochons et les poulets, et surtout faisaient boire plus de vin qu'il ne faut.* Ils accaparaient le bétail, tant gros que menu, qui était saisi par les gardes du terroir, et le vendaient à leur profit, au lieu de s'en servir pour la nourriture et l'entretien des pauvres.

Quant aux hommes et femmes, ils étaient logés ensemble, sans aucune séparation, et c'est seulement en 1643 qu'on construit une muraille pour les isoler. C'est à la même époque qu'on place les pauvres étrangers « aux membres bas », et les pensionnaires « dans le plus haut membre»; enfin, c'est à la même année que les admissions à l'hôpital ont lieu sur un billet du médecin.

A partir de cette époque, des améliorations furent successivement réalisées, mais elles devinrent considérables après 1680. L'intervention des sœurs de Saint-Joseph mit fin à tout gaspillage, et les pauvres étrangers ne se virent plus sans secours.

La mortalité de l'Hôtel-Dieu nous est imparfaitement connue ; mais, à s'en référer aux registres de la grande salle des femmes, tenus tour à tour par les sœurs de Lespine, H. de Pansier, de Banne, Magdeleine de Novy, Louise de Forton, de Grancerf, Cornuet, de Laudun, elle devait être assez considérable. D'après ces registres, allant du 4 septembre 1679 au 4 septembre 1697, il serait entré 4,729 malades parmi lesquelles 659 seraient décédées, soit une moyenne annuelle de 262 malades et de 36 décès. Le minimum des entrées est de 141 pour l'année 1689, et le maximum de 484 correspond à l'année 1694 ; quant aux décès, ils sont au nombre de 10 pour la première année, et de 68 pour l'autre. La mortalité est donc en moyenne de 1/7 ; mais elle devait être beaucoup plus forte pour les hommes.

La moyenne de la mortalité reste la même au xviii⁰ siècle ; mais le chiffre des entrées a augmenté sensiblement, surtout dans les dernières années du siècle. D'après les registres tenus par les sœurs Prieuret, de Cray, Pellenc, Vincent, Murjas, de Saint-Jean, de Rangueil, Dumas, et allant du 4 septembre 1780 au 4 septembre 1793, on a 5,222 entrées et 751 décès, soit une moyenne annuelle de 401 entrées et de 57 décès. Le minimum des entrées est de 250 et correspond à l'année 1781 ; le maximum de 646 correspond à l'année 1791. Quant aux décès, le minimum est de 41, et le maximum de 94.

K. Académie des sciences de Paris.

Au xviii⁰ siècle, les savants de la province n'étaient pas simplement membres correspondants de l'Académie en gé-

néral, ils étaient en correspondance avec un des membres
en particulier. Pour s'en tenir aux médecins nimois, Baux
fut d'abord le correspondant de M. de Réaumur, et, à la
mort de ce dernier, le devint de Jussieu. Quant à Razoux,
qui eut le même honneur, il fut nommé le correspondant
de Bourdelin.

Voici, à titre de curiosité, la reproduction des lettres de
correspondance de Razoux avec la lettre d'envoi.

Monsieur,

« Je me suis chargé, avec un véritable plaisir, d'avoir
l'honneur de vous annoncer que l'Académie Royale des
sciences vous a admis au nombre de ses correspondants.
En cas que quelqu'un de nos Messieurs m'ait gagné de vi-
tesse pour vous apprendre cette nouvelle agréable pour
vous et pour moy, j'ay au moins le plaisir de vous la rati-
fier, par l'envoy que je me suis chargé de vous faire de vos
lettres de correspondance, que M. de Fouchy, secrétaire de
l'Académie, a scellées et m'a remises mercredi dernier.
Vous les auriez reçeu plus tost, Monsieur, s'il m'avait été
possible de les faire contresigner plus tost, pour vous les
envoyer, comme on dit, toutes musquées et vous épargner
le port. Regardez, s'il vous plaît, l'envoy que j'ay l'honneur
de vous faire comme le premier acte de notre correspondance. Quant aux avis que votre modestie vous a fait me
demander, dans votre lettre du mois dernier, Monsieur,
avis desquels je suis très-convaincu que vous n'avez pas
besoin, soyez, je vous prie, très persuadé, Monsieur, que,
s'il arrive que l'occasion s'en présente, je me feray toujours
honneur de vous les offrir avec la même sincérité, et, puisque vous le voulez, avec l'amitié avec laquelle vous me les
demandez.

» J'ay l'honneur d'être, avec toute l'estime et la considération possibles, Monsieur,

» Votre très-humble et très-obéissant serviteur,

» Bourdelin.

» A Paris, ce 18 janvier 1761 ».

Lettres de correspondance pour M. RAZOUX.

» Aujourd'hui, *dixième jour de janvier 1761*, l'Académie, informée du savoir et de la capacité de *M. Razoux, docteur en médecine de la Faculté de médecine de Montpellier, médecin de l'Hôtel-Dieu de Nismes* : Et désirant lui donner des marques de son estime, qui puissent l'encourager à continuer le commerce de lettres dans lequel il est avec M. *Bourdelin* sur des matières de mathémathique et de physique, l'a nommé pour son correspondant ; luy accorde, en cette qualité, le droit d'entrer aux Assemblées quand il viendra à Paris, et l'exhorte à continuer cette correspondance avec le plus de régularité qu'il sera possible, persuadée qu'elle en tirera de l'utilité.

» En foy de quoy, j'ay signé les présentes, auxquelles j'ay apposé le sceau de l'Académie (1).

» GRANDJEAN DE FOUCHY,
» secrétaire perpétuel de l'Académie Royale
des Sciences ».

L. Société Royale de médecine de Paris.

L'affiliation du collège de Nimes à la Société Royale de médecine ayant été la marque d'estime la plus considérable qu'il ait reçu dans son existence, j'ai cru de mon devoir d'historien de mettre sous les yeux du lecteur les pièces officielles qui constatent cette union.

EXTRAIT DES REGISTRES DE LA SOCIÉTÉ ROYALE
DE MÉDECINE.

Séance du 30 septembre 1777.

« MM. Lieutaud et de Lassone, présidents, et M. Bouvard, directeur annuel de la Société Royale de Médecine, lui

---

(1) *Ces lettres* sont sur parchemin, et il n'y a de manuscrit que les parties soulignées. Le nom de Razoux y est mal orthographié, et le *z* est remplacé par un P.

aiant représenté que, pour se conformer aux vues de son institution, il serait à désirer qu'Elle se mît à portée de participer par un acte d'association aux avantages que lui offre la Correspondance des différentes Facultés et Collèges de médecine les plus célèbres établis en France, on a délibéré, et après avoir entendu la lecture d'une Lettre à ce sujet, il a été arrêté que dorénavant un des Membres du Collège de Médecine de Nismes occupera constamment une des premières places d'Associés au nom de sa compagnie, avec laquelle la Société Royale s'empresse de s'allier intimément, par tous les engagements que l'intérêt le plus vif pour les progrès de la Médecine et l'estime la plus sincère peuvent faire contracter. On a voulu de plus que cet extrait de nos registres soit communiqué à Messieurs du Collège de Nismes.

» En foi de quoi j'ai signé le présent, scellé du sceau de la Société.

» A Paris, le 9 octobre 1777.

» VICQ D'AZYR,

» *Secrétaire et Vice-Directeur perpétuel de la Société Royale de médecine* ».

Monsieur,

« S'il est beau de voir plusieurs citoyens zélés se réunir pour se communiquer leurs connaissances et pour travailler en commun à les perfectionner, l'association de deux compagnies, qui se feront un devoir de confondre leurs vues pour ne s'occuper que du bien public, offrira encore un spectacle plus touchant et plus philosophique. Tel est celui que le Collège, dont vous êtes le Doyen, et la Société de Médecine de Paris, dont le Roi m'a nommé Président, vont donner au monde savant. Votre but, en effet, est le même que le nôtre. Vous vous proposez d'étendre par vos travaux les progrès d'une science qui intéresse la santé des hommes. L'intention du Roi Bienfaisant qui a créé la Société de Médecine a été que, en réunissant les meilleures observations de Médecine pratique, elle augmente par sa correspondance le nombre des secours qui peuvent être administrés avec succès dans les différentes maladies dont les hommes et même les bestiaux ne sont que trop souvent attaqués. Pour ces raisons, j'ai cru devoir proposer à la Société d'établir une association de correspondance avec votre collège, et de lui donner au plus tôt un témoignage authentique, d'après lequel l'estime réciproque de ces deux corps et la vive émulation qui les anime soient constatées pour jamais. Tous les membres de la Compagnie y ont consenti unanimement (1).

» J'ai l'honneur d'être avec la plus haute estime et la considération la plus distinguée, Monsieur, votre très-humble et très-obéissant serviteur,

» LASSONE,

» Président perpétuel de la Société
Royale de Médecine ».

MM. les Docteurs du Collège de Nimes

M. Médecins nimois.

Sous cette dénomination, sont englobées toutes les personnes autorisées à exercer l'art médical, c'est-à-dire les bacheliers, les licenciés et les maîtres en médecine. Cette dernière qualification fut, vers la fin du XVe siècle, remplacée par celle de docteur; mais, en souvenir du passé, on faisait précéder le nom de la qualité de maître. Enfin, vers le milieu du XVIIe siècle, cette qualification disparut à son tour, et est restée depuis l'apanage des hommes de loi.

Les notes qui suivent ont pour objet de faire connaître les médecins qui ont exercé à Nimes. Si quelques-unes se bornent à donner les noms et prénoms, d'autres par leur étendue, constituent de véritables notices. Pour faciliter les recherches, elles sont rangées par ordre alphabétique et distribuées en trois époques principales.

---

(1) Les deux pièces sont écrites sur le même parchemin : la lettre du Président est placée à la gauche du lecteur, et celle du Secrétaire à la droite.

1. Médecins du XVI⁰ siècle.

ACCAURRAT Pierre. Originaire d'Uzès, il était parent ou peut-être fils de Sauveur Accaurrat, qui traduisit, en 1560, le traité des *Bienfaits de Sénèque*. Il est parrain, en avril 1571, et en avril et juin 1577. Une Jeanne Accaurat avait épousé Léonard de la Rouvière (11 octobre 1574).

BALAZAR Mathieu. Parrain le 29 juin 1578 et le 20 novembre 1579. Marié à Catherine Pugette, il en eut un fils, le 24 mai 1580, et une fille, le 6 mars 1583. « Balazar a heu grande question et débat avec M⁰ Thannequin Guillaumet, chirurgien, avec grandz oultrages atrosses, et mesmement quand ils se trouvent et sont assemblés à panser les malades. — Sont réconciliés. (*Arch. du Consist.* 13 juillet 1583). M. Mazaudier a proposé avoyr esté prié par M. Veyras, docteur médecin, de proposer seans avoyr esté blâmé par M. Balazar, lorsqu'il fut reconsilié avec M. Thannequin (Guillaumet ?), à raison de certaine préthendue taxe faite pour prendre sur les malades, désirant en estre adcertené. Le Consistoire charge M. Mazaudier rapporter à M. Veyras n'avoyr esté en aulcune façon blâmé par le dict (mercredy 3 aoust 1583).

CAVEYRAC. Laurense, fille à M⁰ Thannequin Guillaumet et à Catherine Fagette, présentée, le 7 avril 1577, par M. de Caveyrac, médecin à Nismes.

CHERUBIN Jean. Marié à Peyronne de Claris, en eut une fille, baptisée le 30 décembre 1584, et deux jumeaux, baptisés le 12 juin 1593.

CONSTANT Jean. Parrain, le 20 juillet 1572, de Suzanne de Malhian. Médecin de l'hôpital en 1579, mort le 7 mars 1608.

DURAND avait légué au Consistoire cent livrés pour réparer le temple. Sa veuve, née Bertrand, s'était remariée avec Chalas. (*A. Cons.*, 4 et 12 janvier 1581).

FABRE Antoine. Capitaine de santé pendant la peste de 1521.

FERRAND Jacques. « Quand vous étiez chez moi [Lettre de Baduel à Rondellet, du 30 mai 1550], vous avez bien voulu regarder l'œil gauche de mon fils Pierre. A votre départ, j'ai oublié de vous demander une prescription pour le guérir. Il en sort une humeur abondante et épaisse. Mon ami *Ferrand* lui a bien appliqué un emplâtre et un onguent, mais je demande à votre amitié et à votre haute compétence les soins nécessaires pour ne pas laisser dépérir cet œil ». Ferrand est cité deux fois par l'auteur anonyme (obs. i et XXIII). Le 27 mars 1562, il assiste avec Jehan Saunier et Jehan Molery, apothicaires, à une réunion du Consistoire, et comparait, le 8 juin, le 4 et 11 décembre 1585, avec son confrère Veyras, par devant cette assemblée. Ferrand se plaint amèrement de certaines injures consignées dans un écrit de Veyras, et prétend en avoir réparation par autorité de justice ; mais, sur les instances du Consistoire, il finit par se réconcilier avec son confrère.

FERRAND Pierre, docteur médecin, fils d'autre Pierre, docteur médecin, et d'Anne Bernarde, épouse, le 17 avril 1566, Anne, fille de sire Jehan Molery, M⁰ Apoth., et de Catherine de Sauzet ; mais j'estime que ce médecin a exercé, comme son père, à Anduze (Ursy, notaire).

LAMIDIE Jean de. Parrain le 7 décembre 1579. Marié en premières noces à Françoise de Gilibert, en eut deux filles, 8 mars 1585, et 15 août 1586. Marié en secondes noces à Loyse Laliaud, en eut une fille le 6 octobre 1595. Il mourut le 28 juillet 1597.

MARCON Jacques. Parrain de J. Fenoil, le 4 février 1596·

MAURISSARGUES Vincens. Conseil politique du 3 octobre 1572 : il était bachelier de l'année 1544. (*Registre de l'Université de Montpellier*).

SUAU Jean. Deux consuls, l'un marchand, l'autre corroyeur, ont porté ce nom et prénom, et c'est vraisemblablement de l'un d'eux qu'est né, vers 1535, l'auteur des «*Traitez contenans la pure et vraye doctrine de la peste et de la coqueluche, les impostures spagyriques et plusieurs abus de la Médecine, Chirurgie et Pharmacie* ».

Marié à la fille du chirurgien Vergier, il fut tout d'abord
jurisconsulte ; mais, sur ses vieux ans, délaissant sa vocation première, il n'hésita pas à embrasser la médecine.
« En quoi, ajoute son compère T. Guillaumet, reluit l'admi-
rable puissance et bonté de Dieu, quand il vous a donné
cœur de reprendre les lettres oubliées et moyen en peu de
temps faire en la médecine le profit que monstres ». Quoique ses ouvrages ne soient ni aussi doctes ni aussi utiles
que le porte le sous-titre, qu'il s'y montre quelque peu charlatan, on ne saurait méconnaître leur intérêt. Si le praticien n'a rien à y apprendre, le curieux y relève quelques
traits intéressants. « Je me suis laissé dire à un maistre
chirurgien qui n'a point de nom, que, quand le blessé qu'il
avoit en charge ne crachoit sur le bassin ce qu'il vouloit,
qu'il luy excitoit douleur à sa playe avec l'egiptiacum,
pour se faire mieux réclamer, recognoistre et récompen-
ser » (p. 23). « Je me souviens avoir veu un charlatan spagyre, plus ignorant que l'ignorance, qui se présenta à guérir une damoiselle épileptique, femme d'un bon seigneur et
amy mien, pour le prix de cinq cents escus, avec quelques
gouttes de liqueur qu'il ne voulut nommer. Cette liqueur
estoit sa quinte essence, qu'il avoit extraicte du vitriol,
comme j'avois découvert par une lettre sienne qui m'estoit
tombée en main. Mais ce messer Fricasse, bien informé,
vouloit toucher devant la main l'argent ou la plus grande
part, pour après s'en aller sans dire à Dieu. Je voulois bien
faire mettre à ce bon seigneur l'argent en main de tiers accordé par les parties pour estre livré à l'espagyre six mois
après qu'il diroit avoir guéry la damoiselle si le mal ne luy
retournoit, mais il ne voulut pas recevoir ce plus que rai-
sonnable party et s'en alla avec son grand nez vendre
ailleurs ses coquilles ». Un autre spagyre, qui voulait lui
apprendre à faire des pierres précieuses, sortit un jour de
son escarcelle un lingot « de la grosseur d'un doigt, luisant
comme or, et quand me l'eust monstré, me dit que c'estoit
un lingot de vray or qu'il avoit faict, et qu'il n'y estoit point
entré d'or, qui tendoit à m'affronter pour m'apprendre à
en faire autant et après la fausse monnoye : mais sou-
dain je lui baillay son sac et ses quilles » p. 25. On lira

avec intérêt, p. 30 au verso, l'histoire d'un chirurgien de Montpellier qui guérissait toutes les maladies avec son eau des arquebusades ; p. 67, l'histoire de son procès avec un pelletier qui lui avait vendu une peau d'oie pour une de vautour ; p. 76, celle d'un paysan qui rendait des pierres en quantité. Ces passages sont renfermés dans le *Traité contre la téméraire présomption et intollérable imposture des spagyres*, qui compte 83 feuillets. Le titre général du livre est *« Traitez contenans la pure et vraye doctrine de la peste et de la coqueluche, les impostures spagyriques et plusieurs abus de la médecine, chirurgie et pharmacie, très doctes et très utiles, composés par maistre Jean Suau, natif de Nymes, médecin et jurisconsulte.* A Paris, chez Didier Millot, demeurant près la porte Saint-Jacques, en la rue de la Petite-Bretonnerie. Le privilège est du 12 mars 1586, et ces trois traités forment un volume petit in-8° de 682 pages. Le traité de la peste est un dialogue entre l'auteur et Jean Vergier, son beau-frère ; quant à celui de la coqueluche, c'est un dialogue avec Tannequin Guillaumet, chirurgien. Dans ce dernier, se trouvent quelques détails sur sa thérapeutique. Il ordonne le vin, le vinaigre, l'hydromel, la thériaque, le mithridate et autres remèdes semblables, parce qu'ils sont à bon compte « pour les malades assez affligés du mal, sans les affliger davantage en excessives dépenses, quasi à tous autant que nous sommes aussi ennuyeuses que la maladie. La pauvreté et indigence est une cruelle maladie, et les médecins de notre temps veulent guérir une maladie par une plus grande, qui est l'insupportable dépense, p. 65. Bref, je ne suis point forfant pour, par de longues prescriptions avec nom arabe et horrible, esblouir les yeux d'ignorants ; je ne veux point, aux dépens des malades, faire gagner les compagnons apothicaires. Je ne veux point faire profiter les vieilles drogues corrompues et gâtées. Je suis résolu n'estre pas support et connivence des apothicaires, comme font plusieurs médecins fécaux, urinaires, pour le profit d'un clystère ou d'une puante urine. Je veux préférer mon devoir et ma conscience à tout respect, à moins de frais que je pourrai traiter les malades, épargner leur bien comme le mien, procurer leur santé comme la mienne, leur faire comme je voudrois être fait à moi-même » p. 66.

« L'avarice des médecins et apothicaires est cause de tout le mal ; aussi ils sont dits avares et envieux, comme les barbiers glorieux. Plusieurs médecins sont tirés de la pauvre et misérable pédanterie, et les apothicaires de la condition servile ».

On le voit, Suau ne ménageait pas ses confrères.

Nous terminerons ces extraits par le passage suivant, consacré à la *préparation de la thériaque* et tiré du traité de la peste.

« La solemnelle solemnité ne manque point à l'exibition de la matière : car le compositeur y dresse un théatre à plusieurs degrez, aussi richement paré et garny des ingrédiens qu'un autel de reliques : et y exibe à Messieurs les docteurs, assis au devant en chères honorables, les ingrediens qu'ils demandent pour les recognoistre, lesquels ils examinent, sussurans et parlans bas ensemble, à mon avis fort légèrement. Mais de demander témoignage du lieu, sol et ciel, de l'extraction des ingrediens, que le premier auteur requiert ou des subrogez correspondans, cela ne se fait point, moins du temps de la collection fort à considérer : car il ne faut point douter qu'un mesme ingredient ne diffère grandement en vertu selon son ciel, sol, aspect et collection, que l'auteur de la Thériaque a bien considéré, quand il prescrit les ingrediens de tel ou tel lieu ».

TRIAIL, Claude, docteur médecin, 1561. Ménard, t. IV, preuves, p. 283, 1re colonne. C'est là le seul indice de son séjour à Nimes.

Dans les registres de l'Université de Montpellier, j'ai trouvé un *Triallus de Rupe-Eyneria* (diocèse de Mont-pellier), qui reçut la licence en médecine, le 21 février 1559, sous Guillaume Rondelet. Cette circonstance, rapprochée de quelques autres, m'a amené à penser qu'il pouvait bien être l'auteur des observations auxquelles Rivière Lazare a donné une publicité tardive.

Que cette hypothèse soit ou non exacte, il n'est pas douteux que l'auteur de *Quelques observations de maladies peu fréquentes ou de cure difficile* était un médecin nimois, qui a vécu à cette époque. La lecture de ses observations, qui sont d'une bonne latinité, nous apprend qu'après avoir fait ses débuts à l'Isle-sur-Sorgues, dans le Comtat-Venaissin (obs. ii), l'auteur vint s'établir à Nimes. C'était vraisemblablement peu après l'année 1543 ; car, en la dite année, il guérit d'une hernie volumineuse un musicien d'Avignon, de nationalité allemande (obs. xvi). Quelle que soit la date de son arrivée, il ne tarda pas à acquérir dans notre ville une grande et légitime réputation. Les quatorze observations, qui spécifient la provenance des malades et leur position sociale, démontrent d'une façon éclatante la notoriété du médecin et l'influence considérable dont il jouissait. Il est consulté par la noblesse et la magistrature, et par tout ce qu'il y a de haut placé dans la société. Il donne ses soins à Mme de Lédignan, à Jean d'Albenas, seigneur de Collias ; à M. de Rage, trésorier de France ; à M. de Calvières, premier président ; à M. Richier, conseiller au présidial ; à M. Le Blanc, juge ordinaire ; à M. Bon, célèbre avocat ; à Fornery, etc. etc.; mais par dessus tout, il mérite cette confiance par son savoir et son habileté. Il en fournit des preuves multiples ; mais, aussi modeste que savant, il a garde d'en tirer orgueil. Devançant A. Paré, il fait honneur de ses triomphes à Dieu, « qui mentem hominum, quando vult, illustrat et ad invenienda remedia nos quasi manu ducit ». Et pourtant, il a de nombreux motifs de célébrer son habileté; il a guéri les maladies les plus rebelles ; il a réussi là où la science des professeurs de Montpellier, J. Schyron, G. Rondelet, Fr. Feynes, avaient échoué. Assurément il a été le plus grand médecin de son époque, celui qui a obtenu de si beaux succès. S'il reste de son temps par certains détails, par certains autres il a devancé ses contemporains. Bref, les observations de ce médecin, placées à côté de celles de L. Rivière, qui est mort plus d'un siècle après, font excellente figure : n'étaient les dates, on les croirait contemporaines, tant elles dénotent avec la sagacité un profond tact médical. On me permettra de citer en exemple l'observation XXIII.

Convocati fuimus ad curationem hemitritæi D. Quæstoris Nemausensis de Rage vocati, D. Ferrandus, Castellanus et ego. Cumque in consultationem venissemus, D. Castellanus ecquid sentirem de morbo Quæstoris a me primo (cum primus eum inviserim) sciscitatus est. Respondi ingenue, illum vere hemitritæo laborare, atque ea de causa egere optimis et promptis remediis ; nam tertio quoque die tertiana cum rigore hominem affligebat, nec, post sudorem declinationi tertianæ supervenientem, erat unquam ἀπύρετος. Meæ opinioni acriter repugnabat D. Ferrandus, ut erat ingenio ad contradicendum proclivi, dicens in febricitationem inter duos paroxysmos percipi, propterea tantum esse tertianam notham, majoris famæ asserebat. Contra ego audacter affirmabam delitescere quotidianam continuam ; addebam febrem, si fuisset notha, non tantas vigilias, non lipothymias excitaturam ; præterea hemitritæum autumno sæpius quam alio tempore accidere, in quo æger noster correptus erat ; denique gulosos homines et catillones (qualis ipse erat) potissimum infestare ; vocatis in testes non solum optimis quibusque medicis, sed etiam Martiale :

> Uri Tongilius male dicitur hemitritæo :
>   Novi hominis vires, esurit atque sitit.

Deinde in fine Epigrammatis :

> Omnes Tongilium medici jussere lavari.
>   O stulti ! febrem creditis esse, gula est.

D. tamen Castellanus [professeur à l'Université de Montpellier], perrogatis auditisque nostrum sententiis, subscripsit D. Ferrando... Porro æger, abhinc tribus aut quatuor diebus, vitam cum morte commutavit ; cumque fama de ejus obitu ad aures Castellani pervenisset, mutavit sententiam, dixitque hemitritæum verum ægrotum jugulasse. Tamen D. Ferrandus noluit ad latum unguem de sua persuasione discedere. (L. Riverii *Opera medica universa*. Lugduni, 1672, in fine, p. 139).

Parmi ces observations, on trouve trois autopsies, nouveau témoignage que le praticien aimait son art avec passion.

Quoique sa clientèle fût, en majeure partie, protestante, il dut quitter notre ville après le 15 novembre 1569, et se réfugia à Beaucaire avec ses coreligionnaires. Sa réputation l'y avait précédé ; aussi le voyons-nous donner les secours de son art à plusieurs personnages, au comte de Tantem, à M. de Rancogne, commandant le château ; à un gentilhomme de Tarascon, à un pénitent blanc qui avait été blessé d'un coup de mousquet pendant la procession (Obs. v) ; et enfin à un Conseiller du Roi, fils adoptif de M. de Chefdebien, trésorier royal de Montpellier. Il paraît être mort à Beaucaire, vers 1580, ne laissant de son passage ici-bas que le manuscrit de quelques observations ; mais ces feuilles volantes ont échappé, par le plus grand des hasards, à la destruction qui les attendait. Découvertes par Rivière dans une vieille bibliothèque, elles ont été insérées à la suite des œuvres du chancelier de l'Université de Montpellier et en ont partagé la brillante destinée. C'est là que je les ai retrouvées, et c'est leur lecture qui m'a fourni les éléments de cette notice.

Si j'avais eu les coudées plus franches, j'eusse mis en saillie d'autres faits et relaté de nouvelles observations. J'espère, du reste, avoir l'occasion de revenir sur ce sujet ; mais, en attendant, je suis tout heureux d'avoir restitué à Nimes une de ses plus pures illustrations médicales.

VEYRAS. Ce nom, essentiellement méridional, se retrouve fréquemment dans les baptistaires des XVIe et XVIIe siècles. En voici le premier spécimen, curieux en ce que la déclaration est en languedocien. « Es estato batisat Perrete Veiras, filho de Johan Veiras. Lo perrin es Peiro Veiras, la merrino Gabriello Guilholo (18 juillet 1571).

Il y a eu quatre médecins portant le nom de Veyras.

I. François paraît le plus ancien. L'auteur anonyme (p. 81) le désigne sous le nom de Veyras l'aîné. Ménard le cite comme ayant figuré dans le conseil politique du 13 avril 1573 (t. V, preuves, p. 200). On ignore la date de sa mort ; on sait seulement qu'il s'était marié deux fois, et que sa seconde femme, Françoise Bonnaude, mourut le 8 mars 1619. Pierre, dont il est parlé plus bas, était son fils, suivant toute vraisemblance.

II. Jacques, son frère, est beaucoup plus connu. Astruc en parle dans son *Histoire de l'Université de Montpellier* ; il le désigne comme originaire d'Uzès, ce qui est très-possible. Ce médecin est très-fréquemment mentionné dans les archives de la Mairie et du Consistoire. Marié avec Jeanne Rousselle, il en eut de nombreux enfants : 1° Magdaleine, présentée en baptême, le 20 janvier 1572, par Tannequin de Grilhe ; 2° Pierre, présenté, le 23 septembre 1573, par Guillaume Roques, seigneur de Clausonne ; 3° Jeanne, par Jehan de Masmejean, le 25 mars 1577 ; 4° Marguerite, par M. de Saint-Chapte, juge criminel, le 4 mai 1578 ; 5° Jean, par noble Pierre Le Blanc, seigneur de la Rouvière, le 6 août 1580 ; 6° Guillaume, par Guill. Le Chantre, seigneur de Saint-Pons, le 16 septembre 1581 ; 7° Estiennette, par Jean Bonaud, docteur et avocat, le 26 janvier 1583 ; 8° Jacques, par Guillaume Roussel, le 18 novembre 1584 ; 9° Elisabeth, par Geoffroy de Gaudin, le 20 novembre 1586 ; 10° Magdaleine, par M. Blisson ; 11° Jacques, par Jehan d'Agulhonnet, capitaine, le 10 septembre 1589 ; 12° Anne, par Daniel Roussel, docteur et juge-mage d'Uzès, le 20 décembre 1590.

A en juger par les parrains de ses enfants, qui appartenaient pour la plupart à l'élite de la société, et par les fréquentes mentions de son nom, ce médecin jouissait d'une notoriété considérable. Il avait embrassé la réforme, et fut diacre de l'Eglise pour les années 1589, 1590 et 1595.

Il a publié un *Traicté de chirurgie, contenant la vraye méthode de guérir les plaies des arquebusades, avec la réfutation de ce traicté* par T. Guillaumet, et *l'advis et jugement* de M. Laurent Joubert. Lyon, 1581, in-12, impr. par Barth. Vincent. Il y combat le tamponnement des plaies, et démontre qu'il faut s'attacher à la contusion des tissus et non à la brûlure, comme le faisaient les chirurgiens du temps.

Outre les passages concernant sa dispute avec Balazar et Ferrand, on trouve le suivant, à la date du mercredy 29 août 1590.

« Les livres non ralyes de feu Mr Mondon, qu'estoyent en mains de Mlle de Fabrica, ont esté recouverts, que sont au nombre de 350, intitulés : « La résolution de tous les poincts, par Simon Bulinger, plus 94 alphabets, desquels M. Veyras a offert donner en bloc vingt livres, si on luy en veult faire vante.

» Arreste que lesdicts livres seront baillés et vandus au dict sieur Veyras pour la dicte somme de vingt livres, sur laquelle il se paiera par ses dictes mains de 45 sols qu'il a forni pour le recouvrement d'iceulx, et les 17 livres 15 sols restans, icelluy sieur Veyras baillera et mettra en mains du recepveur des pauvres dans trois jours, comme il a promis ».

Il mourut le 2 mai 1595, et sa veuve le suivit de prés (19 juillet 1597).

III. Pierre fut, comme son oncle, docteur en médecine de l'Université de Montpellier, et non professeur, comme le dit M. Michel Nicolas. Elève assidu de Laurent Joubert, il recueillit trois leçons du célébre chancelier et les communiqua à son oncle, qui les fit insérer à la suite de son « Traicté ». A la mort de celui-ci, il hérita d'une partie de sa clientèle et nullement de sa sagesse. J'en veux pour preuve les passages suivants, empruntés aux archives consistoriales : « Le capitaine Fauquier rapporte que le dict Jean Jacques a veu le sieur Veyras le vieux malversant dans un jardin (28 apvril 1604). M. Veyras fréquentant quelques femmes mal famées, MM. Guiran et Baret enquériront du faict (11 aoust 1604). S'est présenté M. Veyras, dict *Borregard*, docteur, defferé en ceste compagnie d'avoir esté treuvé seul en un jardin de la présente ville appartenant à M. Bonnet, tenu par Anthoine Dumazer, avec la nourrice de M. de Saint-Césari, de la présente ville, sur un matelas. Et estant enquis de la vérité de ce faict, a dict la dicte accusation estre faulse : seulement avoir esté audict jardin, depuis deux moys, par plusieurs fois, pour y jouer avec M. Bonnet et aultres, et y peult avoir dix jours ou environ que la dicte nourrisse vint audict jardin, avec laquelle il parla quelques mots, comme en passant, vers le bout du jardin ; et la dicte nourrisse conduisoit quelques petits enfants, qui jouoyent aux boules ; et, lorsqu'il parla à la dicte nourrisse, le maistre du jardin y estoit présent, et lhors mesmes y survint la damoyselle de de Saint-Césari, qui se courrouca avec le dict Veyras sans auleung subject. En après, s'est aussi présenté ledict Dumazer, rentier dudict jardin, lequel a dict que ladicte nourrisse a esté deux ou trois fois au dict jardin avec ledict Veyras, conduisant elle quelques petits enfans ; mesmes il y a quelques dix jours, ung après souper, que la dicte nourrisse s'assit, devisant avec le dict Veyras, sur un siége, non sur auleung matelas ; et sur ce y survindrent quelques damoyselles, qui demandoyent la dicte nourrisse, et, l'ayant treuvée dans le dict jardin, se seroient courroucées contre elle et contre ledict Veyras ; et ledict Mazer auroyt veu par trois fois la dicte nourrisse avec le dict Veyras, non qu'il aye veu auleung gestes ni actes qui lui puissent donner soubçon qu'ils ayent faict quelque faulte ou malversation ensemble.

» De rechef, ledict maistre Veyras appellé a esté interrogé, après avoir exhorté au nom de Dieu de dire vérité, si dans ledict jardin il n'avoit aultres fois et souvent veu et parlé avec la dicte nourrisse ; ce qu'il a accordé, ne se souvenant présentemment combien de fois, mais que ç'a esté trois, quatre ou cinq fois, qu'il l'a veue audict jardin, et parlé à elle, non de choses déshonnestes, et n'avoir eu jamais intention de commettre mauvais acte avec elle ; et que la dicte nourrisse n'est point veneue audict jardin à sa sollicitation, mais qu'elle y venoit et s'y trouvoit avec luy par rencontre, et après s'est retiré.

» La Compagnie a délibéré et conclud qu'il sera enquis sur ce dessus par M. M° Davin, M° Tinellis, greffier, et le sire Paris, pour après y estre ordonné ».

Marié à Jeanne de Gautier, il ne paraît pas avoir eu d'enfant. Il mourut le 29 septembre 1622, et sa femme le 7 octobre 1623.

IV. Pierre, qui était appelé le jeune par opposition au précédent, ou bien encore Pierre de Veyras, était le fils aîné de Jacques. A l'âge de vingt ans, il était déjà docteur. Son mariage, qui eut lieu peu après, donna naissance à un incident où l'idylle se mêle au comique. On voit la scène à travers les termes mesurés de sa déposition au Consistoire. (Séance des mercredi 23 février et 9 mars 1594). « Il pensoit aller épouser à Saint-Dezery, lorsqu'il rencontra en chemin la future, qui venoit au devant de lui, accompagnée de M. de La Salle, ministre de la parole de Dieu de l'endroit. Au lieu de se conformer aux règles de l'Eglise, celui-ci bénit leur union au mas de M. Bonnaud de Vallongue. Rentrés en ville, les jeunes époux reçurent de nombreuses visites, et, sur le soir, plusieurs masques vinrent les féliciter ».

En souvenir de son père, il fut diacre pour l'année 1605 ; mais un peu plus tard, son oncle Roussel, juge-mage d'Uzès, ayant laissé aux pauvres 300 livres, il refusa la délivrance de ce legs. L'affaire traîna en longueur et serait restée sans solution, si le Consistoire n'avait acheté la maison paternelle, qui se trouvait dans la rue des Tondeurs, à côté de celle du fameux Jérémie Ferrier (1). A la suite intervint une transaction entre noble Jacques de Veyras, habitant la ville de Pézenas, et le Consistoire, au sujet du legs fait par le bailli Jacques Roussel et d'un autre legs, de 300 livres également, fait aux pauvres par Isabeau de Veyras (20 mai 1653, Privat, notaire).

Pierre Veyras mourut à l'âge de 51 ans, le 20 janvier 1624.

---

(1) Messire Jérémie Ferrier, ministre, Jacques Mazaudier et Jean Gamard, greffier, avaient acheté, en 1606, la maison de noble Thomas de Bessières, formant le coin de la Calade, près le temple protestant.

II.

MÉDECINS DU XVIIe SIÈCLE.

Tandis que, pour le siècle précédent, on a relevé seulement quelques noms, on a, pour celui-ci, à en signaler une soixantaine. Cette différence s'explique par la multiplicité des documents que nous avons pu dépouiller.

D'une manière générale, les médecins de cette époque ont pratiqué pendant très peu de temps. Si les uns ont été de véritables oiseaux de passage, d'autres ont été vite fauchés par la mort. J'ai dit des uns et des autres ce que j'en savais, mais je n'ai point la prétention d'avoir épuisé la matière.

ABRENETHÉE Adam. C'était un savant écossais qui, suivant les us et coutumes de ce temps, voyageait pour compléter son instruction. Engagé, en 1602, comme professeur de logique au collége, aux appointements de 400 livres, il se lassa de cette position précaire (1) et se remit à courir le monde.

On ne sait ce qu'il devint ensuite; mais, en 1611, bien qu'il fût déjà docteur de l'Université d'Edimbourg, on le trouve à Montpellier conquérant ses lettres de docteur. Quelques années après, il fait acte de candidature pour obtenir la chaire de Varanda. De là l'origine de ses *Quœstiones medicœ cathedralitiœ*. Monspelii. 1617, in-8°.

Installé, le 19 juin 1519, comme principal de notre collége, il resta en fonctions jusqu'au 5 octobre 1627, époque à laquelle il fut destitué par arrêt du duc de Rohan. Les registres de ce temps parlent fréquemment de lui.

Je ne sais s'il a exercé la médecine pendant ce dernier séjour, mais il est certain qu'il a assisté à une réunion des médecins de la cité. D'après cette pièce, les médecins qui pratiquaient en 1626 étaient J. Fabre, J. Ginhoux, J. Pistoris, H. Brun et P. Raspal.

De son mariage avec Jeanne Plantavit de la Pause,

____

(1) Le 12 novembre 1603, il est censuré par le Consistoire, pour avoir fait jouer une comédie au collége sans l'avoir communiquée au *Colloque*.

sœur de l'évêque de Lodève, il eut plusieurs enfants. Trois
ont été baptisés à Nimes ; ce sont : Daniel, né le 31 janvier 1621, et tenu par le juge criminel et la conseillère de
Villars ; 2° Catherine, née le 9 octobre 1622, et tenue par
Hugues Leauté et Catherine Légal, femme de Pistoris,
docteur médecin ; 3° André, né le 9 mai 1624, et tenu par
le lieutenant de Peyremale et demoiselle de Gally, femme
de M. Bonhomme, avocat. Ce dernier était, en 1685, ministre protestant au Cailar ; quant à son père, on ne sait
où il a fini ses jours.

Aubert David. Il assiste, le 4 août 1669, au convoi
d'Antoine Cheyron, bourgeois, et est, le 13 février 1673,
parrain de Françoise, fille de J. Guillaumet, avocat.

Barbeyrac Charles. Ce célèbre médecin de Montpellier était, à cette époque, souvent appelé en consultation.
Il fut, le 29 mars 1677, parrain d'un enfant de Paul Mo-
lines, bourgeois. Le 18 septembre 1674, il répondit à
Moïse Baux, qui lui avait adressé la relation d'une fille de
Vergèze qui se prétendait possédée. Sa lettre se trouve insérée à la page 123 du manuscrit de P. Baux.

Baux Salomon. Né à Mazamet, vers 1612, de Pierre,
bourgeois, et d'Anne de Galibert, il fut élevé par son frère
Moïse, qui devint ministre à Montpellier. Il étudia à
Montpellier (14 novembre 1630), et prit ses degrés à
Orange, le 20 mai 1634. Lié d'amitié avec Derodon, il lui a
adressé les vers suivants, qui se trouvent à la page 10 du
traité *In Atheos*, imprimé à Die, en 1638.

> Tempora si mundo Rodonem prima dedissent,
> Gens foret authoris nescia nulla sui.
> Numina nec veterum manes tot falsa secutos
> Tartarei premerent tristia claustra ducis.
> Non cœlum quisquam, non terram facta negaret,
> Hic liber æternum cum probet esse Deum,
> Hinc dubiæ lauto Rodonis munere menti
> Moribus e mediis nascitur alma quies.
> In perpetuæ observantiæ symbolum canit ejus obsequentissimus. Sal.
> Bauxus, med. Doctor.

Etabli à Nimes trois mois après son doctorat, il se maria (19 avril 1643) avec Bernardine de Duranty, dont la mère était Etiennette de Porcelets. Il en eut cinq enfants et mourut le 28 mai 1654.

Lors de la peste de 1649, il en reconnut le premier cas chez un meunier.

Il fut brouillé avec Formi, témoin cette note : « La Com- » pagnie charge MM. de Lagrange, de Vestric et Montels » de tacher moyen de reconcilier MM. Baux et Formi, mé- » decins » (mercredi 28 août 1652).

Baux Moïse. Fils aîné du précédent, fut reçu à Valence, le 3 décembre 1664. Bien qu'il ait été censuré pour avoir été au bal (16 février 1671), c'était un médecin sérieux, et cette épithète est pleinement justifiée par les observations qu'il a laissées. Quoique je leur aie fait deux emprunts, je crois devoir donner un nouvel échantillon de son style.

« Le 20 janvier 1706, je vis une fille, âgée d'environ vingt-cinq ans, qui avoit une fistule au-dessous de la ma-melle droite, par laquelle il s'écouloit quantité de sang. J'appris que cette fille avoit eu un empyème à quinze ans, qui s'étoit vidé par cet endroit, et lui avoit laissé cette fis-tule, de laquelle il couloit du sang plusieurs fois l'année. Elle n'avoit jamais eu aucune marque de règles, ce qui me fit conclure que le sang écoulé par la fistule étoit le sang menstruel ». — « Une fille qui n'avoit point ses règles avoit, tous les mois, une démangeaison au bout de l'*index droit* qui l'obligeoit à se frotter : elle ouvroit ainsi un pe-tit vaisseau qui faisoit jaillir un filet de sang à huit pas de là, et, après en avoir rendu une demi-palette, le sang s'arrêtoit, et elle étoit guérie des lassitudes, douleurs de tête et pesanteur de tout le corps qu'elle avoit, quand cela vouloit la prendre ». J'ai, dans la *Gazette obstétricale de Paris* (1878, p. 274), publié l'observation d'inversion des viscères dont il a été parlé ci-dessus, observation qui avait été donnée en résumé dans les *Nouvelles Découvertes* de Nicolas de Blégny.

Le 18 février 1672, à l'âge de 28 ans, il épousa Jeanne de Rey, fille d'un marchand, et en eut plusieurs enfants. Le 28 juillet 1674, il lui est donné un banc au temple, et dix ans après il est nommé médecin des pauvres. Lorsque son fils Pierre fut en état de lui succéder, il abandonna la clientèle, et mourut en octobre 1728, âgé de 84 ans.

Bon Jean. Originaire de Nimes, il avait fait ses études au collège. Il était docteur en médecine, lorsqu'il accusa son ancien maître David Derodon. Une polémique très-vive s'en suivit, mais il a été impossible de trouver les factums qui furent écrits à cette occasion. A la suite, Bon quitta Nimes, et ne parait y être revenu que pour se marier avec Jeanne Aubrespine. C'est du moins ce qui ressort d'une *annonce* à la date du 16 octobre 1659 ; il était alors *professeur en philosophie en l'Académie de Montauban.*

Bourrely Paul quitta, comme le précédent, la ville où il était né, mais pour d'autres motifs. Marié, le 7 juin 1666, avec Madeleine de Galafrès, il eut le malheur de la perdre au bout de quelques mois. Le 29 avril 1673, il fut le parrain de Léonor Champel, dont il a écrit le baptistaire. Il épousa, le 3 septembre de la même année, Léonarde Aunante, mais n'en eut pas d'enfant. Il figure dans le « Rolle des habitants de Nismes qui manquent, et que le bruit public assure s'estre retirés du Royaume à l'occasion de leur religion ». Sa maison servait, en 1692, d'école pour les néocatholiques.

Brun Hector était de Saint-Martin en l'Isle-de-Ré. Docteur médecin, il épousa, le 19 novembre 1623, Anne de Cabiron, dont il n'eut pas d'enfant. Médecin de l'Hôpital à plusieurs reprises, il s'est surtout illustré par sa conduite pendant les épidémies de 1640 et 1649. Chose triste à dire, mais circonstance qui sera à son éternel honneur, il était, lors de la première épidémie, le seul médecin qui n'eût pas fui la ville. Les délibérations du temps rendent hommage à sa conduite, et l'une d'elles marque qu'il portait haut la dignité professionnelle. Il devint à la suite *Conseiller du Roy, médecin ordinaire de Sa Majesté* ; mais je ne saurais dire si ce titre fut la récompense de son dévouement, ou si, suivant un usage trop commun à cette époque, il fut acquis à beaux deniers comptants. Quoi qu'il en soit, il délaissa peu après la clientèle, et se retira à la campagne. Sa nièce, Marguerite de Masiebos ou de Muzières avait épousé Paul Barthélemy d'Issard, sieur de Salagosse et co-seigneur avec le Roy de Lunel-Vieil, lequel eut une fin tragique. Blessé de six balles dans le corps par le mari de sa sœur germaine, il mourut dix-sept jours après (Mort. de la Cathédrale du 13 octobre 1651). H. Brun avait été parrain par procuration de l'enfant de sa nièce, et tint en baptême, avec celle-ci, la fille d'un cadissier (6 avril 1671). On trouve au bas de l'acte sa signature tremblée. Il mourut peu après, le 23 mars 1672. P. Formi et Didier Vachon l'accompagnèrent à sa dernière demeure.

De Cray Jean, naquit le 9 janvier 1619, de Samuel et de Madeleine de Caffarel. Fils et petit-fils de maitres apothicaires, il fut reçu docteur médecin le 17 mai 1641. Il épousa, le 31 janvier 1656, Marguerite de Guiraud et en eut dix enfants. Les amateurs d'autographes trouveront un spécimen de son écriture dans le baptistaire de son fils Henri (21 mars 1671) et dans celui de son fils Louis (28 maj 1669). De Cray avait une grande réputation ; il était bibliophile et recherchait les éditions rares. Il mourut jeune et fut enterré, le 25 octobre 1673, au cimetière de la Couronne. Ses beau-frères François et Michel Guiraud, avocats, et son neveu, assistèrent au convoi.

De Cray Jean, naquit le 29 octobre 1651, de Paul, Maitre Apoth., et de Claudine de Bourrely. Il eut pour parrain le précédent, qui était frère de son père. Le 2 septembre 1676, il fut censuré par le Consistoire pour être allé à la Comédie. De son union avec Marie Allière, il eut un fils, Jean-Louis, au baptême duquel (13 mai 1680) signèrent ses confrères Dortes et Théremin. Le 25 octobre de la même année, il est parrain d'une fille de Céphas Théremin, avocat. Il mourut, moins de deux ans après, d'un accès pernicieux, et fut enterré, le 22 avril 1682, au cimetière de la Couronne. M. Falgueras, bourgeois et ancien, son oncle, assista au convoi avec Lecointe, docteur médecin.

Dortes Daniel naquit le 4 novembre 1651, de César

et de Jeanne Dugrasse. Uni par le ministre Paulhan, le 20 mai 1683, à Yolande Guillaumette, il en eut deux filles et deux garçons. L'aîné de ses fils fut tenu en baptème par Gédéon Bastit, M° chirurgien. Le 23 avril 1700, il assiste à l'abjuration d'un Genevois. Il fut, pendant de longues années, secrétaire du Collège et mourut le 8 octobre 1710.

DRAY Clémens. Sa naissance et sa mort nous sont inconnues ; on sait seulement que, le 27 septembre 1677, il a assisté à une réunion des maitres chirurgiens C'est un véritable oiseau de passage.

DUMAS Jean. Marié à Pancracie Tourreau, il exerça d'abord la médecine à Beaucaire, sa ville natale, puis vint s'établir à Nimes vers 1671, puisque, le 23 mai de cette année, il assiste au mariage de P. Granier. Le 27 mars 1673, il perdit un fils âgé de sept ans. Le 27 avril 1679, il préside à la réception d'un chirurgien, et est, deux ans après, parrain d'un enfant de Rame, M° Apoth. A partir de novembre 1691, son nom figure dans les comptes du couvent des Dominicains, dont il était médecin, aux modestes gages de douze livres par an. On ignore la date de sa mort ; on sait seulement que sa veuve fut enterrée, le 25 juillet 1698, dans l'église des Dominicains. Il avait de la réputation et est un des rares médecins qui se donnèrent le luxe d'avoir des armoiries. D'après l'Armorial de Nismes (N° 73, B. N. 13,810), il portait, écartelé aux 1 et 4 d'azur à 3 colombes d'argent, deux en chef et une pointe ; aux 2 et 3, d'or à trois pals de gueule. Sa fille Delphine épousa, le 4 février 1712, Louis de Rozel, seigneur de Servas, l'Olivier et la Sorbière.

DURANTY Estienne. Né dans notre ville vers 1628, il fut reçu à Orange, le 14 novembre 1648. Membre fondateur du Collège, il a pris part à toutes ses délibérations. Il est assez souvent cité dans les actes civils de l'époque, soit comme parrain, soit comme témoin. Ainsi, le 17 juin 1675, il assiste au baptême de la fille d'un cadissier, avec P. Formi, M. Baux, Bauzile de Fontfroide. Agé de cinquante-deux ans passés, il épousa, le 16 février 1681, Anne Rey. Il mourut quelques années après.

DURIETZ Jehan. Marié, le 7 janvier 1639, à Louise de Faget, qui mourut le 4 juillet 1642, il quitta Nimes peu après.

DUZOT François. Fils de Jean, secrétaire du clergé du diocèse, et de Marie de Faucher, il tint, le 26 octobre 1645, avec Mlle Claudine de Martinon, un enfant en baptême. Le 8 août 1649, il signa les statuts primitifs du Collège ; mais il était mort avant le mois de juillet 1650, époque où en eut lieu la première réunion officielle.

ESTÈVE Samuel. L'état civil et le manuscrit de Baux mentionnent ce médecin. Le 18 septembre 1677, il est parrain d'Anne Guillaumet, fille d'un avocat ; le 7 mai 1678, d'un enfant de P. Chirol, M^r chirurgien. A la révocation de l'Edit de Nantes, il émigra.

FABRE Jacques descendait d'Antoine, qui fut capitaine de santé en 1521, et était fils et petit-fils de Jehan, maitres apothicaires. Il prit à Montpellier, le 14 mai 1601, son baccalauréat, sous la présidence de son compatriote J. de Varanda ; le 7 février 1603, sa licence, et enfin le 3 mars suivant, son doctorat, sous la présidence de Richer de Belleval. Le 30 octobre 1606, il est parrain de Catherine, née de P. Blisson, et de Claudine Fabre, et le 1er avril 1607, de J. Arriot. Marié avec Geneviève Vincent, il en eut plusieurs enfants, dont le dernier fut baptisé le 7 juillet 1612. Dans les mortuaires de la cathédrale, j'ai relevé les décès de Marguerite, âgée de huit ans (12 novembre 1635), de Jean âgé de quatorze ans (4 octobre 1636). J. Fabre, dès 1626, était doyen des médecins de la ville ; il figure fréquemment dans les livres de compte de l'Evêché, et mourut le 22 septembre 1648. Geneviève de Vincent, qualifiée de « veufve de feu J. Fabre, célèbre médecin de cette ville », se remaria le 31 juillet 1650, avec François de Fermineau.

FABRY Jacques ne m'est connu que par les registres de

la cathédrale ; aussi n'oserais-je affirmer qu'il constitue une personnalité distincte du précédent. S'il en était ainsi, Fabre aurait été marié deux fois et aurait épousé en premières noces Marguerite de Finor. Le 1er mai 1620, il perd un fils Pierre, et le 6 mars 1625, il fait baptiser une fille, dont François de Rochemore, président au présidial, fut le parrain, et dont la marraine fut Jeanne de Rochemore, fille de M. le juge criminel.

FELIX ou PHÉLIX Etienne était, suivant toute probabilité, frère de Timothée, Mᵉ Apoth., et par suite fils de Jehan et de Marie de Mouléry. Ce qu'il y a de certain, c'est qu'il fut parrain du fils aîné de Timothée, et qu'il est désigné comme médecin de Paris. J'estime qu'il y avait pris ses grades. Son décès est libellé de la façon suivante. « M. Est. Félix, médecin de Paris, est décédé le cinquième décembre 1656 ». Comme il n'est point parlé de lui dans le registre du collége, on est porté à présumer que sa mort aura suivi de près son retour dans sa ville natale.

FORMI Pierre. Renvoyant à la notice qui en a été donnée dans le texte, p. 115, je me bornerai à ajouter ici les détails qui ne pouvaient y entrer. Je relate le bien comme le mal, car je n'écris point un panégyrique.

Formi, dont le père était ministre à Melgueil (Mauguio), exerça tout d'abord la médecine à Montpellier ; il y séjourna une vingtaine d'années, et ne vint s'établir à Nimes que postérieurement à son second mariage. Néanmoins, il avait eu quelques relations avec la société nimoise, témoin son mariage avec Marie de Saliens, qui fut béni le 31 janvier 1649. Cette première femme mourut le 4 mai de la même année. Le 17 avril 1652, il épousa Antoinette de Petit, alors âgée de 27 ans, fille du fameux Samuel Petit et de Catherine de Cheyron. Le pacte de mariage fut passé en mars 1652 (Monteils, notaire), mais ce fut seulement trois ans après que Formi vint s'établir définitivement à Nimes. On est du moins autorisé à le penser, vu le silence du baptistaire à l'égard de son fils aîné Jean, dont l'existence nous est révélée par le contrat de mariage passé le 20 janvier 1655 (Barre, notaire).

Formi paraît s'être acquis par ses talents une grande réputation, et s'être attiré de nombreux ennemis par sa causticité. Dans la notice bienveillante qu'il lui a consacrée, Ménard met sur le compte de l'envie la haine de ses confrères ; mais, sans vouloir nous ériger en défenseur de ceux-ci, on doit reconnaître qu'ils n'eurent pas tous les torts. Formi avait une haute idée de sa valeur ; la confiance que lui avait témoignée le prince Gustave-Adolphe, l'ouvrage qu'il avait publié en 1644, l'avaient enivré d'orgueil. Au lieu de se concilier la sympathie de ses confrères par des marques de déférence, il les blessa par l'affectation de son dédain, et eût vécu à cet égard dans l'isolement le plus complet, si Gib, plus lettré que praticien, n'eût quelquefois partagé sa table.

La pièce de vers latins par laquelle il invite ce dernier à dîner est charmante de fond et de forme ; mais par malheur il en est d'autres qui lui font moins d'honneur. En voici une dirigée « contre un Monsieur orgueilleux ».

> Phalaste, aux dépens de son sang,
> Piqué d'un généreux exemple,
> Se veut signaler pour un banc
> Que les médecins ont au Temple (1).
> Il y veut sa place à l'écart,
> Et sa vanité lui fait croire
> Qu'en choquant le tiers et le quart
> Il en acquerra de la gloire
> Au moindre signe de sa main,
> Il faut que la presse se fende,
> Et que, d'un mouvement soudain,
> Tout cède, quand Monsieur commande.
> Autrement il gronde, il s'émeut,
> Et d'une parole sans grâce,
> Entrant, il crie tant qu'il peut :
> Ostés-vous de là, c'est ma place.
> Manquez-vous, vous courez danger
> Que lui-même, en votre présence,
> Ne vous couvre, pour se vanger,
> D'outrages et de médisance.

(1) J'ai signalé plus haut cette particularité.

Sa damnable présomption
Et son envie sans seconde
Font qu'il est en possession
D'avoir bruit avec tout le monde.
Le ciel, à qui l'orgueil déplaît,
Permit qu'un voisin qui le touche
Luy détacha d'un seul soufflet
Deux dents qui restaient dans sa bouche.

Cette pièce de vers, qui circula longtemps sous le manteau, est une peccadille ; mais on ne saurait traiter avec la même indulgence un acte dont l'existence nous est révélée par les Archives du Consistoire. On lit, en effet, à la date du mercredi, 30 décembre 1665. « La Compagnie, » suyvant la charge qui luy avoit esté donnée par le Sy- » node, après avoir, à diverses fois, par ses députés, tâ- » ché d'obliger le sieur *Formy* à consentir au moyen d'an- » nuller son acte, du 23 avril 1657, receu par Me *Deleuze*, » notaire de cette ville, que le sieur *Raspal* et ses colle- » gues, mentionnés audit acte, soutenaient estre inju- » rieux, et ayant apprins desd. députéz que le sieur *Formy* » déclaroit ne vouloir consentir à rien sur ce fait, et » qu'il s'en tenoit à ses actes et persistoit aux fins de son » procédé et de non recevoir par luy aleguês, a renvoyé » ceste afaire au Synode, pour y estre reglée suyvant sa » prudence et sa charité ». Quelle était la teneur de cet acte, quel en était le texte, c'est ce qu'on ne saura jamais ; car les recherches les plus minutieuses n'ont pu le faire retrouver dans les minutes du notaire qui l'avait receu. Quoi qu'il en soit, on peut sans présomption avancer qu'il ne brillait pas par les aménités ; car sans cela on ne s'expliquerait pas la persistance de Raspal à en poursuivre l'annulation.

Suivant toute vraisemblance, la querelle avait eu pour point de départ l'institution du collège, aux règlements duquel Formi n'avait pas voulu se conformer. Loin de la laisser vivre tranquille, il avait tourné en dérision cette institution naissante et l'avait poursuivie de ses brocarts ; aussi il y a une foule de raisons pour le considérer comme l'auteur du factum anonyme qui a été publié dans les *Chroniques de Languedoc* (n° du 20 mai 1878). Contrairement à l'opinion de l'éditeur M. de la Pijardière, ce document n'est point de la fin du XVII° siècle, mais a dû être écrit vers 1658; il n'est point l'indice d'une prétendue école de médecine destinée à distribuer des diplômes à tout venant; c'est tout simplement un collège, comme il en existait en d'autres villes de France. Enfin son auteur n'est point un juriste ami de la Faculté de médecine de Montpellier, mais simplement un docteur qui lui devait son titre, et « qui a eu l'honneur, autres fois, d'avoir enseigné avec approbation et louange dans cette école ». La pièce affecte, il est vrai, des allures juridiques; mais sa contexture, la vivacité de la critique, la connaissance approfondie des statuts, démontrent qu'il s'agissait d'un docteur exerçant à Nîmes, tandis que l'étude du style, la notion des particularités qui précèdent, permettent d'affirmer que Formi est l'auteur de l'« Examen des statuts du prétendu collège de certains particuliers se disant médecins de Nîmes ». C'est une justice à lui rendre, il a encore eu la pudeur de dissimuler son nom; mais, poussé par la passion, il n'a point été assez réservé dans les détails et a trahi sa personnalité.

Après des considérations générales, destinées à démontrer que l'établissement du collège est contre le sens commun, contre l'autorité royale et l'Université de médecine de Montpellier, le pamphlet se termine par l'examen des statuts. Les trente articles sont soigneusement épluchés, et bien peu trouvent grâce devant cette critique mordante et surtout exagérée. Quant aux adhérents, *les cinq ou six particuliers se disant médecins de Nîmes, qui la plupart sont gradués hors de ce royaume, et qui ne connaissent pas même les bonnes lettres*, ils sont frappés de verges depuis le commencement jusqu'à la fin. Et ne méritent-ils pas un semblable traitement, ceux qui, *sans aveu des plus vieux médecins, leurs concitoyens, ont fait des lois iniques pour discipliner ceux qui ont été et qui peuvent être encore leurs maîtres. La fondation d'un collège de médecins en une ville qui a eu toujours peine d'en entre-

tenir comme il faut un ou deux à la fois, découvre une extraordinaire faiblesse d'esprit. Mais ce qui dénote le dernier point de folie, en ces faiseurs de Société, est de leur voir étendre ces mots de « nullus sedeat » (art. 19) à la table, à l'église et partout ailleurs, où ils refusent non-seulement de s'asseoir avec les médecins qui n'ont pas voulu s'enrôler avec eux, mais où, contre tout le respect du droit, de la raison, de la charité et de l'humanité, ils font toute sorte d'efforts et de violence pour les déplacer des lieux destinés et dus purement à leur caractère. Mais c'est à l'article 27 que se trouve la plus forte attaque. « Ils veulent faire croire qu'ils accordent les noises fréquentes qui arrivent entre cinq ou six qui composent leurs prétendues assemblées, où, depuis peu de temps, peu d'entre eux, à raison du salaire qu'on baille aux médecins de l'hôpital, s'étant querelés et chargés de quelques revers de main, bien loin d'assoupir promptement et dans le lieu même où, étant tout seuls enfermés, cette action étoit arrivée et la cacher aux yeux du monde, par un exemple sans exemple, ils furent, comme des insensés et des gens sans honneur, déposer en justice contre l'un d'eux, qui fut, à trois briefs jours, crié publiquement et à son de trompe par tous les carrefours de Nîmes pour se venir remettre en prison ».

De pareilles violences de langage dépassent toute mesure, et si, en historien impartial, j'ai dû en donner quelques échantillons, comme médecin, j'ai été profondément affligé de cette nécessité. Quelque grands qu'aient pu être les torts professionnels de Raspal, etc., etc., ils ont été effacés par l'énormité de ce factum. La vengeance a beau être le plaisir des dieux ; l'oubli et le pardon des injures n'en restent pas moins le sentiment le plus élevé dont puissent s'enorgueillir un homme et un chrétien.

Les baptistaires protestants mentionnent souvent P. Formi, soit comme parrain, soit comme témoin, en même temps qu'ils renferment d'assez nombreux autographes. Par exemple, l'acte de Petit (2 février 1671) est entièrement écrit par ce médecin. Des quatre enfants, qu'il avait eus de sa seconde femme, Jean et Antoine, ont été baptisés hors de Nimes. Quant aux deux autres, ils sont nés dans notre ville ; Pierre, à la date du 2 avril 1657, Jacques, à la date du 8 décembre 1662. Ce dernier eut pour parrain noble J. de Boileau, seigneur de Castelnau, et pour marraine, D^lle Catherine de Daunant, femme de M. le conseiller Mazaudier.

P. Formi fut enterré le 6 juillet 1679, au cimetière de la Porte de la Couronne. Son fils Antoine et Jean Combes, marchand, assistèrent au convoi et ont signé l'acte de décès.

Ses publications, rangées par ordre chronologique, sont :

I. TRAITÉ DE L'ADIANTON *ou cheveu de Vénus, contenant la description, les utilités et les diverses préparations galeniques et spagyriques de cette plante.* Pour l'usage familier de toutes sortes de personnes en la guérison de quelle indisposition que ce soit, par P. Formi, docteur en l'Université de médecine de Montpellier. — A Montpellier, par Pierre du Buisson, marchand libraire et éditeur du Roy et de son Altesse Royale. MDCXLIV, in-8° de 80 pp. plus 8 feuillets liminaires contenant : 1° le titre ci-dessus, 2° une épître à Haute et puissante Dame, Madame Marguerite de Montpezat, abbesse de Nonenques. 3° au lecteur, 4° Petri Formii Anagramma : *Tu firmus potes,* signé I. Kilander Stockolmensis Suecus ; au revers, une gravure sur cuivre représentant l'adianton, avec un quatrain au bas signé Prieur. Après la table, qui se termine à la page 76, 1° pièce de vers latins, à l'éloge de P. Formi, signée J. Bonnellus, Monspeliensis doctor medicus et mathematicus ; 2° deux petits vers grecs signés Δανιελ Δεβρεσσις φιλολογος ; 3° vers latins signés Petrus Saporta, Monsp. Iurisconsultus ; 4° quatrain français signé Marc-Antoine de M., sieur de la Croix ; 5° six vers français signés I. Laugier, docteur médecin. (B. N. 3,416 et 3,421).

Cet ouvrage, qui est une compilation, a été réimprimé par les soins de Buchoz, avec le traité de Graindorge sur l'origine des macreuses. Cette édition reproduit la première, sauf la gravure et le quatrain. Paris, Saugrain et Lamy, 1780, in-12 de 72 pp. (B. N. 3,852).

II. L'IDÉE DE LA FIÈVRE ÉPIDÉMIQUE, *qui depuis le com-*

*mencemant (sic) de cette année a paru et continue encores
à Nismes et aux lieux circonvoisins*, avec les décisions
de diverses questions nécessaires à la connoissance et à
la guérison de ce mal, par P. Formi, docteur en médecine
en l'Université de Montpellier [Vignette offrant un écu
ovale portant les armes de Nimes entre deux palmes].
A Nismes, chez Jean Plasses, marchand libraire et imprimeur, MDCLXVI, 54 pp. petit in-8°. (B. N. 5,903).

Dans l'épitre dédicatoire, qui est adressée nominativement aux quatre « consuls de la ville et cité de Nismes
et chasteau des Arènes », on lit : « Votre vigilance a déjà
pourvu que la ville fust nette, en ostant des rues et des
maisons toutes les immondices qui peuvent causer ou
fomenter quelque infection ; vous avez baillé l'ordre qu'il
faut tenir en la distribution des vivres, des chairs et du
poisson qu'on vend aux estaux, afin que, n'estant pas gas-
tés, ils ne puissent point aussi nuire à ceux qui en usent.
Les pauvres sont secourus dans les hôpitaux, et l'entrée
est deffendue aux mendiants ». Plus loin, à la page 12, il
signale comme une des causes de l'épidémie « le grand
nombre des mendiants qui ont eu l'entrée de cette ville,
et qui, faisant métier de courir de lieu en lieu, y sèment
le plus souvent les maladies populaires que nous voyons ».
Les deux dernières pages sont occupées par une pièce
de vers latins, adressée à l'auteur par son cousin Fr. Graverol, I. V. D.

J'ignore quel fut le tirage de cette brochure ; je sais seulement qu'il coûta 36 livres à la ville.

III. SAMUELIS PETITI VITA *a P. Formio, Monspelien-
si doctore medico descripta*, et ab eodem Oxoniæ senatori-
bus academicis, cancellario et procancellario amplissimis,
professoribus illustrissimis et doctoribus clarissimis ob-
servantissime dedicata [Vign. : Une grande corbeille de
fleurs]. Gratianopoli, apud Joannem Nicolaum, Bibliopolam, anno 1673, in-4° de 8 pages. Au revers de la page 7,
Epitaphium S. Petiti a P. Formio, M. D. M., conscriptum.
(B. N. 1,110 et 13,525).

IV. P. Formii, doctoris medici FLORILEGIUM HELICO-
NIUM, *sive Musæ latinæ et gallicæ ad serenissimum prin-*

cipem *Gustavum Adolphum*, potentissimi ac invictissimi Suecorum Regis, hodie feliciter regnantis, Patruum illustrissimum [Vign.: Un fleuron]. Arausione, Typis Eduardi Rabani, Academiæ Typographi, MDCLXXIV, in-12 de VI et 41 pp. Les pièces latines occupent les vingt-six premières pages, et les poésies françaises le reste : c'est à ce recueil qu'est empruntée la pièce citée ci-dessus. [B. N. 7,955]. On y trouve l'anagramme de Petrus Formius, *Tu feris os purum*. Allusion au soufflet donné à Raspal ?

V. Introduction a l'art oratoire. *Assortie d'une agréable diversité d'exemples courts et clairs, pour l'usage familier de tous ceux qui doivent lire, entendre ou imiter l'artifice et les ornements des anciens et nouveaux maistres de l'éloquence*, par P. Formi, docteur en l'Université de médecine de Montpellier. [Vign.: Une grande corbeille de fleurs]. A Nismes, chez la veuve de Jean Plasses, imprimeur et marchand libraire, MDCLXXVI, 36 pp. petit in-8.

Préface de l'auteur à ses enfans, Pierre, Antoine et Jacques. « C'est pour vous, mes enfans, que j'ai fait autresfois ce traicté, afin de vous exercer à bien entendre la façon de faire un discours, et la parfaite netteté avec laquelle vous le devez produire. Et maintenant, je le donne au public, pour servir généralement à tous ceux qui voudront en suivre l'exemple.......... Ce sont les deux parties de ce traicté, dont la dernière, pleine d'une agréable diversité d'exemples, est toute prête à paraître au jour, si ce que j'en présente icy trouve dans l'esprit du lecteur un accueil favorable ». Cette seconde partie n'a pas paru.

Formi Antoine. Fils du précédent. On ignore le lieu de sa naissance et la date de sa mort. Le 2 septembre 1677, il est nommé médecin des pauvres assistés par le Consistoire. Les baptistaires le citent assez souvent et contiennent (21 janvier et 5 juin 1681) des actes écrits de sa main. Le 26 avril 1685, il épouse Mlle Espérance Noguier, de Saint-Chapte. Comme son père, il se livra à des travaux littéraires. On connaît de lui un quatrain à J. Michel sur son *Embarras de la Fieiro de Beaucaire* (v. p. 17

de la 3ᵉ édition, Nismes, veuve de Jean Plasses, s. d.
B. N, 8,216). Il a surtout étudié la littérature hébraïque, et
a traduit quelques opuscules de Moïse Maimonides avec
des notes explicatives (V. Ménard, t. VI, p. 245-246). « Je
ne dois pas dissimuler, écrit Graverol, que plusieurs
croyent que sa foi, déjà ébranlée par le commerce qu'il
avoit eu avec les juifs, n'eut pas la force de résister aux
efforts que firent les prétendus catholiques pour le sédui-
re ». Son admission à l'Académie Royale de Nismes, le
2 octobre 1686, montre qu'il n'émigra point, et sa signature
apposée au bas d'une délibération prise, le 29 novembre
1686, par les nouveaux convertis, pardevant M. de Mont-
clus, président, juge-mage, et M. Chazel, procureur du
Roy, prouve qu'il avait abjuré. Il alla ensuite s'établir à
Paris. Quant au Formi, médecin de Nimes, qui, d'après la
France protestante, se trouverait sur une liste de réfugiés, ce serait sans doute Jacques, sur lequel on n'a aucuns renseignements.

GALLET Jean. Il fut médecin de l'hôpital pendant l'année 1633, et tint en baptème, le 4 avril de la même année,
un enfant de Servot et de Marie Fesquette.

GAUTIER.... Il fut, en 1628, médecin de l'hôpital.

GAUTIER Henri. Né le 21 août 1660, de Jean et de
Jeanne Bruguière, il eut pour parrain noble Henry de
Mirman, et pour marraine Dᵉˡˡᵉ Suzanne de Monteil.
« Connaissant d'entrée le désagrément qu'il y a dans
Nismes de pratiquer la médecine, il se jeta dans l'étude de
la géométrie et des autres parties des mathématiques
nécessaires pour être ingénieur ». Après la mort de sa
première femme, Elisabeth de Vernoux (27 avril 1690),
il renonça tout à fait à la pratique, et obtint une commission d'ingénieur ordinaire du Roy. Il avait du moins
cette qualité, lorsqu'il épousa, le 26 mars 1692, Françoise,
fille de Daniel Simon, marchand bourgeois, et de feue Antoinette Goubin. Enfin, lors de son troisième mariage avec
Suzanne Guiraud (29 avril 1700), il est qualifié d'ingénieur servant dans la marine. « Il n'abandonna pas avec

la médecine l'étude de la physique ; il a toujours cultivé cette science. Il avoit même travaillé à quelque grand ouvrage, qu'il perdit par l'incendie de sa maison. Il y a quelques années qu'étant employé en Champagne, il fut commis pour faire réparer les bains de Bourbonne ; il eut occasion d'examiner les eaux, et en fit une petite dissertation ». Tels sont les renseignements fournis par P. Baux, dans sa première lettre au docteur Le Fèvre d'Uzès ; ajoutons, pour les compléter, que Gautier a beaucoup écrit et est mort à Paris, le 27 septembre 1737.

Ses publications relatives à la médecine sont : 1° Dissertation sur les eaux minérales de Bourbonne-les-Bains, par le sieur H. G., architecte, ingénieur et inspecteur des Grands-chemins, Ponts-et-Chaussées du Royaume, par arrêt du Conseil du 27 mars 1711. [Vign. : Panier rempli de fleurs]. A Troyes, chez P. Michelin, imprimeur du Roi et marchand libraire, avec permission. MDCCXVI, in-8° de 46 pages avec une planche et 5 figures. 2° Nouvelles conjectures physiques, contenant la disposition de tous les corps animez [Vign. : Couronne roy. et fleur de lys sur une espèce de dressoir]. A Meaux, chez Fréd. Alart, impr.-libr. 1721, avec perm. Lettres adressées à M. Baux, de la ville de Nismes, docteur médecin de la Faculté de Montpellier, 20 pp. in-8°. La première lettre est datée de Paris, du 1er mars 1721 ; la seconde est du 25 mars ; 3° Nouvelles conjectures sur l'origine de la peste, en deux lettres, l'une de M. Gautier, l'autre de M. Baux, avec de nouvelles conjectures concernant la disposition de tous les corps animez [Vign. identique et même impr. que la précédente], 22 pp. in-8°. Dans l'avertissement, il est dit que la lettre de Baux lui a été envoyée imprimée, et datée du 26 juillet 1721 ; elle roule sur les mêmes principes que la sienne, sans que les deux auteurs, très bons amis d'ailleurs, se fussent communiqué leurs pensées ; l'un parle en physicien, l'autre en savant médecin. La lettre de Gautier est datée de Meaux, 25 aoust 1721.

Gib (1) Frédéric. Né vers 1615, à Dumfermline, dans le Comté de Fife, en Écosse, il fut reçu maître ès arts à l'Université de Saint-André. Peu de temps après, il alla en Angleterre ; mais les troubles de la guerre l'en firent sortir, et il se mit à voyager, pour éviter le spectacle des maux qui désolaient sa patrie. Il parcourut tour à tour la France, les Pays-Bas, l'Allemagne, l'Italie, la Grèce, l'Anatolie, la Syrie et l'Égypte. Revenu en Italie, il séjourna quelque temps à Rome, d'où il se rendit à Padoue, tout occupé du dessein de s'appliquer à l'étude de la médecine. Il y fit des progrès, mais il ne séjourna point assez dans cette ville pour y prendre ses lettres de docteur.

La fureur de courir le monde le tira de l'Université de Padoue ; il repassa en France, planta sa tente à Anduze, y enseigna les belles-lettres pendant quelques années et y forma quelques disciples, dont le plus célèbre fut Teissier. Ses succès dans l'enseignement étant venus jusqu'à Nimes. le Consistoire (21 septembre 1650) lui fit écrire par Baudan, et lui confia la chaire d'éloquence à la Faculté de Théologie.

Pour la première fois, Gib avait une position stable ; mais, toujours original, au lendemain de ses noces, qui s'étaient célébrées le 2 novembre 1651, il quitta sa jeune femme pour aller à Valence prendre le bonnet doctoral. Les registres du collège des médecins nous apprennent que l'Université de cette ville le lui accorda, le 9 novembre de la même année. Agrégé peu après à ce collège, il assista régulièrement aux séances ; mais il paraît s'être médiocrement livré à la pratique de la médecine.

De son mariage avec Jeanne Martine, il eut deux fils : 1° Henry, né le 6 juin 1654, et présenté au baptême par H. de Baudan, ministre, et Mˡˡᵉ Isabeau de Bossuge ; 2° Balthazard, né le 21 juillet 1658, et présenté par Balthazard Fournier, bourgeois. En mars 1657, il prononça, dans le petit temple, l'éloge funèbre de Claude Guiraud, qui était mort le 20 février.

---

(1) C'est l'orthographe de ses premières signatures. tandis que plus tard il signe *Guib.*

L'année 1664 lui fut fatale : elle vit, avec la suppression de la Faculté dont il était le principal, la mort de son dernier-né (16 mai) et celle de sa femme (7 décembre). A la suite de ces coups réitérés, il se retira à Orange, où il enseigna la rhétorique. Plus tard, il se fit recevoir docteur (1680) par l'Université de cette ville ; mais il profita peu de ce dernier titre, car il mourut à Orange, le 27 mars 1681.

Son petit-fils, Jean-Frédéric Guib, docteur es droits, a donné un abrégé de sa vie (*Biblioth. franç.*, 1727, t. IX, 2ᵉ partie, p. 176). Avec un soin religieux, il a relevé tous les ouvrages où il est parlé de son grand-père, notamment le *Florilegium*, de Formi ; le *Sorberiana*, l'*Histoire des ouvrages des savants* (août 1694, p. 551), les *Nouvelles littéraires* (mars 1717), la *Biblioth. germanique* (t. III, p. 187), l'*Halcyonia*, d'André Ralli (Genève, 1659), qui renferme des vers grecs et latins de sa façon ; mais il a négligé de mettre en lumière un de ses plus beaux titres littéraires. Je veux parler de sa plaquette sur le *porc*, qui est un chef-d'œuvre en son genre, et qui fait honneur à l'érudition de ce médecin. Elle fut écrite en réponse à la dissertation de Graverol sur le *miles missicius*, et porte pour titre : « In alimentum militis missicii D. Francisci Graverolii, egregii causidici in curia Præsidiali Nemausensi. Fr. Guibæi — PORCUS — Hic spinas, colligit ille rosas. [Vign.: Un carré, au milieu duquel est un navire fendant les vagues ; dans l'un des angles, deux étoiles : dans l'autre, Borée soufflant et faisant plier les voiles]. Arausione, Typis Eduardi Rabani, celsitudinis suæ, urbis et Universitatis Typographi. MDCLXXIV, in-4° de 12 pages.

Tel fut l'héritage laissé par le lettré ; quant à celui du médecin, il est moindre. Au rapport d'Eloy, qui lui a consacré une notice dans son *Dictionnaire historique*, il ne se distingua que par une opinion assez singulière, mais qui lui est commune avec d'autres : il avança et soutint que les vers étaient la cause de la plupart des maladies.

GINHOUX Jean. Médecin de l'hôpital en 1625. Après la mort de sa femme, Philippine de Bourrely (13 mars 1637), il paraît s'être retiré chez son gendre Pagoz, vi-baillif de la ville et baronnie d'Anduze.

Guiraud David. Fils de David, M° Apoth., et de Jeanne Faucher. Le 4 mars 1621, il est parrain de Bernardine Rivalier. Il mourut un an après son père, le 15 août 1621. Claude Guiraud, le physicien, qui mourut le 20 février 1657, était son frère.

Hugla Pierre. Il épousa, le 1er octobre 1636, Françoise de Tinel, et quitta peu après la ville.

Le Blanc Jacques a signé la première délibération du collège, et a tenu en baptême, le 13 avril 1646, J. Vigier.

Lecointe Samuel. Né, le 10 avril 1652, de Daniel, marchand bourgeois, et de Marie Combes, il fut parrain de son frère, Louis, le 17 décembre 1673. Il mourut le 13 mai 1689, et fut enterré au cimetière de la Magdeleine.

Linsolas Claude. Médecin de l'hôpital en 1642, il quitta peu après la ville. Il devait exercer dans les environs, car on trouve sa signature sur l'acte de mariage de Mlle Louise Vachon (15 avril 1673).

Martin Jacques. Fils de Jean, marchand de soie, et d'Isabeau Rafinesque, il fit, le 24 juin 1701, abjuration de l'hérésie. Il avait alors trente-huit ans.

Ménard Jacques. Ayant séjourné en Italie pendant quelques années, il fut reçu par l'Université de Pise, le 29 avril 1653. Étant revenu dans sa ville natale, il requit par plusieurs fois le collège de s'assembler pour être agrégé, mais celui-ci fit longtemps la sourde oreille. Il fut admis le 8 novembre 1656.

Mitier Jean. Fils de Barthélemy, M° chirurg., et d'Isabeau Gautière, il fut baptisé le 26 février 1634. D'abord apothicaire, il se maria par deux fois. À la suite de son alliance avec Françoise de Saint-Aubin (22 avril 1675), il se fit recevoir médecin. Il porte du moins cette qualité dans l'acte de mariage de sa fille (25 septembre 1712) et dans son mortuaire. Il fut enterré, le 8 octobre 1689, dans la *vieille Eglise du venerable chapitre.*

MOURIER. Ce médecin, qui exerçait dans les dernières années du siècle, n'est connu que par une note manuscrite de M. Baux.

PASTOR Jacques. Il épousa, le 9 février 1620, Léonarde Privade, et dut mourir pendant la peste de 1629, car il ne figure point aux mortuaires. Sa veuve mourut le 7 janvier 1631.

PEPIN Moïse. Fils de Daniel et d'Alix Andrée, il naquit le 9 juin 1635, et mourut peu après sa réception, le 25 décembre 1660.

PERIÉRE Pierre était né à Figeac, dans le Quercy, vers 1640. Il vint s'établir dans notre ville vers 1664. On n'a sur lui d'autres renseignements que ceux fournis par les baptistaires protestants. A la date du 22 octobre 1674, il a un fils de Françoise de Milly, et à celle du 20 juin 1677, il épouse Marguerite de Ribes.

PISTORIUS Jean. Fils de Chrestien et de Claudine Tuphène, il descendait d'une famille de lettrés : son père était régent de rhétorique, et son grand-père Tuffan avait été principal du collège. Je complète sa notice par quelques nouveaux détails.

Parlons d'abord du livre.

Johannis Pistorii ex Narbono-Gallia Nemausensi D. M. Microcosmus seu liber cephale-anatomicus de proportione utriusque mundi : in cuius calce reviviscit Pelops. (Marque de Vincent : Un dextrochère, tenant à gauche un sceptre surmonté d'un œil, et *rin-cen-ti* dans un serpent). Lugduni, apud Bartholomaeum Vincentium. MDCXII. On a surchargé à la main, de manière à faire 1619. MDCXVIIII. tr. pet. in-8°, de 52 pages et 6 pages non chiffrées. (B. Nat. T^a.).

A la page 45, commence le « Pelops reviviscens, seu libellus de nobilitate et excellentia cerebri». — Viennent ensuite neuf stances intitulées : Sur la rareté du microcos-

me de M⁰ Pistori, et signées : Timothée de Chillac. Voici la
dernière stance : « On dit que Pelops autres fois — A este
d'une mesme voix — Et qu'en toy on le voit revivre. —
Aussi puisses-tu, bel esprit, — Eterniser avec ton livre —
Ton nom, ton monde et ton esprit ». A la suite : « Illustri et
egregio viro Musarum ac virtutum ornamentis feliciter
instructo, D. J. Pistoris, Basiliensis Academiæ Doct. med.,
contubernali et amico suavissimo, ob supremam Apollinis
laurum faustis auspiciis a se partam. Premiêrs vers :
« Cingere cum roseas tenera lanugine malas — Incipiat
tibi nunc vix juvenile decus, — Secta tamen nitidos redi-
munt jam laurea crines — Doctaque nunc rutilo frons
tibi honore viret — Car.-Andreas Faber, P. Cynericensis,
D. M., Monspelii , anno 1606, mense novembri ».

L'épitre dédic. (p. 3) porte : Nobilissimo strenuissimo-
que viro D. D. Petro Augerio, domino de Gironi, baro-
ni de Sabrano, consiliario Regis et ejusdem œconomo ordinario, præfecto generali in Gallia Narbonensi, prætori
Balneolensium, Domino Pontis S. Spiritus et Montis-
Cœlii, etc. Ioannes Pistorius, D. M., ὑγιαίνειν ».

Le « Traicté second de la maladie appelée cristalline »,
publié en 1614, contient un sonnet de Pistoris.

Située dans la rue actuelle de la Madeleine, sa maison
était mitoyenne avec le temple protestant. Le Consistoire
avait donné à ce médecin l'autorisation de faire une
fenêtre « pour avoir veue sur la maison du petit temple »,
ainsi que cela ressort de délibérations en date des 3 juin
et 16 août 1626. Quant à son jardin, il se trouvait en
dehors des remparts , et était à l'endroit actuellement
occupé par le jardin de Dussaud le pépiniériste.

Les registres du Consistoire parlent de Pistoris, à la date
du 12 juin, du 31 août et du 4 septembre 1624, du 21 novembre, du 26 décembre 1629 et du 13 janvier 1630. Ne
pouvant reproduire tous ces documents, il suffira de dire
qu'ils ont trait, suivant toute vraisemblance, à une seule
et même affaire. Il s'agit d'une chambrière qui serait devenue enceinte de ses œuvres, et qui, « estant ouye par le
magistrat en sa présence, l'aurait accuzé ». L'affaire, étouf-
fée tout d'abord, est instruite à nouveau par MM. Rosselet

et Coustou ; mais comme alors la peste sévit, il se produit un incident caractéristique. Pistoris pria la Compagnie de lui donner « ung lieu non infect pour se présenter au Consistoire ; car le temple, où le Consistoire s'assembloit, estoit infect ; qu'à raison de ce, il ne fréquentoit pas la prédication, pour l'apréhention qu'il a de prendre mal ». Cette pusillanimité était vraisemblablement affectée, puisqu'un jugement de la Cour présidiale, rendu sur le rapport du conseiller Fabre, lui alloua 84 livres pour visites et voyages faits à l'occasion de cette épidémie.

Il mourut le 4 décembre 1651.

PISTORIS Abel. Fils de Chrestien et de Jeanne Moynier, fille du recteur du Collége des arts, il fut baptisé le 3 juin 1600. Reçu à Montpellier le 15 novembre 1626, il s'établit à Nîmes ; mais, trouvant la place encombrée, il alla à Sauve, où il épousa, le 20 avril 1634, Marguerite de Brozet. Un de ses fils était, en 1656, élève de Derodon, et un de ses descendants figure, en 1724, parmi les docteurs ordinaires de l'Université de Montpellier. Abel mourut vers 1667.

POMMIER Jean. Il fut chargé, en 1611, du service de l'hôpital.

POUJOL Jacques. Natif de Nîmes, il fut reçu, le 28 février 1646, à Orange. Le 7 septembre 1650 (Consistoire), il se réconcilia avec sa sœur, qui, sans son consentement, avait épousé un sieur Bourguet. Le 27 novembre 1655, il épousa Françoise de Lageret. Il mourut, le 20 octobre 1657, sans postérité.

RALLY Jacques. Il était fils d'autre Jacques, ministre du saint Evangile, et petit-fils d'André, régent de sixième au Collége des arts. Il exerça très peu à Nîmes, et alla s'établir à Saint-Ambroix, où il mourut. Sa veuve, Louise de Cappon, fut enterrée le 26 décembre 1674.

RASPAL Paul naquit le 3 avril 1603, de Firmin et de Suzanne Mazellet. L'Université de Montpellier lui donna le bonnet le 11 avril 1625, et le conseil politique lui con-

fia le service de l'hôpital en 1626, 1627, 1631, 1632, 1646.
Il épousa, le 7 octobre 1638, Suzanne de Saliens, et en eut
plusieurs enfants.

Il joua un rôle actif dans la fondation du Collège des
médecins, et, en sa qualité de doyen, fut fortement
attaqué par Formi. La pièce de vers citée à l'article de
ce dernier, l'acte notarié dont il a été parlé, sont dirigés
contre lui en particulier.

Le Consistoire lui accorda, le 19 septembre 1663, un
banc de trois places, et travailla à le réconcilier avec
Formi. Il finit à la longue par y réussir, témoin cette note :
« Le 1er juin 1669 a été enterré et mis dans son tombeau,
à la Porte de la Magdeleine, M. P. Raspal, décédé le jour
d'hier, et ont assisté au convoi M. P. Formi, docteur en
médecine, et M. Vachon, aussi docteur ».

Une pierre, transportée plus tard « au cimetière neuf
des Écorchoirs », porte, au-dessous d'un soleil rayonnant
entouré de la devise *Post tenebras lux*, l'inscription suivante :

D. O. M.

PAVLVS RASPALIVS

DOCTOR MEDICVS

SIBI SVISQUE HOC

MONVMENTVM POSVIT

ANNO CHRISTI 1654.

La possession d'un moulin, que son grand-père maternel avait acheté des Carmes, en 1587, a sauvé de l'oubli
le nom de Raspal. Il n'est pas de Nimois qui ne connaisse
ce moulin aujourd'hui abandonné ; mais il en est peu
qui sachent l'origine de sa dénomination. Les curieux que
cela peut intéresser trouveront, sur ce sujet, des renseignements aux archives départementales, II. 306.

RASPAL François. Fils du précédent, il était docteur ès
droits et en médecine. Cette association, unique jusqu'a-
lors, avait été réalisée par A. Falconet, qui répondait aux
personnes qui lui en exprimaient leur étonnement : « Cela
est nécessaire à un homme de lettres et de condition,

parce qu'en après il est capable de toutes sortes de charges et d'offices ». Elle ne profita guère à François ; car,
moins de quatre ans après sa double promotion, il n'était
plus de ce monde. Il mourut le 11 décembre 1675, et ses
beaux-frères, Charles Icard, ministre de l'Eglise de Nimes,
et Louis Combes, conseiller et secrétaire de la chambre
du Roy, assistèrent au convoi.

RIVALIER Pierre est né, le 14 octobre 1644, de Jehan et
de Suzanne de Fontfroide. Son père et son grand-père
Ollivier avaient exercé la pharmacie.

Marié, le 5 mars 1680, par le ministre Cheiron, à Marie
de Gignoux, il en eut un fils, le 13 janvier 1681. Avec la
femme de son confrère P. Bourrely, il présenta au baptême un enfant de Verdety, M° chirurgien (29 novembre 1683).

Pendant ses études à Montpellier, il connut Jacques
Spon, que devaient rendre célèbre l'étendue de son érudition et la multiplicité de ses ouvrages. La conformité des
goûts, la similitude d'âge et de religion les firent se lier
et entretenir correspondance. A ce commerce littéraire se
rattachent deux faits : 1° la réception de Spon comme
membre de notre Académie ; 2° la publication de quelques observations dans les Actes de Leipzig. Elles se
trouvent dans le volume de 1683, sous ce titre : *Obser-
vationes medico-physicæ tres, excerptæ ex epistola P.
Rivaliscis ad Jac. Sponium, medicum Lugduni. Nemausi,
5° Kalend. aprilis data.* La première a trait à des os
expulsés par le rectum ; mais l'autopsie n'est pas suffisamment circonstanciée pour préciser l'origine de ces os.
La seconde, recueillie sur un enfant de M. de Génas de
Puyredon, est un nævus monstrueux, qui fut traité avec
succès par la ligature ; enfin la dernière concernait un œuf
de poule qui contenait deux jaunes.

Lors de la révocation de l'Edit de Nantes, il se réfugia
à l'étranger.

Eloy a passé sous silence ce médecin. Vincens et Baumes, Michel Nicolas, en ont parlé sous le nom de P. Rivaliscis ; mais ils ont ignoré son principal titre scientifique,

c'est-à-dire la relation qu'il a insérée dans le *Journal de médecine* de l'abbé de la Roque. Ce fait *surprenant et extraordinaire* a pour objet une femme de vingt-quatre ans (1), qui, parvenue au terme d'une quatrième grossesse, ne put accoucher. Neuf mois après (novembre 1682), et à la suite d'hémorrhagies et d'une abondante suppuration, sortie, par le vagin, d'une vingtaine d'os fœtaux. Enfin, vers la Noël, le nombril abcéda et donna issue à des cheveux; mais, le 21 janvier 1683, les douleurs s'étant renforcées, *cette femme m'obligea à faire l'office de chirurgien*, et, après une incision du nombril en bas, je tirai le cubitus et d'autres os. Mʳ *Trentignan, sçavant et habile chirurgien*, tira, en plusieurs séances, le radius, l'un des os iliaques, une partie de la colonne vertébrale, ce qui restait du tronc et les os de la tête. Cette dernière opération fut faite en présence de MM. Baux et Formi, médecins, et de Mʳ Bruguier, apothicaire. Pendant une semaine, tout alla bien : mais, le 8 février, à la suite d'un écart de régime, frissons, vomissements, fétidité du pus, état extrêmement grave; enfin, après avoir extrait ce qui restait d'os et de cheveux, tout rentra dans l'ordre, et, à partir du 10 mars, la malade recouvra son appétit et reprit un peu d'embonpoint et de force.

Cette relation, précédée de la lettre rapportée à la note C, est bien exposée et fait le plus grand honneur à Rivalier.

Saint-Jean Laurent (de). Le 22 octobre 1669, il est témoin dans l'acte de mariage d'Estienne Roche et de Diane Vidale. Le 20 septembre suivant, Mˡˡᵉ Elisabeth de Saint-Jean est marraine.

. Saint-Martin Simon (de). Natif de Pertuis, en Provence, il fut reçu à Avignon le 19 juillet 1642, et vint s'établir à Nimes quelques jours après. Il fut patronné par J. Fabre, qui, avec Mˡˡᵉ Marie de Cabrières, tint en bap-

---

(1) Antoinette Boisset, qui est le sujet de cette observation, était née le 18 juin 1658. Elle s'était mariée, en octobre 1676, avec Pierre Quissac, facturier en laine. Elle avait eu trois enfants morts avant le terme de la gestation On n'a pu retrouver la date de sa mort.

tème son premier-né (21 mai 1645). Pendant l'épidémie de 1649, il soigna les pestiférés. Sa femme, Jaquette de Geoffroy, partagea son dévouement et fut, le 21 novembre, en pleine peste, marraine de Louis Conte.

Saint-Martin conquit une grande réputation, et est maintes fois qualifié de *célèbre médecin*. L'une de ses filles, Catherine, qui eut pour parrain Mgr Hector d'Ouvrier, évêque de Nimes, et pour marraine Cath. de Reignac, femme de M. de Roubiac, épousa Joseph de la Fare, fils du maréchal de France de ce nom; mais son père ne put jouir de cette fortune inespérée. Il n'était plus, depuis longues années, et était mort le 3 avril 1666.

SAURIN Jacques. Fils d'André Saurin, Me Apoth., qui fut trois fois consul, et d'Anne Dupuy ou Duprix, il était écolier en médecine lorsque, le 12 octobre 1645, il fut parrain d'un de ses frères. Il fut reçu à Montpellier le 14 mai 1650, fut médecin de l'hôpital pendant l'année suivante, et quitta Nimes vers 1656.

SAURIN Pierre. Frère du précédent, naquit le 17 novembre 1630. Il fut reçu à Avignon le 2 juillet 1654, et parait avoir imité son frère.

TARTAYS Jean. Originaire du Comtat-Venaissin, il vint à Nimes un peu avant la mort de Saint-Martin, et signa, le 27 avril 1666, au mariage de L.-Michel Dupont, M^e chirurgien.

Il avait épousé Gabrielle de Coursules et en eut plusieurs enfants, notamment Catherine, qui fut tenue en baptême, le 26 mars 1685, par noble Henri de Coursules, d'Aimargues, et par Mlle Tartays, veuve de Francony, avocat d'Arles. Il pratiquait encore en 1702, mais il se retira peu après à la campagne.

TARTAYS François-Annibal. Fils du précédent, il a exercé très peu de temps dans la cité. Si, le 1er février 1693, avec Claudine Ménard, femme de son confrère Lagarde, il tient un enfant de Basset, par contre, le 21 octobre 1695, il est absent et se fait représenter par son père au baptême de Bourdaric.

Théremin Barthélemy. Petit-fils de Léonard, qui fut lieutenant du premier chirurgien du Roy, et fils de Céphas et d'Anne de Jouin, il naquit le 23 novembre 1651. Le 28 août 1680, il se vit censuré par le Consistoire pour être allé à la comédie, et fut, le jour de Noël, *admis à la paix de l'Eglise*. D'après une pièce communiquée par mon collègue au conseil municipal, M. Fajon, il aurait apposé sa signature à la délibération des nouveaux catholiques ; mais on n'a pu découvrir la date et le lieu de sa mort.

Vachon Siméon. Né vers 1612, à Montfrin, de Jean, lieutenant de viguier en cette baronnie, et de Jeanne de Combin, il fut médecin de l'Hôpital pendant les années 1634 et 1635 ; mais, quoiqu'il eût épousé Eléonor de Martinon, fille de Jean, conseiller du Roy et lieutenant de juge en la cour des Conventions Royaux, il retourna à Montfrin. Pendant l'épidémie de peste de 1640, il y donna l'hospitalité à ses deux beaux-frères, Antoine Blisson, greffier et secrétaire en la sénéchaussée et siège présidial de Nimes, et Pierre de Mailhan, docteur et avocat. La femme de ce dernier y accoucha d'une fille, ainsi que cela ressort de l'acte de baptème (16 août 1641).

Vers 1657, il quitta définitivement Montfrin et vint s'établir dans notre ville. A la suite d'une dispense donnée par Mᵍʳ Séguier, Louise, sa fille aînée, épousa, le 15 avril 1673, Jean de la Sarnagague de la Tour.

Il mourut le 30 août 1673, et fut enterré au cimetière de la Magdeleine. François d'Albiac et P. Bourrely assistèrent au convoi.

Vachon Didier. Fils du précédent, il naquit, comme son père, à Montfrin. Après avoir pris à Orange ses lettres de docteur, il épousa, le 17 mai 1672, Françoise d'Audiffret. Cette union fut de courte durée, et, à peine âgé de trente-deux ans, il mourut, le 22 février 1674. MM. Paulhan, ministre, Bérard et Et. Farye, Mᵉˢ Apoth., l'accompagnèrent à sa dernière demeure. Il laissait un fils, qui mourut en bas âge.

Verny Jean, fils de Mathieu et d'Eve de Roux, épousa,

à l'âge de trente-six ans, le 4 décembre 1694, Marguerite Du Cros, fille de Jean et de Marguerite de Lézan. Elle était sa cousine au quatrième degré et mourut dans notre ville, le 10 février 1702. Verny pratiquait la médecine à Montpellier et s'y est acquis un certain renom. Il fut envoyé par M. de Basville, intendant de la province, en 1718, à Meynes, pour voir des cas de rage. Lors de la peste de Marseille, il accompagna Chicoyneau et Soullier, et se signala par son dévouement.

III. — Médecins du XVIIIe siècle.

Pour cette période, nombreuses ont été les sources d'information, et pourtant minime a été le nombre des médecins relevés. Cette circonstance, qui contraste avec l'accroissement de la population, tient à deux causes : d'une part à ce que, grâce aux progrès de l'industrie, les médecins sont devenus moins nomades, et de l'autre à ce que, grâce aux progrès de l'hygiène, leur vie a beaucoup plus de durée. La longévité est surtout un fait des plus saillants : onze docteurs sont morts après la soixante-quinzième année et quatre ont même dépassé quatre-vingts ans. Cette particularité est significative : elle témoigne que, non contents de prescrire aux autres les lois d'une vie régulière, ils savaient eux-mêmes les observer.

Astruc François. Natif de Sauve, cousin germain du professeur de ce nom, il fut reçu (1) le 22 novembre 1717. Condisciple de Bardon, il lui a envoyé une pièce de vers qui se trouve en tête du *Traité de la peste*, imprimé à Nimes en 1721 (B. N. 5,452).

Agrégé au collège, le 15 avril 1720, il épousa, le 19 janvier 1722, Gabrielle Martin, fille d'un marchand. Il mourut le 22 octobre 1746, à l'âge de quarante-huit ans.

Neveu du docteur Lafont, il a laissé des marques de sa

____

(1) Toutes les fois que l'Université n'est point indiquée, il est sous-entendu que la réception a eu lieu à Montpellier.

curiosité scientifique. Baux signale à son actif quatre ou cinq observations, dont voici un spécimen : « On lui a écrit de Sauve qu'il y a, dans cette ville, une enfant de quatre ans qui avoit régulièrement ses règles chaque mois, et qu'elle recherchoit la compagnie des jeunes garçons ».

AUBANEL Estienne. Natif de Sommière, il fut reçu, le 28 juin 1754, et agrégé, le 3 février 1761. Il fut protégé par Baux, et parait avoir quitté Nimes, après une dizaine d'années d'exercice. Il est porté *absent* dans l'*État de la médecine* qui fut dressé, en 1776, d'après les notes de Baux.

BARBUT Moïse. Fils de Raymond, Me Apoth., il était bachelier es droits et docteur du 3 mai 1775. Agrégé un mois après, il a publié : 1° *Observations et remarques sur le sublimé corrosif*, deux faits suivis de réflexions claires et nettes. *Journal de méd., chir., pharm.*, t. XLVI, p. 38. 2° *Observations sur un abcès au cerveau, guéri par l'usage interne et externe de la verveine, ib.* p. 178. 3° *Observations sur l'agaric contre les sueurs*, trois faits, *ib.* t. XLVII, p. 512. 4° *Observations sur les effets nuisibles des champignons, ib.* t. LI, p. 235. A propos d'un noyé qui fut rappelé à la vie, grâce à ses soins, il est parlé de lui dans le *Journal historique et politique de Genève,* 10 juillet 1774, t. III, p. 52.

BAUMES J.-Bapt.-Timothée. Né à Lunel, le 20 janvier 1756, mort à Montpellier, le 19 juillet 1828, ce médecin nous appartient par quelques années de sa vie ; mais elles ont été si bien remplies que, s'il fallait les narrer par le menu, l'espace nous manquerait plus tôt que la matière. Il faut nous borner à une esquisse, sobre de développements, mais appuyée de faits nombreux et précis.

Docteur du 2 mai 1777, ce ne fut qu'après avoir exercé la médecine à Saint-Gilles et à Lunel que Baumes aborda un théâtre digne de ses talents. Agrégé le 3 novembre 1785, il n'était point un inconnu pour ses confrères, car déjà il s'était révélé. Des articles dans le *Journal de médecine*, les couronnes académiques qu'il avait remportées (19 février 1782 , mémoire sur les accidents de la dentition ; 11 mars 1783, sur la phthisie pulmonaire ; 26 août 1783, sur les maladies populaires ; 30 août 1785, sur l'usage du quinquina administré dans les fièvres rémittentes) ; les titres qu'il avait obtenus (membre correspondant de la Société Royale de médecine de Paris (22 février 1782), de la Société Royale des sciences de Montpellier (10 juillet 1783), de l'Académie des sciences, arts et belles-lettres de Dijon (23 janvier 1783), et associé national du cercle des Philadelphes du Cap-français (15 août 1784), lui avaient fait une sérieuse notoriété; mais il était réservé à notre ville de lui fournir les éléments de nouveaux triomphes. En moins de cinq ans, il composera de savants travaux qui porteront à seize le nombre de ses couronnes. N'oublions pas de signaler que le prix décerné en 1790 le fut à la *Topographie de la ville de Nismes et de sa banlieue*, ouvrage qu'il avait écrit avec la collaboration de J.-C. Vincens.

On le voit, Baumes, en venant dans notre ville, n'a point renoncé à ses habitudes de travail; loin de là, ce milieu semble lui avoir donné de nouvelles forces. Plus il grandissait dans l'estime et la faveur publiques, plus il redoublait d'efforts pour mériter davantage la confiance de nos concitoyens.

Logé tour à tour dans la rue de l'Ancien-Hôtel-de-Ville et dans celle des Lombards, s'il se contentait d'un appartement de cinq à six pièces et d'un confort plus que modeste, il était plus exigeant à l'endroit de sa bibliothèque. À l'inverse de ce médecin célèbre, qui n'avait laissé à sa mort que pour deux pistoles de livres, il employait toutes ses ressources à l'acquisition de nouveaux ouvrages, et se délassait des fatigues de la clientèle par la méditation des maîtres de l'art. Grâce à un sage emploi de son temps et à d'heureuses aptitudes, il faisait face à tout : il prenait des notes, composait des ouvrages, et, revoyant les manuscrits de ses mémoires couronnés, faisait imprimer chez *Castor Belle* trois volumes de ses *Œuvres médicinales*. Pour ne pas trop m'étendre, je m'abstiendrai de détailler la composition de ces volumes ; il suffira de dire que le mé-

moire sur le *Carreau*, imprimé en 1788, est dédié à
Ch.-Bernard de Ballainvilliers, intendant de Languedoc ;
que le mémoire sur les *Convulsions dans l'enfance* est
dédié à l'Evêque Mgr Cortois de Balore, et que l'*Essai sur
les émanations marécageuses* est dédié aux professeurs de
l'Université de médecine de Montpellier, dont, le 19 janvier
1791, il faisait partie. Mais laissons-lui la parole.

« J'étais à Nimes, sans autre ambition que celle de
me rendre digne de la confiance et de la considération générale dont je jouissais. M. Fouquet, ayant eu l'occasion
de se rendre dans cette ville au commencement de l'année 1789, me stimula fortement pour me présenter au concours qui allait s'ouvrir pour la chaire vacante par la
mort de M. Sabatier. Séduit par les paroles flatteuses de
M. Fouquet, je me présentai à la dispute, et fus seul nommé par les juges du concours ». Le médecin de l'hospice
de Charité échangea donc son modeste titre contre celui
de professeur ; mais, par le fait des événements politiques,
il dut revenir au sein de la « grande ville qui l'honorait
d'une confiance presque sans bornes ». Le 10 septembre
1793, M. Bonnemain, commissaire des guerres, le nomma
médecin d'un hôpital militaire qui y avait été créé. Bientôt après, nommé professeur provisoire de l'école clinique
et médecin de l'hôpital Saint-Eloi, il dut retourner à Montpellier ; mais il n'oublia jamais la ville qui avait vu ses
premiers succès. Non-seulement il y résida tant que l'Ecole
de santé n'exista que sur le papier, mais encore, plus tard,
il y fit de fréquents séjours. A la suite d'une épidémie qui
s'était déclarée à Aimargues, et pour laquelle son intervention avait été réclamée, il fit créer l'*Institut de santé* et en
fut nommé le secrétaire perpétuel. Enfin plus tard, quand,
en l'an XI, cette réunion savante fut devenue la *Société de
médecine du Gard*, il se fit un plaisir d'insérer dans ses
Annales cliniques le compte rendu des séances (1).

(1) Indépendamment des trois volumes dont il a été parlé, il a fait imprimer
chez la veuve Belle : 1° *Observations sur l'enseignement et l'exercice de l'art
de guérir, à l'occasion du projet de Guillotin*, in-8° de 28 pages ; 2° *Essai du
système chimique sur la science de l'homme*, in-8°, an VI. 1798 ; 3° *Fondements*

Baux Pierre. Fils et petit-fils de médecins, il dut à cette circonstance le goût de l'observation et les aptitudes qu'il a offertes à un si haut degré. On ne saurait en douter, l'hérédité joue un rôle qui, pour être obscur dans ses causes, n'en est pas moins certain dans ses effets.

Né le 11 août 1679, de Moïse et de Jeanne Rey (1), il fut élevé au Collège des Jésuites, où il donna de nombreuses marques de précocité. Peu satisfait de la physique d'Aristote, qui lui avait été enseignée, il voulut s'instruire du système de Descartes, et, sous la direction de son père, il parvint, en moins de trois mois, à acquérir une connaissance approfondie de la théorie du célèbre philosophe. Reçu le 9 octobre 1699, à Orange (2), il fut initié par son père à la pratique ; mais, sentant les lacunes de son instruction théorique, il se rendit à Paris, en 1705, pour s'y perfectionner. Quoique ce voyage eût été fait contre la volonté de ses parents, ceux-ci lui pardonnèrent sa désobéissance et lui fournirent les moyens de passer deux ans dans la capitale.

Ce séjour fut fructueux pour le jeune médecin.

Mûri par la fréquentation des hôpitaux, initié aux secrets de la pratique par les maitres en renom, il obtint de nombreux triomphes dans l'exercice de son art. Ses efforts furent promptement récompensés, et, quelques années après son retour dans sa ville natale, il s'était acquis une grande et légitime réputation. Un seul fait suffira pour démontrer la prééminence qui lui était accordée sur ses confrè-

de la science méthodique des maladies, etc., in-8 , 4 volumes, 1801 à 1804.

Les éléments de cette notice ont été tirés du *Journal de Nismes*, 1786 à 1790, des manuscrits de l'Institut de santé et de la Société de médecine, de la lettre à M. Chaptal, Montpellier, 1808, de 63 pages in-4 , de la collection du *Journal du Gard*, et enfin de notes laissées par mon grand-oncle, le D' Montagnon.

(1) Il fut présenté en baptême, le 31 août, par son père, en l'absence de Pierre Baux, son oncle, qui fut parrain, et par Bernardine de Chambon, sa grand-mère.

(2) J'ai suivi en cela les indications de Ménard, qui paraît avoir rédigé sa notice d'après les renseignements fournis par le fils de P. Baux ; cependant je dois faire remarquer que, dans ses écrits, il s'intitule docteur de l'Université de médecine de Montpellier.

res. Quoique nouveau converti et secrètement attaché à la religion protestante, il devint le médecin de l'Evèque, Mgr César Rousseau de la Parisière.

Malgré les exigences d'une clientèle considérable, il savait se créer des loisirs ; et, au lieu de les consacrer aux plaisirs frivoles de la société, il les employait à l'avancement de la médecine. Estimant que le médecin se doit tout entier à son art, il délassait son esprit en changeant l'objet de ses préoccupations. En commerce d'amitié avec son compatriote Henri Gautier, avec le docteur Le Fèvre, d'Uzès, il ne se contentait pas de leur donner des nouvelles de la *patrie*, mais leur écrivait des lettres scientifiques dont deux ont été insérées dans le *Journal des Savants* (1).

Dès les premières alarmes que répandit, en 1721, la peste de Marseille, il conçut le dessein de composer un traité sur cette maladie. Il fit part de son projet au docteur Le Fèvre (2), par une lettre datée du 26 juillet 1721, et

---

(1) La première lettre, datée du 1er juillet 1716, est consacrée à faire ressortir l'analogie existant entre les eaux de Balarue et les eaux de Bourbonne-les-Bains, en Champagne, analogie que la science moderne a démontrée. Elle est insérée à la page 70 de l'année 1717. La seconde, également adressée à Gautier, est datée du 26 novembre 1716, et a été insérée à la page 110 de la même année. « Eloigné du commerce des savants, distrait par des soins domestiques et
» occupé à l'exercice d'une profession qui demande une application entière, on
» est peu en état d'acquérir toutes les connaissances nécessaires à un homme
» qui veut écrire, et qui veut donner quelque chose qui soit digne de paraitre
» dans un siècle aussi éclairé que le nôtre. Quel que soit le sort de ma lettre,
» je n'y fais pas grande attention. Je n'ai écrit que pour le plaisir de vous
» écrire. Vous me flattez que je ne vous ai pas déplu : que le public dise après
» ce qu'il voudra ». Il relate ensuite l'observation extrêmement intéressante d'une fille de dix-neuf ans qui fut guérie, par les eaux de Balarue, d'une sciatique et d'une manie. Comment expliquer cette guérison ? « Pour moi, ajoute-t-
» il, je vous avoue que ma physique n'y voit pas clair. Tout ce que je puis
» dire sur ce fait, c'est qu'il semble prouver qu'il y a dans le cerveau certains
» lieux destinés à recevoir les diverses impressions que font les différents ob-
» jets, lesquels n'agissent précisément que sur les fibres qui s'y trouvent ». On voit en germe, dans ce passage, la théorie des localisations fonctionnelles du cerveau.

(2) Le docteur Le Fèvre, d'Uzès, était un savant distingué : il était membre correspondant de l'Académie des sciences de Paris, et a donné à cette Société

l'ayant communiquée à son ami Henri Gautier, il reçut de celui-ci des encouragements. Ce dernier ne s'en tint pas là ; il fit imprimer sa lettre à la suite d'une lettre sur le même sujet, et les deux morceaux réunis forment un opuscule in-12 qui a pour titre : *Nouvelles conjectures sur l'origine de la peste*.

Grâce à son activité, Baux mena son entreprise à prompte terminaison. Mettant à profit les notes de son grand-père sur les épidémies de 1640 et 1649, les données fournies par ses lectures et le résultat de ses réflexions, il écrivit un ouvrage qui, s'il ne dissipe pas toutes les obscurités, jette du moins une vive clarté sur certains points. Je m'abstiendrai de donner l'analyse de ses huit chapitres ; car, heureusement pour la France, la peste est devenue une véritable curiosité archéologique (1).

Enfin, dans le procès contre les chirurgiens dont il a

quelques communications, de 1728 à 1731, relatives à la chimie et à la physique. Il mourut le 3 avril 1731. « Je viens d'apprendre, écrit Sauvages du « 1er avril 1731, que ce pauvre M. Le Fèvre étoit dans un triste état ; M. Simil « n'en augure pas bien. C'est lui qui m'écrit à sa place ; j'en suis très-affligé. »

(1) *Traité de la peste, où l'on explique d'une manière nouvelle les principaux phénomènes de cette maladie, et où l'on donne les moyens de s'en préserver et de la guérir*, par M. Baux le fils, docteur en médecine à Nismes. Toulouse, de l'imprimerie de Jean Guillemette. 1722, in-12, de 116 pages. La permission, signée de Bernage, est datée du 8 juillet 1722. Pour donner une idée du style de l'auteur, voici le préambule.

« De toutes les maladies qui affligent l'homme, il n'y en a pas de plus redou-« table que la peste, puisqu'il n'en est point qui cause tant de trouble dans la « société civile ni tant de mortalité. Au seul nom de peste, la terreur et la « crainte s'emparent des esprits, tout est en allarme, tout fuit, tout est en « trouble, tout est en confusion. Les liens du sang et de l'amitié ne sont pas « assez forts pour retenir les sains auprès des malades. On voit des enfants qui « ne reconnaissent plus leurs pères, et des pères dont la tendresse s'évanouit « pour leurs enfants. L'époux s'éloigne de son épouse et l'épouse n'ose plus « aborder son époux. Il n'y a plus de communication, ni entre les concitoyens, « ni avec les étrangers. Le commerce suspendu, la plupart vivent dans l'inac-« tion, et ceux qui devraient maintenir l'ordre dans une ville, souvent saisis « d'un esprit de vertige et d'étourdissement, travaillent beaucoup et ne font « rien, tandis que les plus mutins du peuple, profitant du désordre, pillent et « volent de toutes parts ».

L'ouvrage est distribué en huit chapitres : 1° De la nature de la peste ; 2° de

été parlé plus haut, il se révéla comme un polémiste habile et savant. Je n'ai point à revenir sur les mémoires publiés à cette occasion. Je signale, à la louange de l'écrivain, que Sauvages, alors à Alais, souhaitait d'avoir un défenseur comme lui.

Baux a encore laissé des *Observations sur divers points de la médecine théorique et pratique, de la physique et de l'histoire naturelle*; mais cet ouvrage, qui ferait la matière d'un volume in-4°, n'a point été imprimé. Le manuscrit se trouve actuellement à la Bibliothèque de notre cité.

Tels furent les ouvrages de ce médecin éminent : quant à l'homme privé, on a peu à en dire, si ce n'est qu'il fut bon confrère, affable envers tous et d'un caractère obligeant. Marié, le 3 avril 1707, avec Mlle Marie Rozier, il eut toutes les joies de la famille, sans en connaître les amères tristesses. Il eut la satisfaction de voir son fils marcher sur ses traces, et le bonheur de voir le grand-père assister, le 27 octobre 1728, à l'agrégation du petit-fils. Cette joie fut, il est vrai, de courte durée : mais à sa mort, survenue à Saint-Dionisy, le 3 septembre 1732, il put penser du moins qu'il ne mourrait pas tout entier, et que le fils continuerait l'œuvre brusquement interrompue.

Baux Pierre. Fils du précédent, il naquit le 20 mai 1708. Il étudia la médecine sous la direction des Deidier, Haguenot, Astruc et Chicoyneau. Les deux derniers furent ses professeurs de prédilection, et sa bibliothèque en fournit des preuves curieuses, entre autres deux manuscrits : *Tractatus pathologicus de depravata corporis humani œconomia*, 1725, in-18 de 288 pages avec table, et *Institutionum medicinalium pars quinta, seu Therapeutices*. Monspelii, 1726, in-8° de 197 pages.

Logé chez le célèbre docteur Nissole, dans la rue de l'Aiguillerie, il se passionna pour la botanique, et fit de

---

l'origine de la peste ; 3° du levain pestilentiel ; 4 des causes éloignées de la peste ; 5° des symptômes et de l'analogie de la peste avec la petite vérole ; 6° du prognostic ; 7° des préservatifs ; ce chapitre compte 29 pages : 8° de la cure de la peste. Le manuscrit original se trouve à la Bibliothèque de la Ville.

tels progrès dans cette science qu'il devint maître à son tour. Joseph de Jussieu (1), qui étudiait dans cette ville, lui fit ses offres de service, et ses frères, informés de l'ardeur qu'il mettait à la recherche des plantes, le mirent maintes fois à contribution (*Lettre inédite* du 30 janvier 1728). Quoique simple étudiant, il avait déjà des correspondants scientifiques. L'un des plus assidus était Sauvages, qui, docteur depuis 1726, utilisait toutes les occasions pour lui envoyer d'Alais les fleurs qu'il ne pouvait déterminer.

Passé bachelier en juin 1727, P. Baux fut atteint d'une fièvre putride. Après une longue et pénible convalescence, il se rétablit, et prit ses lettres de docteur le 3 septembre 1728.

Riche, bien apparenté, fils d'un père haut placé dans l'estime publique, il n'avait qu'à laisser courir le temps pour se créer une position ; mais cette attente tranquille ne pouvait convenir à un esprit aussi avide de savoir. A peine au milieu des siens, dans sa maison de la rue du *Grand-Couvent*, il se livre à l'enseignement de l'anatomie, et entretient des relations avec tous ceux qui, dans la cité, aimaient les sciences naturelles. Son ardeur devient communicative. Un jeune avocat, J.-Fr. Séguier, se fait son élève ; initié par lui aux richesses de son jardin, qui renfermait une foule de curiosités, il l'accompagne dans ses herborisations et abandonne le droit pour la botanique (2). Encouragé par ses lettres, instruit par ses conseils et les livres qu'il met à sa disposition, Sauvages n'éprouve pas une moindre transformation, puisque l'ignorant, ainsi qu'il se qualifie lui-même (lettre du 7 novembre 1729), deviendra professeur de botanique au jardin Royal de Montpellier (3).

(1) Bernard de Jussieu l'avait précédé dans cette ville, et, en qualité de licencié, a adressé une pièce de vers à J. Bardon, de Beaucaire. On peut la lire dans la thèse *de hydrophobia*, soutenue à Montpellier, le 27 novembre 1719.

(2) Séguier lui écrivait de Paris, à la date du 17 mai 1733 : « Je voudrois avoir un second comme vous pour connaître les environs de Paris, comme je faisois ceux de Nismes ». — « Le jardin du Roy ne peut, en aucune manière, être comparé à celui de Montpellier ; quoique les démonstrateurs, et de Jussieu en particulier, le vantent très fort, tout y est négligé ».

(3) « Chicoyneau est mort depuis quelques mois. Sauvages doit occuper la

Quant à Baux, il jouira des succès de ses élèves sans leur porter envie ; et, en dépit des sollicitations des uns, des instances des autres, il restera fidèle au pays qui l'a vu naître. A deux reprises pourtant, il ira passer quelques mois à Lyon pour étudier la botanique et la chimie ; mais ce seront les seules escapades qu'il se permettra dans sa longue existence.

On ne saurait dire s'il a manqué d'ambition : on estime plutôt qu'il a été contrarié dans ses secrets penchants. La mort subite de son père, en le rendant chef de famille et le chargeant de ses deux sœurs, lui suscitait de nouveaux devoirs que sa haute raison ne songea pas un instant à décliner, alors que les succès qu'il obtenait dans la pratique de la médecine lui créaient des attaches qui, pour être passagères, n'en deviennent à la longue que plus étroites. Ses qualités, bien plus que le nom qu'il portait, le firent hériter de la clientèle paternelle et lui donnèrent, jeune encore, une position considérable. Enfin son mariage (26 décembre 1734) avec une de ses petites cousines, Mlle Claire Rey, mit fin à ses incertitudes et le fixa pour toujours au sol natal.

Cette union fut heureuse, mais modifia quelque peu ses habitudes scientifiques. Si, pendant les fiançailles, il trouve le loisir d'observer et de décrire *l'accouchement d'un scorpion*, il se défait du moins à bas prix de son magnifique herbier, devenu un embarras pour l'avenir. C'est bien pis après le mariage : les classiques latins, les pièces de théâtre, les portraits des grands hommes, dont il faisait collection, perdent tout attrait : il sauve sa bibliothèque, en faisant quatre pièces de sa chambre de garçon, mais il renonce à des acquisitions nouvelles. « Plus de livres, plus d'argent », écrit-il en 1736 à son ami Séguier ; mais néanmoins la passion du bibliophile est si vivace qu'il achète toujours quelque chose, et notamment la riche bibliothè-

place de professeur de botanique. Vous savez que c'est mon élève, et j'ai par conséquent intérêt à ce qu'il s'en acquitte bien. Il ne s'est chargé de cette place que sous mes auspices, et, comme il manque d'auteurs de botanique, je lui envoie les miens » (Lettre du 21 mai 1741).

que du Dr de Cray, que ses héritiers, peu soucieux de médecine, avaient réléguée « dans des coffres au grenier ». Quelques années encore, et ces richesses, si péniblement amassées, lui deviendront à charge : maintes fois il sera tenté de s'en défaire, mais il n'aura point le courage d'accomplir ce sacrifice.

La botanique, qui avait eu ses premières amours, finira à son tour par perdre de ses charmes ; mais, en devenant horticulteur, en se faisant *fleuriste*, comme on le lui écrit (1), le savant aura du moins la consolation de songer quelque peu à sa science favorite. Son parterre, déjà si riche, verra s'accroître ses richesses par des échanges avec le jardin des plantes de Paris et celui de Montpellier ; sa serre sera peuplée de fleurs rares et curieuses, et une culture appropriée et intelligemment conduite lui fournira des créations, et notamment une *Grande-Bretagne* dont la réputation s'étendra au loin.

Ce seront là ses distractions ; car n'allez pas croire que cet esprit, toujours en éveil, s'absorbe dans la stérile contemplation des merveilles de la nature. Dès 1740, il entreprend des observations météorologiques, et les poursuit avec une méthode et une rigueur qui ont l'approbation du meilleur juge en pareille matière, M. de Réaumur. A l'aide d'un pluviomètre, il mesure les quantités d'eau tombées sur le sol ; à l'aide d'un thermomètre placé dans sa tour, il suit et note consciencieusement les variations quotidiennes de la température. Il continuera ses observations jusqu'en 1786 ; mais il ne bornera pas son apport à cette œuvre de patience. Chemin faisant, il variera ses expériments ; il se posera des problèmes de physique et excellera à les résoudre avec sagacité. En l'absence de ses lettres, qui n'ont point été conservées, les réponses de Réaumur permettent d'apprécier le mérite de l'observateur, auquel

---

(1) « Sauvages me reproche d'avoir quitté la botanique pour ne m'attacher qu'à sa partie la plus brillante : je le crois quasi ; quand on a une femme, il faut avoir des bouquets ; pour en avoir, il faut cultiver les fleurs qui en donnent : insensiblement le goût se développe, on en ramasse ; on veut avoir ce que l'on n'a pas, et vous voilà devenu fleuriste » (24 mai 1741).

l'Académie des sciences de Paris rendit pleine justice en le nommant (24 juillet 1751) membre correspondant. Il y a, au sujet de cette nomination, une curieuse lettre de Ménard que je regrette de ne pouvoir reproduire.

Ce ne sera pas, au reste, la seule récompense que lui méritera son labeur (il sera membre fondateur de notre Académie, membre correspondant de la Société royale des sciences de Montpellier, et plus tard de la Société royale de Paris), mais ce sera là assurément la plus haute récompense qu'il obtiendra. Elle ne sera point une stérile satisfaction pour son amour-propre, mais un encouragement à travailler davantage. L'étude, qui avait été pour lui un délassement, une véritable passion, deviendra plus tard une consolation au milieu des épreuves auxquelles il sera soumis. Aucune tribulation ne lui sera épargnée : comme homme, il désirera la santé et deviendra infirme de bonne heure ; comme père, il verra succomber la plupart de ses enfants. S'il vit assez pour recevoir les caresses d'un petit-fils, il mourra trop tôt pour deviner l'avenir de celui qui deviendra Benj. Valz, le directeur de l'Observatoire de Marseille.

Il s'éteignit, le 29 octobre 1790, à l'âge de quatre-vingt-deux ans et six mois.

Ce médecin, s'il a beaucoup médité, a très peu publié ; car, modeste autant qu'instruit, il ne trouvait pas en lui l'étoffe d'un auteur. « Je souhaiterois, écrit-il à Séguier (11 mars 1747), pouvoir vous donner un livre de ma façon ; mais, outre que mon talent n'est pas pour faire les livres, la pratique de la médecine et les soins domestiques et ruraux m'empêchent de vaquer à la littérature autant que mon goût m'y porteroit ». Les malades surtout et leurs exigences multipliées sont le principal obstacle. « Il y a dix ans, écrit-il le 17 octobre 1748, que j'ai projeté avec Sauvages d'aller herboriser à *l'Espérou* ; il y en a cinq, que je dois aller à *Vacqueirolles* avec M. Bertram, l'apothicaire ; mais je n'ai jamais trouvé le temps de faire l'une ou l'autre excursion. Depuis votre départ, mon père, Lafont, Razoux et Astruc sont morts, de sorte qu'à la mort de M. Durand, je m'en vais être sous-doyen : jugez si nous

devons manquer de malades, M. Mathieu et moi ». Plus
tard, lorsqu'il aurait plus de loisirs, la santé lui fait défaut
et il devient l'*hôte* du rhumatisme.

Sauf ses communications à l'Académie des sciences et
ses observations météorologiques, consignées dans le tome
VII de l'*Histoire de Nismes*, Baux n'a publié sous son nom
qu'une observation, *Journal de Médecine*, t. VIII, p. 59.
M. Michel Nicolas lui a attribué *Le parallèle de la petite vérole naturelle avec l'artificielle ou inoculée*. Avignon, 1761, in-12 de 126 pages ; mais cet ouvrage est de
M. de Baux, médecin agrégé au collège de Marseille. Je
crois être plus autorisé en attribuant au médecin nimois
un ouvrage intitulé : *Lettre sur l'inoculation de la petite
vérole, écrite de la vallée de Tempé. A Rechéma lebet
maibalet Chetan...... Veteres avias tibi de pulmone re-
cello. Pers. Sat. V.*, vers 92. A Cologne, chez les cousins
Lucien et Lucresse, à l'enseigne de la Vérité. M.DCC.LXV,
de 45 pages in-12.

Indépendamment des raisons scientifiques qui en ont
été données dans le texte (page 798), on peut encore se
prévaloir des arguments suivants. Tandis que l'exemplaire de la Bibliothèque nationale $T \, d_{43}^{61}$ est vierge de toute
correction (1), celui que je possède en est au contraire
rempli. Ces corrections, faites à la plume, ne sont pas le
fait d'un lecteur, mais celui d'un auteur cherchant à réparer les inconvénients d'une impression non autorisée.
Ce dernier avait seul compétence pour faire des corrections aussi multipliées, et tout intérêt à en dissimuler
l'origine. De là l'explication de leur fréquence, de là aussi
le caractère de l'écriture qui, le plus souvent, s'attache à reproduire la physionomie des caractères de l'imprimerie. Il
est cependant une exception : dans une addition faite à
la page 43, l'écriture revêt son caractère normal et rappelle celle de Baux.

(1) A ma prière, M. Albin de Montvaillant, membre correspondant de notre
Académie, a bien voulu faire cette vérification. Qu'il en reçoive ici mes sincères
remercîments.

Cette particularité, rapprochée des raisons scientifiques, permet de conclure qu'il est véritablement l'auteur de cette pièce ; et plus on la relit, plus on est conduit à admettre cette opinion. Il est vraisemblable que l'exemplaire que je possède a été donné à mon bisaïeul par ce médecin, et que c'est à cette circonstance que sont dues les nombreuses corrections constatées. C'est à mes yeux ce qui en fait le prix, et donne à cet exemplaire un intérêt tout particulier.

DEYDIER Pierre-Isaac. Né à Bellegarde, en 1715, de Louis, officier d'infanterie, et de Louise Marcin. Sa famille était ancienne (Ménard, t. VII, p. 711). A s'en référer aux témoignages des contemporains, le descendant ne fut pas indigne de ses aïeux.

Docteur du 17 septembre 1737, agrégé le 4 août 1740, il est nommé, moins de trois ans après, médecin de l'Hôtel-Dieu. Il se marie, le 23 mai 1741, avec Mlle Catherine Larguier, fille d'un marchand de soie, et acquiert, quatre ans après, la charge de *premier consul*. Les avocats eurent beau protester, il resta premier consul de 1745 à 1757, sans interruption, et de cette dernière époque à 1767, il alterna avec les gentilshommes. Comme médecin, il eut une très grande réputation. Il a publié : 1° *Fausse couche singulière. Journ. de méd.* t. VI, p. 410, c'est un cas curieux de grossesse molaire , 2° *Observation singulière sur un poumon, ib*, t. VII, p. 359. Il est cité par Sauvages, (*Nosologie*, t. IV, p. 151). Nommé par Tempié, subdélégué de l'intendant, expert dans le procès pendant entre les eaux d'Euzet et celles de Saint-Jean-de-Seirargues, il a rédigé, de concert avec Durand, Bertrand et Blazin, un rapport, en date du 12 septembre 1746 (*B. N.* n° 2,723). Il avait marié sa fille à M. Deleyrac, et habitait la maison qui est devenue le n° 7 de la rue Régale.

Il mourut le 23 juin 1778 , à l'âge de soixante-trois ans.

DUCROS Isaac. Neveu d'Osias Lafont, il l'accompagnait chez ses clients et à l'Hôtel-Dieu. Docteur de Valence, du 14 juillet 1727, il est surtout connu par la correspondance de Sauvages. Il cultivait les mathématiques et la chimie. On a de lui une lettre écrite de *Baucairan* à M. de Faucon, le 24 août 1733, au sujet des eaux de la *Fontaine de Daniel*. Le collège lui a délivré (26 mai 1735) une attestation très-flatteuse. Il alla peu après s'établir à Genève.

DDURAND Antoine. Né à Montpellier, vers 1675, de Jacques, M^d Apoth., et de Catherine Sigalon, docteur du 20 juin 1696, il épousa, le 14 août 1707, Françoise Figarède, fille d'un bourgeois, et de Catherine Auvellier. Il en eut deux enfants ; Jacques, baptisé le 25 juin 1708, et Catherine, baptisée le 22 juin 1709. Agrégé au collège, le 10 avril 1708, il en devint le doyen, et mourut après le 24 mai 1756. Il a fait avec Deydier le rapport dont il a été parlé.

FFEYT Pierre-Antoine. Fils de Guillaume, teinturier, et de Marie Alteirac (9 janvier 1716). Docteur du 27 août 1739, il se fit agréger un an après et suivit régulièrement les séances du collège. Il était membre de l'Académie des Jeux floraux de Toulouse, et avait son domicile dans la rue des Orangers. Il mourut le 1er novembre 1794, âgé de soixante-dix-neuf ans.

FFINE Joseph. Né à Saint-Rémy en Provence, docteur du 7 mai 1759, il se fit agréger un an après. Il épousa, le 20 juin 1771, Marguerite Dusser, et en eut cinq enfants. Sa dernière signature est du 29 mai 1780. Son fils Louis, reçu docteur en l'an XI, a soutenu une thèse intitulée *Essai sur le diabètes*.

GGOY Joseph. Né à Lons-le-Saunier, en Franche-Comté, docteur du 9 mai 1763, il s'établit à Calvisson. A la suite de son mariage avec la fille d'un procureur, Marie Bravay, il se fit agréger le 16 octobre 1766. Il avait son domicile dans la rue de la Corrégerie, et remplaça Razoux comme médecin de l'Hôtel-Dieu. Il mourut le 5 février 1817, âgé de soixante-dix-neuf ans. Sacombe lui a dédié le troisième chant de sa *Luciniade* : d'après la dédicace, il était en 1814, un vieillard facétieux, affable et sans préjugés.

Goy Claude, fils du précédent, était né le 21 novembre 1766. Il fut reçu le 3 avril 1788. Sa thèse de baccalauréat, intitulée : *De odorum influxu in œconomiam*, Avenione, 28 pages in-8°, est dédiée à Jean Razoux, correspondant de la Société Royale de médecine de Paris, de la Société médico-physique de Bâle, de l'Académie Royale des sciences de Paris, de Dijon, de Montpellier et de Toulouse. « Vir illustrissime. Tenerum scientiarum candidatum gloria cumulasti, dum tuum nomen huic opusculo præfixum annuisti. Quid ergo pro tot et tantis referam ? Hoc amoris ac gratitudinis monumentum acceptum habeas. Hic, torrentis more abreptus, in laudes tuas erumperem : sed fama jamjam verax ubique summam in medicina peritiam buccinavit. Quam in parentem dilectissimum benevolentiam contulisti, hanc in filium transfundere ne renuas. Hæc est summa votorum ». Agrégé le 15 avril 1788, il paraît avoir quitté Nimes à la suite des événements politiques.

Granier Jean était né, en 1743, de Guillaume, Me Chirurgien, et de Marthe Brouzet. Elevé au collège par les Jésuites, il fut, à Montpellier, le pensionnaire du professeur Sarrau. Docteur du 6 novembre 1766, il fut agrégé cinq jours après. Sans négliger la médecine, il s'adonna de préférence aux sciences naturelles, et notamment à la botanique. Tour à tour médecin des prisons, membre de l'Académie en 1781, conservateur du cabinet de Séguier, en 1786, professeur du cours d'accouchement, en 1787, professeur d'histoire naturelle à l'Ecole centrale, en 1796, professeur de physique au Lycée, en 1804, membre fondateur de la Société de médecine, il honora ces divers emplois plus qu'il n'en fut honoré. Il avait épousé, le 12 avril 1774, Françoise Chas, fille d'un procureur ; il en eut plusieurs enfants, dont un seul survécut, une fille. Elle devint la femme du docteur Phélip, qui a écrit sur son beau-père une intéressante notice (*Académie du Gard*, 1812-22, t. II, p. 185). Pour abréger j'y renvoie, et me borne à ajouter quelques traits. Granier demeura d'abord dans la rue des Cardinaux, et, en 1786, à l'Hôtel de l'Académie. Lorsque celui-ci devint propriété nationale, il le quitta, mais se fixa en face, dans la rue Séguier. Lors de l'institution du Jury, établi dans chaque chef-lieu pour examiner les officiers de santé, il sollicita le titre de membre du Jury. Sous la dictée de Phélip, le libraire Gaude écrivit à Dumouchel, l'ancien évêque constitutionnel, pour lui recommander Granier; mais cette démarche n'aboutit pas, et Solimani, son collègue à l'Ecole centrale, lui fut préféré.

Les travaux de Granier sont nombreux, mais aucun n'a été imprimé. Outre ceux dont il a été parlé ci-dessus, nous citerons un *Mémoire sur les phénomènes lumineux de la Fraxinelle*, qui fut lu à l'Académie (9 mai 1788), un *Discours sur les erreurs du peuple concernant la mandragore*, un mémoire *Sur les secours que l'on peut retirer des aérostats dans le traitement des maladies chroniques*, sa *Notice sur Séguier*, ses mémoires sur les plantes céréales du département, sur les plantes textiles, sur trois cas d'hermaphrodisme, etc., etc.; et enfin son travail capital, qui est intitulé : *Essai de la flore économico-statistique du département du Gard*. Le *Journal de Nismes* et les *Mémoires de l'Académie* en ont donné successivement une analyse plus ou moins étendue. On le voit, Granier était essentiellement botaniste. Il avait, dans ses herborisations, recueilli plus de 1,500 plantes rares, et écrit la partie botanique et zoologique de la *Description abrégée du département du Gard*, rédigée par Grangent, Nismes, chez B. Farge, an VIII, de 75 pages in-4°.

Cet homme de bien et de savoir était d'une extrême modestie. Il fut emporté, le 24 décembre 1819, par une apoplexie foudroyante ; il avait alors soixante-seize ans passés.

Jonquières Charles-Antoine était fils de Charles, Mᵉ Chirurgien, et d'Elisabeth Meizonnet. Docteur du 31 janvier 1778, agrégé le 4 octobre 1779, il habitait rue de l'Ancien-Hôtel-de-Ville en 1789, et, plus tard, rue des Fourbisseurs. On n'a pu trouver l'époque de sa mort.

Lafont Osias. Né à Boucoiran, vers 1661, de noble Abel de Lafont, capitaine de cavalerie, et de Jeanne de

Viladaud, il s'établit à Nimes, vers 1690, et épousa, le 27 mai 1705, Catherine Hector. Il n'en eut pas d'enfant, et mourut à la fin de l'année 1736. C'était un praticien estimable, qui ne dédaignait pas les curiosités de la science. Baux en relate quelques exemples. En parlant d'un cas désespéré, il affectionnait cette phrase : « Si tous les hommes étaient dans cet état, la fin du monde serait dans moins de dix jours ». Il paraît avoir été médecin de l'Hôtel-Dieu, et avait vu quelques cas rares. Entre autres exemples, nous signalerons celui de la fille de M. Novy, conseiller, laquelle avait en naissant une telle quantité de lait qu'on fut obligé de le tirer pendant quatre mois. Il assurait également avoir vu l'enfant d'un cordonnier âgé d'un mois, qui avait deux langues jointes ensemble l'une sur l'autre.

Lagarde Estienne. Fils d'un huissier en la souveraine Cour des Comptes, Aydes et finances de Montpellier, il prit ses grades à l'Université de cette ville, et épousa, à l'âge de trente ans (31 juillet 1681), Claudine de Ménard, fille de feu Jean et de Madeleine Blachère. Il était très-considéré, et avait une grande position. Le 23 mars 1711, un an environ après la mort de sa femme, il quitta Nimes « pour se rendre à Paris, aux instances pressantes de M. le prince de Vaudemont ». Il portait d'azur, à deux lions affrontés d'or rampant contre une tour d'argent, posée sur une terrasse de sinople. (*Armorial*, *loc. cit.*, n° 175).

Larrey Claude-François-Hilaire était né, en 1769, à Baudéan (Hautes-Pyrénées), dans une modeste maison qui passerait inaperçue, si une plaque en marbre n'appelait sur elle l'attention du touriste. Ce lieu fut, en effet, témoin de ses premiers ébats, mais c'est l'illustration de son frère, le chirurgien de Napoléon Ier, qui a ainsi rejailli sur son berceau.

Chirurgien interne à l'hôpital Saint-Joseph de Toulouse, et peu après nommé accoucheur à la maison de force de cette ville, il remporta la médaille d'or donnée par le collège royal de chirurgie. Employé à l'armée comme chirurgien de 1re classe, il fut désigné pour remplacer son frère au Val-de-Grâce; mais, des considérations particulières l'ayant déterminé à se fixer dans notre ville, il donna sa démission.

D'abord marié avec Marianne-Jeanne-Françoise Mitier, le 6 brumaire an V, il divorça cinq ans après et épousa, le 9 nivose an XI (30 décembre 1802), Marie-Anne Roland.

Conjointement avec Montagnon, « dont les talents et les vertus furent appréciés par le pauvre et le riche » (*Journal du Gard*, du 27 septembre 1813), il fut nommé chirurgien en chef de l'hôpital civil et militaire; il professa l'anatomie et les accouchements à l'École centrale du Gard, et, à la création des jurys, en fut nommé membre. Un peu plus tard, en 1810, il fut nommé chirurgien du Dépôt de mendicité, et reçut à cette occasion la pièce de vers qui suit :

> Honneur à l'homme de génie
> Qui, pour chercher le secret de la vie,
> Sut le premier, de notre faible corps,
> Analyser les fragiles ressorts !
> Honneur à ces mortels dont l'active science
> De la Parque homicide arrête le ciseau,
> Soutient le berceau de l'enfance
> Et du vieillard recule le tombeau !
> Je périssais ; de ma triste existence
> La fièvre menaçait le cours ;
> Larrey parut : son heureuse présence
> Trompa la mort et conserva mes jours.
> Poursuis, sage Larrey, cette noble carrière
> Où brille ton illustre frère ;
> A sa gloire unis tes destins.
> Napoléon récompense ton zèle.
> Au soin des malheureux Nime aujourd'hui t'appelle ;
> Sois le bienfaiteur des humains.
> En vain tes ennemis, savans en calomnie,
> Voudront sur tes talents répandre leur fureur :
> La voix de ceux qui te doivent la vie
> Etouffera leurs perfides clameurs.

Les ennemis ne manquaient pas à Larrey; mais il avait des amis encore plus chaleureux, et la mort de Mme de Forton, qui avait succombé quelques jours après ses couches, fournit à ces derniers l'occasion d'un panégyrique auquel

j'ai dû emprunter quelques détails. C'est dans le *Journal
du Gard,* de 1810 à 1820, que j'ai trouvé la plupart des
éléments de cette notice, et c'est à cette source que je continuerai à puiser. Ainsi il souscrit 25 francs pour le rétablissement de la statue d'Henry IV, et reçoit, par décision du
25 juin 1814, la décoration du Lys d'argent. Il habitait
une maison ayant deux entrées, l'une sur le boulevard de
l'Hôpital général, l'autre à la rue Saint-Antoine. Atteint
d'un cancer du nez, il mourut le 11 octobre 1819, après
avoir reçu la visite de son frère. Phélip a inséré, dans le
Journal du Gard du 20 octobre, un article nécrologique, et
son ami Darlhac, notaire, fut chargé de la tutelle de ses
deux enfants.

Larrey avait obtenu plusieurs couronnes académiques, et
était correspondant des Sociétés de médecine de Paris,
Montpellier, Toulouse, Bordeaux, Lyon et Marseille.

Les ouvrages ou articles qu'il a publiés sont :

1° *Dissertation sur l'application du trépan à la suite
de quelques lésions du crâne, et sur l'inutilité en général
des préparations dans les grandes opérations.* Thèses de
Montpellier, floréal an XI. — *Journal de médecine de
Montpellier,* t. 1, suppl. p. 172, analysé par Seneaux fils.

2° *Observations sur quelques accouchements difficiles
rendus tels par un volume d'air raréfié et contenu dans
la matrice.* — *Journal de médecine de Montpellier,* t. 1,
p. 291.

3° *Réflexions particulières sur l'art des accouchements,*
de 16 pages in-8° (s. d.).

4° Recolin, accoucheur, ayant adressé à l'*Institut de
santé* la relation d'un accouchement difficile, Larrey en fit
le rapport, qui fut imprimé par Guibert, an X ; Recolin y
répondit dans une brochure, et, à leur tour, Montagnon et
Larrey répliquèrent à cette critique. Ces brochures sont
à la Bibl. de Nimes, n° 1,165.

5° *Opération césarienne.* — *Ann. clin. de Montpellier,*
1810, t. XXII, p. 278.

LECOINTE... D'origine nimoise, il fit l'inverse de Larrey.
Après avoir débuté, en 1797, dans la pratique civile, il de-

vint médecin militaire, et était, en 1808, attaché à l'armée d'Espagne. Il était membre du *Lycée* et secrétaire de *l'Institut de santé*.

MATHIEU Jean était fils de Paul, marchand, et de Claude Bousquet. Docteur médecin de Reims (lettres en date du 27 avril 1723, signées de Bernard, doyen, et de Gérard le fils, professeur), à la suite de sa promotion, il alla à Paris et y logea dans la même maison que Mortimer, le futur secrétaire de la Société royale de Londres. Le séjour de Mathieu fut, au reste, d'assez courte durée, puisqu'il est agrégé au collège le 21 octobre 1722. Quatre ans plus tard, et au même jour d'octobre, il épousait Claudine Got, fille de Salomon, marchand, et de Catherine Larivière.

Mathieu était pour son temps un homme de grandes connaissances ; il était tout à la fois médecin, archéologue et naturaliste. J'en ai, dans les généralités, parlé trop longuement pour qu'il soit nécessaire d'y revenir. Il dut mourir de 1763 à 1764.

MITIER Jean-Baptiste-Aimé, était né, le 22 octobre 1723, d'Aimé, Me chirurgien, et de Marie Polge. Il eut pour parrain Jean Polge, prieur de Saint-Césaire-de-Gauzignan, et pour marraine Elisabeth Mitier, femme de Chastang, greffier. Il était fils, petit-fils, et arrière-petit-fils de Maîtres chirurgiens, et fut père d'un docteur. Bref, la famille Mitier a fourni cinq générations qui, de père en fils, ont exercé pendant deux siècles l'art de guérir. Il est vrai qu'elle mettait en pratique l'art de vivre longtemps, puisque celui qui est mort le plus jeune a encore vécu soixante-treize ans.

Mitier fut condisciple de ses compatriotes Razoux et Roustan : il argumenta même le premier dans ses leçons publiques, et devint, à la mort de Deydier, son collègue à l'Hôtel-Dieu. Il y a, à la Bibliothèque (n° 5,168) un ouvrage de sa façon, intitulé : *Pathologiæ Conspectus*, Nemausi, apud A. A. Belle, Regis Typographum unicum et Bibliopolam, in-12. C'est la thèse qu'il soutint, le 11 novembre 1743, pour son baccalauréat. En face du titre sont les armes de Charles Prudent de Bec-de-Lièvre, évêque de Nimes, auquel cet ouvrage est dédié. Il est d'une bonne latinité et contraste par son étendue -- il a 86 pages — avec les œuvres de ce genre. Docteur du 1er mai 1744, il fut agrégé le 27 de ce mois, et fut le premier médecin auquel l'édit de 1707 fut appliqué ; seulement, au lieu d'exiger les 150 livres, on lui confia la charge de médecin royal durant trois années, sous condition de payer, pendant ce temps, l'intérêt de la dette du collége. La même année, et le 1er août, il épousa Magdeleine Mazoyer, fille d'un procureur ès parlements. C'était un praticien estimé. Il habitait la rue de la Fleur-de-Lys, et mourut le 20 novembre 1809, âgé de quatre-vingt-sept ans.

MITIER J.-B.-Aimé. Fils du précédent (19 juin 1748), il fut tenu en baptème par son grand-père Aimé, lieutenant du premier chirurgien du roi, et par Marie Polge, sa grand-mère paternelle. Docteur du 16 mai 1768, il fut agrégé douze jours après, et, comme fils d'un membre du collége, il n'eut pas à acquitter de droits d'entrée. Il épousa, le 3 décembre 1773, Anne Vincent, et en eut plusieurs enfants. Sacombe lui a dédié le chant quatrième de sa *Luciniade*. Il habitait la rue Fresque, et était médecin en survivance de l'Hôtel-Dieu.

Il mourut le 26 mai 1823, dans la soixante-dix-huitième année de son âge.

PHÉLIP Henri-Pierre-Mathieu naquit à Lyon, le 20 septembre 1767, d'Étienne-Blaise, Mr chirurgien, et de Marie Dusol. Sa famille était d'Uzès, et le frère de son père y était, dans les dernières années du XVIIIe siècle, chirurgien-major de l'Hôpital. Élevé par les Sulpiciens, il se destina au barreau ; mais, dégoûté de la procédure, il se fit recevoir docteur, en thermidor an V, à l'École de santé de Montpellier. Sa thèse, qui compte 50 pages in-8°, est intitulée : *Abus des méthodes exclusives en médecine, et moyens de les éviter.*

Après un court séjour à Paris, il vint s'établir à Nîmes et épousa, le 10 septembre 1798, Marie-Anne Granier, fille du docteur de ce nom. Il en eut quatre garçons.

Sous les auspices de son beau-père, il concourut à la reconstitution de l'Académie, et en fut le secrétaire perpétuel de 1812 à 1822. Il fut également affilié à l'Institut de Santé et à la Société de médecine, et remplaça le professeur Baumes comme secrétaire. Sous le préfet d'Alphonse, il fut nommé médecin des prisons, des épidémies et du Lycée, et enfin, pendant les Cent-Jours, il fut adjoint au maire.

Il mourut à l'âge de quatre-vingt-cinq ans, le 13 juillet 1852. La même année, Nicot prononça son éloge.

Ce médecin littérateur a beaucoup écrit. Outre sa thèse et ses communications à l'Académie, dont les Mémoires ont donné l'analyse, il a publié :

1° Discours *sur l'importance des fonctions du médecin et les qualités qu'elles exigent*, prononcé dans la séance publique de l'Institut de santé du Gard, le 5 germinal dernier, par P., secrétaire par intérim et membre du Lycée du Gard. Nimes, J. Gaude, impr.-libr. rue de l'Espic, n° 88, an X. 24 pages in-8°. 2° *Instructions de la Société de médecine du Gard sur les moyens de diminuer dans les campagnes les maladies d'été*, 13 germinal an XII. Nimes, de l'impr. J.-Bapt. Guibert, 37 pages in-8°. 3° *De la méthode en médecine*. Nimes, 50 pages in-8°, s. d., Triquet père et fils.

Ce sont là, à ma connaissance, les seuls travaux qu'il ait fait imprimer ; mais ce n'est qu'une minime partie de tout ce qu'il a écrit. Les archives de notre Académie possèdent plusieurs mémoires de ce médecin. L'un d'eux, rédigé en 1807, en réponse à un questionnaire officiel, est extrêmement intéressant, au point de vue de l'anthropologie et des mœurs de la société nimoise. C'est un manuscrit qui mérite d'être précieusement conservé.

QUATREFAGES DE LA ROQUETTE François. Natif du lieu de Bréau, il fut reçu le 21 mai 1709.

Au moment de son agrégation (11 octobre 1711), le collège était composé de Lafont, Baux père et fils, Durand et Razoux. Cette nouvelle recrue ne prit pas racine à Nimes, et quitta la ville en 1720. Ajoutons qu'il est cité par Baux (obs. 55), et nous aurons dit tout ce qu'on sait de lui.

Rame Denis était fils de François, M. Apoth., et de Louise Lausselle. Marié, le 28 juin 1726, à Françoise Rat, fille d'un marchand drapier, il en eut un fils, le 18 février 1727.

Docteur d'Avignon (lettres signées de Gastaldy, Gautier, Parelly, du 9 août 1727), il fut agrégé un mois après. Il perdit une fille le 31 mai 1732, et paraît s'être fixé à Lyon. Combaluzier, à la page 449 de sa *Pneumato-pathologia* (Parisiis, 1747), parle du moins d'un médecin de ce nom. Ce qu'il y a de certain, c'est qu'il ne figure plus, à partir de cette époque, parmi les signataires des délibérations, et que les registres ne mentionnent nulle part sa mort.

Razoux Jacques. Né le 30 mars 1686, de Pierre M° Apothicaire, qui fut consul, et de Louise Prades, il s'adonna de bonne heure à la pratique. Il débuta sous les auspices de Lafont, ainsi qu'en fait foi le livre des dépenses des Dominicains. « Notre médecin [Simil] étant allé s'établir à Uzès, sur la proposition du R. P. Hyacinthe Daynac (30 juin 1708), MM. Lafont et Razoux, *qui travaillent ensemble*, sont nommés à l'unanimité à sa place ». Devenu médecin de l'Hôtel Dieu, il mourut, le 5 juin 1743, et fut enterré aux Pères Récollets. (V. note B).

Razoux Jean. Fils du précédent et de Marguerite Froment, il naquit le 5 juin 1723. Elevé par les Jésuites, il obtint, le 8 juillet 1740, le grade de maître en philosophie à la Faculté des arts de Montpellier. Son diplôme de bachelier en médecine lui fut donné, le 18 décembre 1742, par Fr. Chicoyneau, au nom de Pierre Rideux, doyen, Antoine Magnol, sous-doyen, Henri Haguenot, Jac. Lazerme, Gérard Fitz-Gérald, Eust. Marcot, Ant. Fizes et F. de Sauvages, coadjuteur de Marcot. Les leçons publiques roulèrent sur l'apoplexie, l'épilepsie et la paralysie et, d'après les lettres en date du 20 mars, il fut argumenté par les docteurs *Aug. Montaigut*, de Béziers; *Aug. Meynes*, de Beauvais; *Pierre Tioch*, de Montpellier; *Raymond Galibert, François Veissière* et *Jacques Farjon*, de Montpellier; par le licencié *Fr.-Ath. Lepertier*, par les conseillers *Pierre Carquet, Ber-*

nard Rozier, Gaspard Poly, Pierre Salgue, par les bacheliers *Egidius Sebire, J.-Bapt. Saint-Marc, Gabriel Gimon, Fr. Coret, J. Holier, Ant. Nègre,* et enfin par les étudiants *J.-B. Mitier* et *Roustan,* de Nimes, *A. Vassas,* de Ganges; *Et. Mallier,* de Montpellier; *Louis Payan,* de Moulins, etc., etc. Le diplôme *Pro puncto rigoroso* est du 27 mai, celui de *Pro licentiæ gradu* du 29, enfin celui de Docteur *Pro suprema apollinari Laurea* est du 31 mai 1743.

La mort de son père, survenue quelques jours après, en le frappant cruellement dans ses affections et dans ses espérances, ne lui enleva pas du moins la noble ambition de parvenir. Mais laissons-lui la parole : « Héritier du nom et de la profession d'un père qui, pendant quarante ans, s'étoit adonné dans Nismes à la pratique la plus laborieuse de la médecine, destiné à lui succéder dans la place de médecin de l'Hôtel-Dieu, je voyois avec regret que des adversaires trop puissants m'en éloignoient : je soupirois après le moment où je pourrois y entrer ; je méditois sur les moyens que je prendrois lorsque je serois en exercice, afin de rendre mon travail utile au public et à moi-même. Pour faire connoître à ceux qui m'avoient refusé leurs suffrages, que je ne négligerois point les malades que l'on me confieroit, il me vint en pensée d'observer les maladies les plus ordinaires dans ce climat, et de faire des remarques pratiques sur les malades que je verrois en ville ; je commençai donc à temps un état de tous les malades pour lesquels j'étois appellé ! Comme le nombre de ceux-ci n'étoit point assés considérable pour en tirer les conclusions et conséquences nécessaires, pour statuer sur la constitution épidémique de chaque saison, je consultois quelques-uns de mes confrères, je recueillois ce qu'ils vouloient bien me communiquer de leurs observations pratiques à la fin de chaque mois, et je joignois leurs remarques aux miennes. Je formois de l'ensemble un résultat qui me satisfaisoit un peu plus, à la vérité, mais qui ne m'empêchoit pas de regretter le poste de l'Hôpital.

» Je m'occupois depuis quelques années de ce travail,

lorsque des circonstances heureuses firent cesser les obstacles qui s'opposoient à mes désirs ; un de mes confrères les aplanit. J'entrai en fonctions à l'Hôpital le 1er juin 1757.

» Dès ce même jour, j'exécutai en grand le plan que je n'avois suivi jusqu'alors qu'en raccourci. Je commençai d'écrire le genre et l'espèce de maladie de chacun de ceux qui se présentoient successivement, de marquer le tems où elle avoit pris naissance, ses progrès, les remèdes qu'on avoit employés, l'état actuel du malade, etc.

» On étoit peu accoutumé à voir, dans cette maison, une pareille conduite : ma première visite passa de beaucoup les bornes ordinaires : ce ne fut pas sans murmurer qu'on en attendit la fin. On se consoloit, dans l'espérance que les visites suivantes ne seroient point de même ; on le disoit assés hautement. Cependant, malgré ces rumeurs journalières, malgré les oppositions que j'ai eu à soutenir, les railleries que j'ai essuyées, les désagréments qu'on m'a procurés, et tous les efforts de ceux qui m'étoient contraires, j'ai continué jusques à ce jour, et je continuerai de même, tant que mes forces et ma santé me le permettront ».

Tel fut le médecin de l'Hôtel-Dieu ; mais ce que ne dit point cet extrait de la préface des *Tables nosologiques*, c'est qu'il eut d'autres occupations. Le médecin était doublé d'un littérateur, et son amour pour la médecine ne lui faisait pas dédaigner les jouissances purement littéraires. S'il n'eut pas en partage le génie de l'invention, il eut du moins la passion de l'étude. Il aimait le travail comme d'autres aiment le plaisir, et il consacrait à accroître ses connaissances le temps que d'autres mettent à se créer des regrets.

Ce n'est pas qu'il méprisât la société et ne sût, à l'occasion, y faire bonne figure; mais il avait en plus haute estime les cercles choisis, où les délassements de l'esprit ont le pas sur les amusements frivoles, où l'analyse d'un livre fameux est préférée aux commérages futiles et aux médisances malsaines. Nimes possédait à cette époque les éléments d'un cercle semblable, mais épars et disséminés dans une foule de sociétés particulières. De concert avec son ami le marquis de Rochemore, Razoux travailla à les rapprocher, et en forma une petite société qu'on peut regarder à juste titre comme le second berceau de l'Académie royale.

Dans cette société, comme du reste à l'Académie, dont il devint le secrétaire perpétuel à la mort de Séguier, le médecin s'effaçait devant le physicien et l'archéologue. Parmi les manuscrits qu'il m'a été donné de consulter, la plupart, pour ne pas dire tous, sont étrangers à sa science de prédilection ; mais, malgré la variété des sujets traités, tous portent l'empreinte de cet esprit curieux et profondément éclairé. Ne pouvant les analyser, je rappelle du moins les titres des travaux qu'il m'a été donné de parcourir.

Dissertation sur un phénomène qui parut à Nismes, le 19 juin 1752.

Discours prononcé à la séance publique, le 4 janvier 1753. Les séances ordinaires de l'Académie, se tenaient dans une salle du Collége, et les séances publiques dans la grande salle de l'Hôtel de Ville.

Lettre à l'assemblée du Clergé, pour demander une allocation de 600 livres, destinée à fonder deux prix académiques.

Discours sur l'étude des sciences.

Notes biographiques sur le marquis de Rochemore (1). Appelé *in-extremis* au château de Saint-Cosme pour soi-

---

(1) Le *Recueil des pièces lues dans les séances publiques et particulières de l'Académie Royale de Nismes* (Nismes, Belle, 1756) contient un mémoire de M. de Rochemore « Sur les anciens Volces Arécomiques et sur la ville de Nismes ». Une chanson contemporaine, dont une copie manuscrite existe dans les Archives de notre Académie, renferme un couplet très-méchant sur chacun des auteurs qui ont concouru à ce volume. Voici celui qui concerne le mémoire de M. de Rochemore.

> Dans son mémoire plus qu'utile.
> Des premiers temps de notre ville
> *Rochemore* nous met au fait.
> Grâce à ses veilles immortelles,
> Dans ses découvertes nouvelles
> Le public apprend ce qu'il sçait.

gner cet ami, il est accueilli par ces paroles : « C'en est fait, me dit-il en me tendant la main, vous arrivez trop tard ».

Notes biographiques sur Séguier. C'est le brouillon du discours qui fut prononcé, sous le péristyle de la Maison-Carrée, dans cette fête antique parfaitement imaginée, disent les contemporains, pour honorer la mémoire de l'illustre antiquaire.

Mémoire sur l'électricité, et papiers qui y ont rapport (17 octobre 1774). Lettre d'envoi au comte de Tressan avec le rapport de cet académicien. Ce mémoire, formé de plusieurs fragments, ne compte pas moins de 111 pages.

Mémoire sur la chaleur animale.

Mémoire sur le feu.

Essai sur la machine aérostatique.

De l'éducation des vers à soie et de la culture du mûrier.

Réflexions sur l'utilité qu'on peut retirer des écrits et des monuments des anciens. Discours prononcé à la séance publique, le 4 mai 1784.

Discours lus le 10 mai 1787, et le 3 décembre 1787. *Compte-rendu des travaux académiques.* « Granier a enrichi notre jardin botanique d'un nombre considérable de plantes ».

Discours prononcé à la séance publique du vendredi 20 novembre 1789.

Traité sur l'usage des plantes vénéneuses.

Mémoire sur l'établissement d'un hôpital des Incurables.

Observation sur le coït d'une mouche.

Rapport sur la sensibilité des tendons, à propos de l'ouvrage de Housset.

Rapport sur deux mémoires, l'un de M. de la Reyranglade, et l'autre de M. Lecointe.

Histoire de S. Gilles, deux parties, l'une historique, lue à l'Académie et s'arrêtant à 1622 ; l'autre, ecclésiastique, moderne et d'histoire naturelle, est restée à l'état de brouillon. Le tout réuni forme une cinquantaine de pages in-4°, d'écriture très-serrée.

Les autres manuscrits ont trait à l'archéologie. La dissertation sur le *Commerce des Romains* a 108 pages ; le mémoire sur les *Grands chemins des Romains* n'est pas moins étendu, et devait sans doute faire partie d'un grand ouvrage sur les *Antiquités de Nismes*, qu'il avait entrepris avec son ami, le marquis de Rochemore. Cet ouvrage comptait cinq livres et eût été considérable. Dans le même ordre d'idées, nous signalerons une *Dissertation sur les génies* et une interprétation d'un ancien quinaire, qui fut adressée, sous forme de lettre, aux auteurs du *Journal encyclopédique*.

Sans avoir la prétention d'être complète, cette rapide énumération suffit à montrer l'activité de l'académicien ; quant au médecin proprement dit, il se recommande par les publications suivantes, que nous indiquons d'après l'ordre chronologique. Nous les avons toutes lues, sauf la première, qui a échappé à nos recherches et qui est mentionnée dans la *Topographie* de Baumes et Vincens (p. 101).

Lettres physiques et anatomiques sur l'organe du goût, 1755.

Observation sur un vomissement habituel, occasionné par une obstruction au pylore. — Journ. de Méd., chir. et pharm., 1756, t. V, p. 431.

Sur une hydrophobie particulière. — Journ. de méd., chir. et pharm., 1757, t. VII, p. 412 ; et *Journ. des Sav.*, déc. 1757, p. 2663.

Lettre contenant le journal de la première inoculation faite dans Nismes. — Journ. de méd., 1757, t. VII, p. 175.

Vers sortis du nez en quantité prodigieuse. — *Journal de médecine*, t. IX, p. 415.

Sur des vers sortis des pustules de petite vérole. Mémoire présenté à la Société royale des sciences de Montpellier, et lu dans une de ses séances du mois de mars 1762.

Sur les bons effets de la DULCAMARA (douce-amère) *prise intérieurement.* Lettre à M. Bourdelin, de l'Académie royale des sciences de Paris, insérée dans les Mémoires de cette Académie, 1761, p. 53.

Sur le même sujet, mais avec de nouveaux détails. Lettre à M. Roux. — *Journ. de méd.*, t. XXII, p. 236. (B. N., 3,905).

Mémoire *Sur les rhumes épidémiques qui ont régné à Nismes pendant l'été de 1762.* — *Journ. de méd.*, t. XVIII, p. 112 et 215.

Lettre à M. Belletête, doyen de la Faculté de médecine de Paris, sur les inoculations faites à Nismes. Broch. in-4° de 34 pages, analysée. — *Journ. de méd.*, t. XXI, p. 377 (B. N., n° 5,905). A. A. Belle, imprimeur du Roi et de la Ville, près le Palais, 1764.

Lettre à M. Petit, contenant des réclamations au sujet du rapport de M. de l'Epine. — *Journ. de méd.*, t. XXII, p. 512 à 538.

Lettre à M. Nicolas, du Buis-en-Dauphiné, sur l'inoculation. — *Journ. de méd.*, t. XLIV, p. 421. Quoique cette lettre soit postérieure de dix ans aux deux précédentes, j'ai vu utilité à la rapprocher de celles-ci, vu le point traité. L'inoculation, pratiquée depuis dix-huit ans, comptait à Nîmes près de 1,000 inoculés qui avaient été opérés par incision. Razoux relate ici deux cas opérés par lui d'après la méthode de Sutton.

Dissertation en forme de lettre, contenant le détail d'une fièvre maligne laiteuse. — *Journ. de méd.*, t. XXXVII, p. 321.

Tables nosologiques et météorologiques *très-étendues, dressées à l'Hôtel-Dieu de Nismes, depuis le 1er juin 1757 jusques au 1er janvier 1762.* Basle, chés Jean-Rodolphe Im-Hoff et fils, 1767, in-4° de 359 pages. Les tables prennent 256 pages. Le reste est occupé par la reproduction de la plupart des articles qui précèdent. Il y a, en plus, une lettre à M. de Sauvages sur *différens pouls critiques.* L'ouvrage, qui se vendait à Paris, chez Vallat-la-Chapelle, fut analysé longuement dans le *Journ. de méd.*, juillet 1767, t. XXVII, p. 403. Un seul mot suffira à faire l'éloge de cet ouvrage : c'est que le plan suivi par l'auteur est, à peu de chose près, le même qui a été adopté plus tard par le ministre de la guerre, et proposé pour modèle aux médecins des hôpitaux militaires du royaume.

Quant au tableau que Razoux fait des habitants, de leur manière de vivre et des causes qui influent sur leur santé, il est si complet qu'il n'y a rien à y ajouter. On en trouve encore une analyse dans les *Annonces, affiches et avis divers pour la ville de Nismes et la généralité de Montpellier*, du jeudi 24 mai 1770. Ces annonces se publiaient chez Belle, imprimeur (B. N., 938 2ᵉ suppl. Beau vol. in-4°, m. rouge, fil. tr. dor., aux armes. (De la Bibliothèque de Baumes).

J. Razoux, doctoris med. Nemausensis, dissertatio epistolaris. De cicuta, stramonio, hyosciamo et aconito. Nemausi, apud Petrum Beaume, typographum bibliopolamque, via majore, juxta collegium, 1780, in-8° de 46 pages. (B. N., 3,318, 3,414, 5,907 et 737 du 2ᵉ Suppl.).

Ce sont là les seuls travaux de médecine que Razoux ait fait imprimer ; mais ce ne sont pas les seuls qu'il ait écrits. Nous rappellerons en particulier un Mémoire *Sur les Épidémies*, qui est resté inédit. Voici en quels termes le *Journal de Nismes* (1786, p. 286) nous apprend la distinction dont il fut l'objet : « Dans la séance du 29 août de la Société royale de médecine, les mémoires de Razoux et Baumes, *Sur les maladies épidémiques et leur traitement*, ont reçu une médaille d'or. Razoux, connu très avantageusement par plusieurs ouvrages et par d'excellentes tables nosologiques, a déjà remporté plusieurs prix. Baumes est dans le même cas. De manière que, si ces Messieurs continuaient, ils pourraient bien subir le sort des fameux Lecat et Smith, auxquels il fut défendu de concourir, parce qu'ils remportaient tous les prix et décourageaient tous les concurrents ».

Razoux entretenait une correspondance très-étendue avec les plus célèbres médecins de l'Europe ; mais cette correspondance, principe et fruit de sa réputation, a été égarée. Il était affilié à la Société médico-physique de Bâle, à la Société royale de Montpellier et à l'Académie royale des Sciences de Paris. Les *Tables nosologiques* sont dédiées aux membres de cette dernière Compagnie. Enfin, à la création de la Société royale de médecine, il en fut par acclamation nommé membre-correspondant. A une autre époque, il avait été en rapport avec la Commission royale de médecine, qui était composée de Le Theullier, doyen, La Martinière, de l'Épine, Belletête, Lassaigne, Raulin, de Boiscaillaud, Louis, Bordenave, Goursaud, Brailliet, Habet, Roula et Mitouart. Nogaret était greffier de la Commission et expédia à ce titre, en échange de 600 livres, le brevet « d'inspecteur du Bureau des eaux minérales et médicinales, tant françaises qu'étrangères, étant en usage dans ladite ville et dépendances d'icelle ; ensemble des différents autres bureaux qui peuvent être établis jusqu'à cinq lieues et à trois lieues de Montpellier». Le brevet d'inspecteur est en son nom ; quant au privilège de vente, il est au nom de son cousin ; l'un et l'autre brevet sont à la date du 17 mars 1773.

Désigné par son honorabilité et sa haute position aux suffrages de ses concitoyens, il fut nommé officier municipal et concourut à ce titre à la rédaction d'une « Adresse à l'Assemblée nationale, au nom de MM. du Roure, Razoux, Ferrand de Missols, etc., etc., officiers municipaux. Paris, 1790, Valleyre, in-8° de 24 pages ». Cette justification de la conduite suivie lors de la *bagarre*, cette réfutation des assertions du *Club des amis de la Constitution*, furent sans effet, et il fut, ainsi que ses collègues, rendu à la vie privée. Comme médecin de l'Hôtel-Dieu, il n'en continua pas moins sa tâche et persévéra jusqu'en 1797. Il mourut le 27 novembre 1798, à huit heures du matin et fut, d'après ce qui m'a été dit, enterré secrètement à la campagne. J'ai lieu de croire à l'exactitude de ce renseignement, quoiqu'on lise, sur un marbre placé dans une chapelle de l'ancienne église Saint-Baudile, les paroles suivantes :

ICI REPOSE
MONSIEUR JEAN RAZOUX, DOCTEUR EN MÉDECINE,
MÉDECIN DE L'HÔTEL-DIEU DE NISMES PENDANT CINQUANTE-CINQ ANS,
MEMBRE DE PLUSIEURS ACADÉMIES DE FRANCE ET DE PAYS ÉTRANGERS,
DÉCÉDÉ LE 27 NOVEMBRE 1798.
AMI DES PAUVRES ET DE L'HUMANITÉ SOUFFRANTE,
IL VÉCUT ET MOURUT EN PHILOSOPHE CHRÉTIEN.
SON NEVEU, JEAN-JACQUES BARON, ANCIEN CONSEILLER
EN LA COUR DES COMPTES, AIDES ET FINANCES DE MONTPELLIER,
A POSÉ CETTE PIERRE EN SIGNE DE SA RECONNAISSANCE
LE 29 DÉCEMBRE 1824.
QU'IL REPOSE EN PAIX.

Malgré l'éclat de ses titres et la considération dont il était entouré, Razoux ne jouit pas d'un bonheur complet. Marié le 7 janvier 1749, à Margueritte Baron, de Saint-Gilles, il ignora les douceurs de la paternité, et, à défaut d'héritier, dut laisser au fils de son beau-frère la totalité de ses biens. Qu'on nous permette de l'ajouter, ce n'était point là un mince héritage. Après des commencements difficiles, le praticien avait vu ses efforts couronnés de succès, et la fortune qu'il avait acquise était à la hauteur de sa grande et légitime réputation.

Cette notice, tout incomplète qu'elle est, suffit à faire connaître la vie de Razoux, et je crois l'avoir louée comme elle le mérite, en la racontant. C'était un homme de bien et de talent, aussi digne de nous instruire par l'honnêteté de son caractère qu'il nous étonne par l'étendue de ses connaissances. En souvenir des services qu'il a rendus à ses contemporains, la municipalité devrait, ce me semble, donner son nom à une des rues de notre ville. Ce serait un modeste hommage rendu à la science du médecin et au dévouement du citoyen.

Roustan J.-Baptiste, fils de Jacques, Mᵉ chirurgien, et de Jeanne Dubois. Docteur du 2 septembre 1746, agrégé le 22 février 1747, il épousa, le 3 novembre de la même année, Louise-Renée Grasser, fille de feu noble Claude-Charles, ancien capitoul de Toulouse et secrétaire en chef de l'intendance de Languedoc. Des infirmités précoces le firent renoncer, après vingt ans d'exercice, à la pratique, mais ne l'empêchèrent pas de se rendre utile à ses concitoyens. Il fut administrateur du Collège avant 1789, et administrateur des hospices après. Séguier, dans une lettre du 20 septembre 1773, fait l'éloge de son cabinet d'histoire naturelle. Il renfermait 800 coquilles rangées par classes et fort bien choisies, un nombre considérable de plantes marines, des coraux, des madrépores, des lithophytes, etc.; une suite de fossiles de différents genres, des bois pétrifiés, des minéraux, des cristaux en grandes masses, des améthystes, etc., etc. Il mourut à l'âge de soixante-dix ans.

Sabarot de la Faurie Pierre. Originaire de la paroisse

de Champis, diocèse de Valence, il était fils de Jacques, Sieur de la Combe, d'abord lieutenant de grenadiers, puis médecin, et de dame Anne de la Faurie. Docteur du 2 juin 1751, il exerça d'abord la médecine à Serrières (diocèse de Vienne en Dauphiné) ; puis, à la suite de son mariage avec Madeleine Lezan (27 octobre 1776), il vint s'établir à Nimes. Le registre du Collège nous apprend que ses lettres étaient signées de François Mésangère, notaire et secrétaire de l'Université de Valence.

Sabarot de la Vernière Jacques. Natif de Grioulle en Dauphiné. Après avoir été chirurgien aide-major des armées du Roi en Allemagne, chargé des démonstrations anatomiques pour la chirurgie militaire dans les villes de Hainau, Francfort-sur-le-Mein, etc., etc., il se fit recevoir à Valence. Ses lettres, signées de Mᵉ François Degrave, évêque et chancelier de cette Université, sont datées du 18 avril 1773. Agrégé le 1 février 1774, sa dernière signature est du 29 mai 1780; pourtant l'*Almanach de Nismes* pour l'année 1789 signale sa présence, et nous apprend qu'il était correspondant de la Société Royale de médecine.

A la suite des événements politiques, il quitta Nimes.

Ce médecin a publié : 1° Une *Carte mécanico-hydraulico-anatomique*, feuille en placard. Nismes, 1774.

2° *Portrait du vrai médecin*, feuille in-4° de quatre pages d'impression. Dédié au collège des médecins dont il fait l'éloge. Beaume, imprimeur du Roi et libraire, près l'Hôtel-de-Ville, Nismes, juillet 1774. (B. N. N° 5,904).

3° *Parallèle des fonctions du médecin avec la manœuvre d'un général d'armée*, page in-folio.

4° *La médecine et l'art militaire, mis en parallèle par leur importance et leur dignité*. Dialogue récréatif, original, instructif et comique, opposé aux critiques de médecine des Molière, Montaigne, Pétrarque et J.-J. Rousseau, enrichi de notes utiles, rares et curieuses, par M. le chevalier de Sentothsed. A Strasbourg, 1775. — Nismes, de IV et de 94 pages in-12. Cet ouvrage rarissime n'est pas sans valeur ; il dénote de l'instruction et une grande facilité de style. Il contient des détails historiques intéressants, et est un véritable plaidoyer en faveur de la médecine en général, et de la médecine militaire en particulier. A la suite de cet opuscule très curieux, et relié avec lui, est un placard in-folio : *La coquetterie et les inquiétudes du sexe, guéries par une formule médico-morale, modifiable suivant les divers tempéraments*. A Paris, 1774. C'est dans le genre de cet auteur; mais, quoique mon bisaïeul l'ait réuni au précédent, il n'a pas laissé d'indication qui permette d'affirmer que ce placard soit de Sabarot.

5° *Observation sur un végétal indigène [écorce de marronnier], non moins efficace contre la fièvre intermittente que le quinquina.* — *Journ. de méd., chir. et pharm.* 1777, t. XLVII, p. 324.

SALGUES Pierre. Natif de Durfort (diocèse d'Alais), docteur du 24 mai 1743, agrégé trois ans après, il est resté deux ans tout au plus à Nimes.

SIMIL Imbert. Natif d'Uzès, où son père exerçait la pharmacie, il avait trente ans lorsqu'il épousa, le 8 février 1706, Marie-Simone de Missol, fille de Jacques, procureur, et de Catherine Camproux. Il en eut une fille, dont son frère, Me chirurgien à Uzès, fut parrain, le 12 mars 1707. Au commencement de l'année suivante, il alla s'établir dans sa ville natale. En effet, il ne figure pas dans les délibérations du Collège, et il fut remplacé comme médecin au couvent des Dominicains, le 30 juin 1708, par Lafont et Razoux. Pour le dire en passant, ce poste n'était pas une sinécure. S'il n'y avait dans ce couvent que six religieux et deux convers, il y avait de fréquents *hostes* et malades passants.

Simil parait avoir prospéré à Uzès. En relation avec Sauvages, il lui annonça l'attaque d'apoplexie qui emporta le savant docteur Le Fèvre. Il avait marié sa fille à l'avocat Ferrand, greffier de l'Hôtel de Ville.

SOLIMANI Laurent. Originaire de Gênes, docteur de Montpellier, il avait soutenu, en octobre 1780, une thèse :

De prophylaxi infantum. Ce travail, de douze pages in-4°, est dédié à Marcel de Durazzo, dont il reproduit les armes. Etant venu s'établir à Nimes après la Révolution, il fut professeur de physique et de chimie à l'Ecole centrale du Gard, et a publié : 1° *Sommaire des leçons de physique expérimentale et de chimie.* Cet opuscule de 28 pages in-8°, est sans date ni nom d'imprimeur. 2° *Instruction sommaire sur la désinfection de l'air et les moyens de prevenir la contagion,* 21 pages in-8°, de l'imprimerie de J.-B. Guibert, imprimeur du département et de l'Institut de santé du Gard, avec approbation de cette Société, du 25 nivose an X (15 janvier 1802). Il était membre de l'Académie, et a fait, en 1805 et en 1810, deux communications. Sacombe lui a dédié, en 1815, le premier chant de sa *Luciniade.* A la création du jury, il en fut nommé membre. Retiré dans les dernières années de sa vie à Bagnols, il y mourut le 22 décembre 1833.

Vitalis François, qui fut le dernier agrégé du Collège (14 octobre 1789), avait été reçu le 19 décembre 1754. On ignore, avec le lieu de sa naissance, le lieu et la date de sa mort. Sacombe lui a dédié le deuxième chant de sa *Luciniade.*

> Vitalis, nom digne d'envie,
> Qui se compose de deux mots :
> *Vitam alis,* soutien de la vie,
> Ou vrai remède à tous les maux.
> Ah ! la divine Providence
> A Nismes m'a conduit trop tard !
> Docte et respectable vieillard !
> Ou laissez-moi votre science,
> Ou dans les champs de la Provence
> N'allez point exercer votre art ;
> Pour vous, la fontaine du Gard
> Est la fontaine de Jouvence.
>
> SACOMBE.
> Ce 1er septembre 1815.

Il habitait la rue Dorée, et était mort en 1824, ainsi que cela ressort d'un discours prononcé, en 1825, à la Société de médecine par mon grand-oncle, le docteur Montagnon.

N. Livres et journaux de médecine.

Les livres, qui occupent aujourd'hui une si large place dans le cabinet du médecin désireux de s'instruire, étaient encore, au XVIᵉ siècle, un luxe que se permettaient seulement quelques privilégiés. Les belles éditions de ce temps, bien que tirées à un petit nombre, avaient un médiocre débit et se trouvaient, par leur prix, inaccessibles à la plupart des bourses ; aussi, les rares ouvrages que les médecins possédaient devenaient l'objet d'un véritable culte. Non contents de les lire et de les relire, ils les annotaient, et à l'occasion en corrigeaient le texte. C'était, à ce qu'il paraît, un usage assez répandu, puisque j'en ai relevé deux exemples sur le petit nombre d'ouvrages de cette époque que renferme ma bibliothèque. Si le *Traitté* de Fr. Rousset (1) ne porte sur les marges que le résumé du paragraphe, les *Commentaires* de Galien (2) contiennent de nombreuses corrections. Les « errata typographi incuria admissa » sont inscrits sur deux feuillets ajoutés et témoignent d'une savante éducation littéraire. Enfin, d'autres fois, la garde de l'ouvrage a servi de *livre de raison*. Sur un Liébaut (*Trois livres appartenans aux infirmités et maladies des femmes*, Lyon, 1597), j'ai trouvé inscrite une dépense de 4 sous 6 deniers « pour l'achat d'une once de sucre candy et d'un petit sierge pour la laterne ».

Dans la seconde moitié du XVIᵉ siècle, ces habitudes paraissent s'être perdues ; ce qu'il y a de certain, c'est que les ouvrages de cette époque sont presque toujours dépourvus d'annotations. Les seules indications manuscrites qui ont été relevées, sont, avec le prix d'achat, le nom du premier possesseur. Celui-ci, inscrit généralement sur le

---

(1) *Traitté nouveau de l'hysterotomotokie ou enfantement cæsarien*, Paris, chez Denys du Val, au Cheval-Volant, rue Saint-Jean-de-Beauvais, 1581, in-8 de 228 pages.

(2) *Commentarii in sex Galeni libros de morbis et symptomatis*, Lugduni apud Seb. Gryphium, 1540, in-4ᵉ de 401 pages.

titre, est quelquefois suivi ou précédé d'autres noms ; de sorte que, grâce à ces renseignements, on a sous les yeux les mutations survenues dans la propriété de ces in-folios. Enfin, les *ex-libris* imprimés sont rares et n'apparaissent qu'avec le xviii° siècle. Telles sont les données bibliographiques fournies par l'examen des livres de mon bisaïeul, dont plusieurs avaient été acquis de médecins ayant exercé à Nimes aux xvii° et xviii° siècles. C'est cette circonstance qui me les a fait consigner dans cette note.

Quant à la presse médicale, elle ne date guère que de l'année 1754 ; pourtant, des tentatives de ce genre avaient précédé le *Journal de médecine, de chirurgie et de pharmacie*. Bornons-nous à citer les *Nouvelles Découvertes*, de Nicolas de Blégny (1679-1682) ; le *Journal de médecine*, de l'abbé de la Roque (1683-1686); le *Mercure savant*, publié sous le nom de Gauthier, médecin de Niort ; le *Progrès de la médecine*, de Brunet (1695-1709) ; mais, par dessus tout, faisons ressortir la part honorable que Baux et Rivalier ont prise aux deux premières publications. Ces médecins nimois ont envoyé l'un et l'autre une observation qui, encore aujourd'hui, se lit avec le plus vif intérêt.

O. Lettre de Vicq d'Azir.

Messieurs,

La Société Royale se félicite de la liaison qu'elle a contractée avec votre Collège. La promesse que les membres ont faite de se réunir un certain nombre de fois chaque année, pour conférer ensemble sur les maladies régnantes, ainsi que sur les différents objets de médecine pratique, et de nous communiquer le résultat de leur assemblée, nous fait espérer une suite d'observations intéressantes. Je vous exhorte, ainsi que Messieurs Vos confrères, à seconder par l'exactitude de votre correspondance un projet aussi utile ; c'est de son exécution que l'on doit attendre la concorde et tous les bons effets qu'Elle peut produire. Les médecins sont partout la classe des citoyens la plus lettrée ; ils jouiront de toute la considération qui leur est due, en se liant pour se fournir des lumières et un appui réciproque. Assurez Messieurs Vos collègues de tout mon attachement. Je les prie de croire que je n'ai rien tant à cœur que les progrès de la médecine, à laquelle l'établissement d'une Société, composée des praticiens les plus célèbres, Régnicoles et Etrangers, me parait devoir beaucoup contribuer. J'ajouterai même que le Roi, qui a créé l'institution de cette compagnie, digne de sa bienfaisance, et auquel j'ai plusieurs fois rendu compte de ses vues et de ses travaux, a daigné y applaudir et les encourager en les honorant de sa protection (1).

J'ai l'honneur d'être, avec la considération la plus distinguée, Messieurs, votre très-humble et très-obéissant serviteur.

Vicq d'Azir.

Ce 24 octobre 1777.

M. Baux, doyen, et M. Razoux, médecin à Nismes.

P. Les derniers jours du Collège.

Le 28 mai 1792, le Collège se réunit pour la dernière fois. Suivant les traditions, il élut un médecin royal qui est dénommé médecin en exercice. Sauf cette différence, le procès-verbal est identique aux précédents ; mais les pièces conservées aux Archives départementales nous apprennent que le secrétaire eut en même temps à dresser le bilan de la Compagnie. De ce document, il ressort que chacun des agrégés devait payer 12 livres 15 sous 7 deniers pour sa quote-part de l'intérêt de la dette. Voici maintenant l'acte de décès.

EXTRAIT DES REGISTRES DU DIRECTOIRE DU DÉPARTEMENT DU GARD.

Du 1ᵉʳ juin 1792 au matin, l'an IV de la liberté, présens : M. Mazer, vice-président ; MM. Sauvaire, Trélis,

---

(1) La lettre qui a motivé cette réponse n'a pu être retrouvée, et le registre des séances ne fait aucune allusion à cette correspondance, si intéressante à nos yeux.

Ricateau, Granier, Veau la Nouvelle, Hébert, membres du Directoire, et M. Griolet, procureur-général-syndic.

Vu, par le Directoire du Département, le compte de gestion rendu à la Municipalité de Nismes, par le ci-devant Collège des médecins de la dite ville, le trente mai dernier, l'état des dettes actives et passives dudit corps dressé par la dite municipalité le dit jour, les lettres de médecin du Roy, portant quittance de finance en faveur de la dite communauté des médecins, du 11 août 1693, et autres pièces et mémoires, et l'avis du Directoire du District de Nimes, du 31 mai ;

Ouï le procureur-général-syndic,

Le Directoire arrête que l'état des dettes actives et passives de la Communauté des médecins de Nimes (1) est vérifié comme suit :

Les dettes actives, à la somme de mille livres pour la finance de l'office de médecin du Roy, réuni à la dite communauté, et les dettes passives, à la somme de deux mille trois cents livres, capital et intérêt, depuis le vingt-huit mai, savoir, deux mille livres au sieur Valz, et trois cents livres à Madame Razoux, pour deux billets provenant d'anciennes dettes, ainsi qu'il est justifié par les comptes et délibérations de la dite Communauté.

En conséquence, que le dit état sera adressé au commissaire du Roi, directeur général de la liquidation de la dette publique, à la diligence du procureur-général-syndic, avec la dite quittance de finance, et que le compte de gestion et pièces seront déposés aux Archives du District.

Ordonne en outre que le Directoire dudit District fera procéder à la vente des propriétés mobilières et immobilières de la dite communauté, en la forme prescrite pour l'aliénation des domaines nationaux.

Pour expédition,

MAZER, *vice-président*.

---

(1) Les agrégés étaient Feyt, Razoux, Mitier père et fils, Gay, Granier, Jonquières, Baumes et Vitalis.

(Extrait des *Mémoires de l'Académie du Gard*, années 1876 et 1877).

TABLE DES MATIÈRES

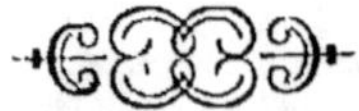

Nimes, typ. CLAVEL-BALLIVET et Cᵃ, rue Pradier, 12.

9 782013 721530